精神心理与行为障碍研究伦理审查理论与实践

姚贵忠　主　编

U0243247

精神心理与行为障碍研究
伦理审查理论与实践

主　编　姚贵忠

副主编　王雪芹

编　委　(按姓名汉语拼音排序)

曹庆久　丛亚丽　刘　靖　柳学华

陆　林　马　莉　马燕桃　孙洪强

王华丽　王凯戎　王雪芹　姚贵忠

叶亦曼　于　欣　岳伟华　张鸿燕

秘　书　徐文静

北京大学医学出版社

JINGSHENXINLI YU XINGWEIZHANGAI YANJIU LUNLI
SHENCHA LILUN YU SHIJIAN

图书在版编目（CIP）数据

精神心理与行为障碍研究伦理审查理论与实践 / 姚
贵忠主编 . —北京：北京大学医学出版社，2020. 4
ISBN 978-7-5659-2135-3

Ⅰ . ①精… Ⅱ . ①姚… Ⅲ . ①精神病－关系－行为障
碍－医学伦理学－研究 Ⅳ . ① R749 ② R-052

中国版本图书馆 CIP 数据核字（2019）第 263255 号

精神心理与行为障碍研究伦理审查理论与实践

主　　编：姚贵忠
出版发行：北京大学医学出版社
地　　址：（100191）北京市海淀区学院路 38 号　北京大学医学部院内
电　　话：发行部 010-82802230；图书邮购 010-82802495
网　　址：http://www.pumpress.com.cn
E-mail：booksale@bjmu.edu.cn
印　　刷：北京瑞达方舟印务有限公司
经　　销：新华书店
责任编辑：许　立　　责任校对：靳新强　　责任印制：李　啸
开　　本：880 mm×1230 mm　1/32　印张：10.875　字数：263 千字
版　　次：2020 年 4 月第 1 版　2020 年 4 月第 1 次印刷
书　　号：ISBN 978-7-5659-2135-3
定　　价：45.00 元

本书由

北京大学医学出版基金资助出版

序 ▪ ▪ ▪　▪　　▪

　　70 余年来，伦理学的发展取得了里程碑式的成果，对于纠正人们在科学领域的不当行为起到了有目共睹的积极作用。从对第二次世界大战期间纳粹领导下的医生在犯人中开展不人道的科学实验进行反思到 1948 年《纽伦堡法典》的颁布，人们对伦理原则进行了最基本的阐释：自愿和知情同意、风险与获益的平衡、退出不受惩罚的权利。1964 年《赫尔辛基宣言》发表，在《纽伦堡法典》的基础上强调了以下两个关键点：受试者的权益优先于科学的目的、每位临床研究的受试者有权获得已知有效的治疗。同一年，伦理审查委员会在美国国立卫生研究院（National Institute of Health，NIH）James Shannon 的领导下开始执行以下政策：所有公共健康服务支持的研究项目均需要通过伦理委员会审查后才能开展，为保证所有涉及人的研究伦理审查的规范化，伦理委员会需要在审查的过程中执行统一的标准，这是一个标志性的决策。1965 年 12 月，NIH 咨询委员会对其资助的所有研究项目提出要求：在启动之前，首先要对研究项目进行伦理审查，这也是伦理委员会审查模式的雏形。

　　精神病学伦理体系的建立与发展也与二战期间不人道的科学试验密切相关。1961 年耶鲁大学的心理学家 Stanley Milgram 开展了一系列的研究，鉴于在二战中出现的种族灭绝式的屠杀，探索人们为什么会遵从权威的指令去做明知道是残忍和不符合伦理的事情。虽然该研究的科学意义重大，但因采取欺骗受试者、不尊重受试者自主决定的权利、不告知真实风险和拒绝受试者退出的强制性做法成为违背伦理原则的重大事件，在当时造成了非常严重的影响。1973年，美国精神病学协会（American Psychiatry Association，APA）出版了第一部精神病学伦理专著，强调所有的精神科医生在遵守美国医学会发布的《医学伦理学原则》（1957）的基础上，都要按照APA要求的伦理原则开展医疗工作。1977年，《夏威夷宣言》在世界精神病学协会第六届大会上一致通过，标志着专门针对精神科医生的伦理准则的诞生，之后《马德里宣言》在其基础上不断修订，促进了精神病学伦理的发展。

1980年后，我国的司法精神病学家开始了相关的伦理研究，在精神障碍患者的治疗权利、隐私保护和伦理准则等方面做出了重要贡献。2013年5月1日正式颁布实施的《中华人民共和国精神卫生法》总则中明确规定：精神障碍患者的人格尊严、人身和财产安全不受侵犯（第四条）；全社会应当尊重、理解、关爱精神障碍患者（第五条）。《中华人民共和国精神卫生法》从法律层面保护了精神障碍患者的权益，也充分体现了伦理的基本原则：尊重（Respect）、有利（Beneficence）和公正（Justice）。2007年，当时的中华人民共和国卫生部颁布了《涉及人的生物医学研究伦理审查办法（试行）》，从国家层面对涉及人的生物医学研究伦理审查做出了明确规定，并且根据医学和伦理学的发展不断进行修订。2010年国家食品药品监督管理局发布了《药物临床试验伦理审查工作指导原则》，对药物临床试验的伦理审查做出了规范性的指导。

《精神心理与行为障碍研究伦理审查理论与实践》是在遵循上述法律、规章、指南等的基础上，结合精神病学伦理委员会的审查实践编写而成，包含总论和各论两个部分。其中，总论包含六章，各论包含七章，共十三章的内容。总论从宏观的角度介绍了伦理学的发生、发展，以及在精神病学领域的任务、研究进展、评估和重要原则等。各论的前四章以《国际疾病分类第十一次修订本中文版》的疾病分类为基础，分别阐释了不同精神心理与行为、神经发育和睡眠-觉醒障碍研究的审查内容与要点；后两章从特殊人群（儿童、青少年、老年等）保护的角度分别进行了论述。另外，药物临床试验的伦理审查也作为各论的一章进行了介绍。为了便于读者理解与掌握精神病学伦理原则和要点，各章从理论出发，以案例呈现的方式深入浅出地分析伦理问题，阐明伦理原则，规范伦理审查，促进科学研究健康稳步地发展。

本书主编姚贵忠教授和副主编王雪芹主任长期从事精神心理与行为障碍的临床诊疗和研究工作。姚贵忠教授致力于精神心理与行为障碍的社会心理康复、家庭干预以及社区防治的实践与研究，组织了"精神卫生知识系列讲座"，创办了精神康复基地，并探索了"医院社区一体化"的精神心理与行为障碍全程干预服务模式，主张让精神障碍患者有尊严地活着，为我国精神康复事业的发展做出了重要贡献。王雪芹主任具有多年的临床研究伦理咨询和审查经验，关注精神心理与行为障碍研究对伦理道德的特殊需求并开展相关研究，呼吁保护患有精神障碍的弱势人群的权益，降低他们参加临床试验的风险。本书凝结了两位教授多年的实践经验与智慧，必将为我国精神病学伦理的发展做出积极贡献。

各位编委大部分为精神病学和睡眠医学领域知名专家和伦理学家，包括中国科学院院士、精神病学教授和临床知名医生，同时他们又是相关专业领域的伦理审查专家，多年从事伦理委员会的审查工作，具有深厚的精神病学、睡眠医学基础和丰富的伦理审查经验，关心精神心理与行为障碍患者权益的保护，在本书撰写中充分体现了"以科学精神，体现人文关怀"的理念。本书的作者还包括法学专家和护理学专家，从各自专业角度对涉及人的生物医学研究的伦理审查内容进行了详尽的论述。本书从学术研究和伦理审查的核心出发，注重伦理理论与实践的结合，具有较高的学术价值，同时也可以作为精神病学工作和伦理审查的工具书，应用于临床、科学研究和伦理委员会审查工作的指导。本书内容生动，可以作为精神病学研究生、医学生、研修医生等的伦理学教育丛书，帮助他们在接触临床、科研和教学工作前，树立伦理学的观念，明白医学首先是人学的道理。同时，本书也适合其他专业对伦理感兴趣的人员阅读，一方面精神医学与其他医学专业有较多交叉，另一方面，精神心理与行为障碍的发病率和患病率不断增高，共病问题突出，为更好的治疗患者、促进和谐医患关系的建立，学习本书是不无裨益的。

精神心理与行为障碍患者应该获得社会更多关注，本书希望在帮助人们了解精神心理与行为障碍相关伦理原则的同时，呼吁大众将这些患者作为"饱受疾病困扰的人"来看待，给予他们尊重，保护他们的权益，接纳他们回归社会。

中国科学院院士

前 言

　　本书的酝酿和出版是北京大学第六医院伦理委员会集体讨论的结果，委员们在多年从事精神卫生伦理审查、培训和学习的过程中，既见证了医学伦理在管理、实践和研究中的进步与发展，也意识到精神卫生伦理的独特性和发展空间，希望通过展示我们的工作与思考，为精神卫生同行们提供借鉴，促进共同发展。

　　本人有幸在2013—2018年期间担任北京大学第六医院伦理委员会主任委员，每年主持和参与近百项精神卫生科研课题的伦理审查，在不断学习和领悟伦理精髓的同时，也频繁面对困惑与挑战。例如，①如何坚持伦理审查的独立性——既要坚守伦理底线，又要为所在机构的科研工作服务，其中的平衡点在哪？②国际、国内有很多伦理指南与规范，但只是原则上介绍"应该"做什么，或者不能做什么，落实到操作层面，怎么做到，如何监管，违背者如何惩戒？③针对精神疾病患者这一弱势群体，研究的获益与风险往往难以衡量；知情同意书的繁简把握；告知和签署过程的监管；补偿是否应该有明确规定？④精神卫生研究在不同亚专业上的伦理特点有哪些共性？

　　类似的困惑还可以举出很多，要想对这些问题给出精准答案几乎是不可能的，就如同法律制定得再细，司法案件的审理也有人为因素一样。伦理是模糊的，很多时候难以分出绝对的正确与错误，所以，伦理委员会要求委员有代表性，需要民主讨论和投票，遵循少数服从多数的原则形成决议。尽管模糊，我们也可以通过不懈的努力，在理念和实践中尽可能去靠近和实现伦理的三项基本原则——尊重、有利和公正。本书就是向着这个目标，在精神卫生伦理方面迈出的微小一步。

本书的出版首先要感谢跟我共同工作的北京大学第六医院伦理委员会的各位委员们，他们不倦的学习精神和严谨的治学态度渗透在章节的字里行间，为本书增光添彩。特别要感谢伦理委员会办公室主任王雪芹老师，她是真正的精神卫生伦理专家，在国内外都享有盛誉，我的很多伦理知识和实践技能都源自于她。感谢办公室秘书徐文静老师，在休假期间还协助查阅资料，审阅文稿，付出了大量心血。最后，感谢陆林院士在繁忙的工作之余为本书作序，提升高度，将其举荐给同行。由于我们水平有限，不足之处在所难免，敬请读者批评指正，共同为精神卫生伦理事业的发展贡献力量。

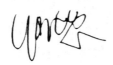

目 录

第一部分 总论

第二部分　各论

第一部分
总　论

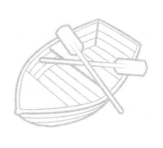

第一章 医学伦理学概述

案例 斯坦福监狱实验

由奥利弗·海施贝格（Oliver Hirschbiegel）导演的电影《斯坦福监狱实验》改编自美国心理学家菲利普·津巴多（Philip George Zimbardo）等人在 1969 年进行的一场心理学测试。24 名心智健全、身体健康的大学生被选入参加斯坦福监狱实验，每名学生每天有 15 美元的薪酬。这批学生要参与实验必须先通过一次测试，以证明在斯坦福监狱实验之前他们是"心理健康、没有疾病的正常人"。通过测试后，这 24 名学生以随机的方式被分成了两组角色：其中 9 名学生担任监狱中的"囚犯"，另外 9 名学生则以三人一组轮班担任"狱卒"的角色（没有被选为狱卒和囚犯的学生则作为他们的替补，随时准备替换退出实验的学生）。津巴多教授本人担任监狱长的角色，他将斯坦福大楼的办公室简单装修成监狱的样子。实验模拟真实监狱，扮演囚犯的学生被狱警带走，来到监狱后被要求脱掉所有的衣服，不穿底裤，只能穿着实验提供的服装。所有的"囚犯"都在头上被套上丝袜，编上编号。目的就在于让"囚犯"忘记自己的原始身份和基本属性，全身心投入到"囚犯"的角色中。而"狱警"则穿上狱警的服装，戴上墨镜，拿上电棍，并且实验还赋予了狱警一些权力。整个实验过程实验组受到 24 小时监控。实验进行不到 10 小时，"囚犯"间就出现了不一样的反应。伴随实验推进，"狱警"和"囚犯"之间的矛盾逐渐升级，一部分囚犯甚至精神濒临崩溃，斯坦福监狱实验仅仅进行了一周就被紧急终止。

影片结尾还原了实验结束后 24 名大学生对本次实验中自己表现的反思，他们中的很多人都承认，这次实验让他们看到了自己原来可以如此残暴地对待他人，这种变化让他们自己都无法接受。但他们也坦言，在实验中根本无法控制自己在角色中的变化。当本性使然并被无限放大、激化，再想掩盖和收敛就变得不再现实 [1]。

第一节　医学伦理学基本概念

"道德"（morality）与"伦理"（ethics）两词相近，人们也常混用。从学术角度看，二者有很大差异。道德作为一种社会意识形态，是指调节人与人、人与自然之间关系的行为规范的总和。中国文化讲"伦"，重在关系，是指辈分、类分和秩序，"理"即条理、治理、料理，引申指道理、规则。"伦理"主要指人伦关系，即人与人之间应有的关系 [2] 和处理关系所遵循之理。"道德"侧重于个人行为、个人品格，强调内在的状态和修养境界等，"伦理"多针对客观问题，或者对某一问题处理原则和决策方法的探讨等。譬如针对安乐死问题，支持者与反对者都持有不同的理由，反映其对该问题的看法，但不涉及对持有不同观点的人道德品格的评价，一般把这类问题称作"伦理"问题。对伦理问题一般多采取学科的探讨和规范共识的制定的方式来解决。

"伦理学"作为一门学科，把道德作为研究对象，也称道德哲学。近年来，伦理学的研究范围由人与人之间的关系逐渐扩大到人与动物、人与自然的关系。医学伦理学是运用一般伦理学的道德原则，解决医疗卫生实践和医学科学发展中人与人之间、医学与社会之间的关系的科学，它既是伦理学的分支（应用规范伦理学），又是医学的组成部分。虽然医学伦理学在生物医学领域应用越来越广泛，但作为一门应用规范伦理学，医学伦理学不是伦理学在医学中的简单直接运用，也不是运用一般伦理学原则即可解决具体医学伦理问题。

20 世纪 60 年代以前，医学伦理学主要局限于临床医疗实践，为培养医生提供职业道德行为规范。进入 60 年代，伴随生物医学迅速发展，医学伦理学范畴扩大。首先是以往被排除在医学之外的哲学家、神学家、律师、社会学家和心理学家对医疗职业提出了他们特殊的看法；其次，这些看法对医学的发展有益，医疗职业中的人对这些外部的看法开始予以接受；最后，医学伦理学扩展其范围，应用到更广的社会伦理学问题领域，如社会卫生服务设施分配的公正性。因此，在 60 年代后，医学伦理学开始从原来只关注指导临床医生行为的准则和法典，扩展为从哲学视角关注社会中健康和疾病的伦理学方面，也包括对于精神心理疾病相关的伦理问题。

第二节 生物医学研究伦理中受试者保护相关理念及其演变

在人类生活中，我们的行为涉及他人，便可能因为自身行为对他人造成影响。但任何人没有权利置他人于不必要的风险和伤害中。这便是伦理学的一个基本理念。在涉及人的研究中，无论是药物临床试验、还是精神疾病方面的干预研究，都需要人类受试者的参与，便会形成研究者和受试者的关系。而伦理学中关于人与人之间关系的基本理念，也同样适用于这些生物医学研究中的这些关系的处理。

对生物医学研究伦理问题的关注与第二次世界大战中发生的骇人听闻的人体实验密不可分。战争期间的德国纳粹医生和科学家在奥斯威辛（Auschwitz）集中营用"囚犯"、双胞胎等做骇人听闻的实验性研究（图 1-1）；日本 731 部队（即石井支队，工作人员总数达到 5000 名，包括 300 ～ 500 名医生和科学家，600 ～ 800 名技术员）在中国东北强行将被俘的中国爱国者、游击队员及前苏联与朝鲜战俘，感染鼠疫、炭疽或伤寒细菌；对染上疾病的人进行活体解剖，收集血液和新鲜组织器官以备进一步研究之用；进行冷冻和细菌弹联合实验等。这些打着科学旗号、违背受试者意愿的实验性研究夺走数千名无辜受试者的生命的事件，为人类心理投下阴影。

20 世纪 60 年代的反应停事件，引发人们对药物的安全性和长期毒副作用的关注。1965 年 3 月，哈佛麻省总医院麻醉医生亨利·比彻尔（Henry K. Beecher）在一次会议上指出包括美国国立卫生研究院（NIH）和很多知名大学在内的研究严重违反伦理原则，并撰文在新英格兰医学杂志上发表，文章发表后产生了历史性

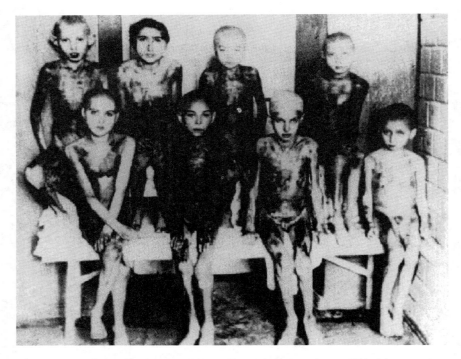

图 1-1　纳粹德国人在 Auschwitz 集中营作双胞胎研究的对象
（来源：https：//encyclopedia.ushmm.org/content/en/article/children-during-the-holocaust"）

影响。1948 年世界医学会成立后便开始起草对受试者保护的规范，1964 年完成，即《赫尔辛基宣言》。1965 年 12 月，美国国立卫生研究院（NIH）咨询委员会对 NIH 资助的研究增加新的要求，即在所有的研究开始之前，需要对研究方案进行先期审查，这也是伦理审查委员会模式的雏形。1975 年，世界医学会对《赫尔辛基宣言》进行了第一次重要修改，其中增加了对研究进行伦理审查的要求。对伦理审查起重大作用的还包括美国 1974 年通过的国家科研法案（National Research Act）。之后美国政府成立国家伦理委员会并出台了多个报告，其中最著名的就是《贝尔蒙报告》。我们所熟知的生命伦理学基本原则就出于此报告。

根据国家卫生计生委办公厅 2013 年 6 月 21 日颁发的《涉及人体的医学科学技术研究管理办法》[3]，"研究"是"采用现代物理学、化学和生物学等方法在人体上对人的生理、病理现象以及疾病的诊断、治疗和预防方法进行研究的活动；通过生物医学研究形成的医疗卫生技术或者产品在人体上进行试验性应用的活动，包括临床新技术、预防医学、公共卫生和食品营养等研究活动"。美国《人体受试者保护条例》中规定，研究是"一项综合性的研究，包括对某一学说的提出，发展，检验和最终衡量，目的是形成常规知识"[4]。一个更复杂的提法是将研究看作先提出一个假设，同时通过数据来证明这个假设，由此可称之为研究。

生物医学研究的基本任务是发现有关人体的新知识，并在这些新知识的基础上发展出新的医疗方法和技术。直到 20 世纪 70 年代末期，生物医学研究和新的生物知识的生产依赖基本的化学、生物化学和生理学原理。部分生物治疗方法，比如胰岛素和人类生长荷尔蒙是由动物、人类血液或人类尸体中提取的蛋白质合成。这种研究范式*是一种"直线"模式，基础研究引导药物制造，之后通过临床研究和检验。但科学的研究意味着先在少数人身上试验，才能在多数人身上推广。若成功，则全社会受益；若失败，则此少数人承担风险。而在少数人身上实施的研究干预，是研究者通过设计来有意实施的。研究不同于治疗，后者是在研究成功的基础上，作为明确的利大于弊的手段来帮助患者的，而研究则是不确定的。

从功利主义角度出发为了社会大多数群体的健康，允许少数

注释 *：哲学上"范式"这一概念最初由美国著名科学哲学家托马斯·库恩提出，指的是常规科学赖以运作的理论基础和实践规范。"范式"是从事某一科学的科学家群体所共同遵从的世界观和行为方式（Thomas S.Kuhn, 1962），它包括三个内容：①共同的基本理论、观点和方法；②共有的信念；③某种自然观（包括形而上学假定）。

人先参与试验，是符合"最大多数人的最大幸福"观点的。临床研究以大多数人的群体健康为目的和终点，但在过程和手段方面，首先需要在小部分受试者身上进行试验，换言之，为了大多数人（可能）获益，将少数人的健康置于风险之中。因此，从伦理学角度看，涉及人的生物医学研究本身便存在个人利益与社会集体利益之间的张力。但从实用主义哲学和公共健康角度出发，允许少数人先承担风险，已是共识。

但是，即谁是这少数人？这少数人中的每个人是如何被对待的？理论上，只有一个人在被充分告知的基础上自愿成为受试者，才会使研究者在法律上免除法律责任，但伦理责任还是要继续承担的。我们现在所熟知的《贝尔蒙报告》中关于涉及人的研究的三个基本原则——有利、尊重和公正原则便是综合权衡后的共识。Hans Jonas 于 1969 年发表的《对用人来进行实验的哲学反思》一文和哈佛大学哲学家 Charles Fried 于 1974 年出版的专著《医疗实验：个人完整性和社会政策》，都基于康德伦理学思想，提出在用人来进行研究时，应尊重个人，甚至个人自主性优先于社会利益。Jonas 把康德对义务、自由以及完全的和不完全的责任的论述与他自己观点"个人是能够对自己的目的担当责任、而且自愿地参与其他人的目的的行动者"结合起来，而 Fried 则信奉个人自主性对社会利益的优先性[5]。

康德哲学思想被公认为涉及人的研究对个人受试者尊重的基础。在涉及人的生物医学研究中，对个人的伤害与风险的确定性，与在对社会、集体利益的不确定性之间，个人利益优先。尊重自主性原则（principle of respect for autonomy）要求我们尊重他人的自主选择和行为，但这与一个人是否具有自主能力相关。一个具有完全的行为能力，能够自主地行动等等都是人类个体的道德生活所不可或缺的。无论这个自主的个人选择参与研究还是不参与或者参与之后退出，他的选择不应该在不当影响或外在压力下做出：比如因为没有被告知充分的信息或信息有所误导，或者担心研究者不高兴或研究者通过其他方式对受试者施加压力，或者因为受试者没有钱治疗而被动入组研究。

斯坦福监狱实验的设计和完成在心理学"情境变革"的背景下进行。"情境变革"指很多心理学家认识到，社会情境对决定社会行为的重要性超过了人们通常认为的个人特征类型差异。社会情境会影响、改变、形成、转化人们的行为方式。实验证实了社会情境的潜在影响力，提供了机构特权（监狱）把个人卷入其中的证据。监狱环境给处于其中的个体带来服从的压力，以出乎意料的方式扭曲正常人的行为，使个体人格特质的作用最小化[6]。这更加提醒我们，由我们研究者发起的研究，不仅存在药物或器械本身可能给受试者带来的生理风险，更由于我们对其可能引发的非生理方面的风险认识不足而对受试者带来更加难以预料的伤害。从历史中我们可以吸取的教训是，保护受试者需要多方面共同参与，包括局外人（研究组外的科学家和非科学家）的参与，也需要独立机构的审查。但更根本的还是科学家和研究者的自律。斯坦福监狱实验最后被提前终止，也体现出科学家和研究者对受试者的负责。

第三节 生物医学研究的伦理原则及其应用

正式提出医学研究的伦理学原则的是美国 20 世纪 70 年代成立的保护生物医学及行为学研究人类受试者国家委员会。该委员会工作历时四年，于 1979 年颁布了医学研究伦理的经典文献《贝尔蒙报告：保护人类受试者的伦理原则与准则》（Belmont Report）。在众多被普遍接受的原则中，《贝尔蒙报告》选出了与受试者研究关系密切的"尊重人"（Respect for Persons）、"有利"（Beneficence）和"公正"（Justice）三项伦理基本原则，作为指导人类受试者研究的普遍性规范。

一、尊重人

康德在《道德形而上学基础》中强调，自主性是理性行动者的尊严的基础。理性行动者无论对待自己还是他人，在任何时候都将自己或者他人当做目的，绝不仅仅作为手段。因此，在康德那里，我们需要区分"把他人当做是目的"与"把他人仅仅当做工具"。尊重个人包含至少两个道德信条：第一，个人享有自主权；第二，保护丧失自主能力的人。尊重个人的原则需要从两个方面理解：承认并尊重有自主能力的人自主权和保护丧失自主能力的个人。然而，不是所有的人都拥有自主能力，尤其是在精神疾病领域。

提供保护的程度应取决于伤害的概率以及收益的可能性。部分群体需要多方面的保护，甚至可能不让他们参加任何对其有害的活动；部分群体除了确保他们能自由地参加活动并让他们了解可能发生的意外几乎不需要什么其他的保护；也应定期重审有关某人是否丧失自主能力的鉴定。

对大多数涉及人体的研究来说，对个人的尊重表现为：一是受试者自愿参加研究，二是受试者对研究有基本的了解。但在有些情况下这一原则的应用并不明显。以因犯为对象的科研就是一个恰当的例子。一方面出于尊重人的原则应尊重因犯的自主选择权，但另一方面在监狱环境中，因犯可能会被强迫参加科研活动，以此便出现尊重因犯"自愿"选择权还是"保护"科学研究的难题。

　　尊重原则主要涉及尊重自主的人以及他的自主性（autonomy），尊重人也就是尊重他运用理性深思熟虑之后做出的决定，尊重其自主性是指尊重他按照自己的决定在不对别人构成伤害的情况下自主行动的能力。《贝尔蒙报告》认为"尊重人"的原则表达为两个道德要求：一是承认人的自主性，把人当做自主的行动者看待；二是保护那些不能完全自主的人。而后者，即对弱势人群的尊重，更能体现对人的尊重。

二、有利

　　对待他人是否道德不仅在于尊重他的决定及保护他免遭伤害，还在于尽力确保他的健康。《贝尔蒙报告》将"有利"定义为由两个互相补充的准则构成的义务：不伤害、把可能的利益最大化和将可能的伤害最小化。"不伤害"之所以没有单独提出来，是因为这已经作为前提含在有利原则之中了，即一个研究若不能充分论证可能的收益大于可能的风险，这个研究则不应进行。

　　《贝尔蒙报告》中提到的有利，代表的是义务性的要求：①不伤害；② 尽量增加可能的收益，减少潜在的害处[7]。《希波克拉底誓言》提到的"不伤害"长期以来一直被作为医疗道德的基本原则，19世纪著名医学科学家 Claude Bernard（1813-1878）把这个理念延伸到科研领域，他提出做人体试验是可以的，但如果这个试验对受试者是有伤害的，我们也不能以这样做是对他人有益的名义，甚至对人类健康有利的名义来为自己的研究行为辩护。这个指导原则对后人的影响很大，一直被沿用至今。

　　有利原则的执行不仅牵涉到个别科研工作者，也涉及整个社会，因为它将二者与具体科研项目及整个科研领域联系起来。就具体课题来说，科研工作者以及他们单位的成员必须事先筹划以便最大限度增加收益，减低研究可能带来的危险。就科学研究总体来看，人们必须认清由于知识进步以及医学、心理治疗和社会程序的发展而带来的较长期的收益和风险。

三、公正

公正，是指正义和公平。体现在医学研究中，可理解为谁应该接受研究的效益和承受研究风险、谁来分配这些利益和风险、谁享受研究的成果等。在招募受试者方面，需要列出入选标准和排除标准：是否招募了不合适的受试者，而使其面临不必要甚至严重伤害的风险，是否将不该排除的受试者排除在外，使其不能分享科学进步带来的效益。当一个人理应获得的利益被剥夺时，或者不正当地将负担加于一个人时，不公正便产生了。

公正原则要求不能将收益只分配给有支付能力的人，也不应过度使用不可能享受科研成果收益的团体。某些群体，如少数民族、经济地位低下的、病重的、被隔离的，由于他们所处的地位对于实验来说是容易被利用的，就会被不断地挑选为实验对象。鉴于他们依赖他人的状况以及他们自由同意的能力常遭约束，应该对他们进行保护，避免他们出于便利可及或由于他们的病情或社会经济情况易受摆布而被入组实验。另外，无故拒绝应受益者或过度地施加责任都会导致不公平。执行公正原则的另一个办法是平等对待平等的双方。

除了《贝尔蒙报告》提出的三项基本原则，还有一些经典的国际伦理规范和指南对研究者提出伦理要求。最早的国际规范是1946 年出台的《纽伦堡法典》，这是基于对二战医学战犯的审判提出的十条基本原则。1948 年世界医学会成立后，一直在酝酿起草关于人体实验的规范，终于在 1964 年第 18 届世界医学会上通过了《赫尔辛基宣言》。该宣言经多次修改，最新版本是 2013 年修订的。另外，1992 年国际医学理事会和 WHO 合作发布的《涉及人体受试者的医学研究的国际伦理学准则》（CIMOS），于 2002 年修订，其中涉及的领域较多，论述得也比较详细。这些原则都是规范性的（或者说是一种标准化的理想），应视为研究者的行动指南，但也不应当奉为圭臬。如果两个原则发生冲突，可能会优先遵循其中某一原则。自主性原则是知情同意原则的核心理念，但不能因此为这些原则排序。因为一条原则是否超越另一条原则，很大程度上依赖于冲突产生的具体情况。同一原则在一种情况下，优先性可能就较高，但在另一种情况下，优先性可能较低。

在使用以上伦理原则决策时，应考虑以下要求：知情同意、对危险、收益的评估，以及实验对象的选择。首先是知情同意，它体现的是尊重原则的应用。尊重个人的原则要求根据实验对象的能力提供让他们选择是否应参与某项实验的机会。这个机会应在符合知情同意的标准后提供。公认的同意过程应包括三个因素：首先是信息、理解及自愿。其次是对风险和收益的评估，它体现的是有利原则的应用。科研带来的风险及收益可影响受试对象本人、他们的家庭以及社会（或社会的特别对象团体）。最后，对于受试对象的选择和如何对待受试者，体现的都是公平原则的理念。泛泛地说，除非此研究对弱势人群是必需的，否则不应当选择这类人群。但对于精神疾病的研究，这类患者的参加多是可以通过辩护的。具体地，一项研究从研究选题到研究设计中随机双盲或安慰剂等方法的使用，到招募多少受试者，以及这些受试者从哪儿招募，对受试者可能造成的风险是否有控制措施，受试者在实验中是如何被对待的，信息的告知是否充分，他们是否被告知有权利中途退出，直至实验后是否可以优惠得到批准上市的药物或其他产品，都会涉及伦理问题。当然研究中数据的真实性相关问题，也是其中很重要的一个方面。

回到本章开头的案例。此研究在心理学领域产生了巨大的影响，也对人们关于权威的服从问题进行深刻的反思。此研究失控，表面的问题表现为对风险没有控制好，深层的问题为研究者在实验设计初期，便没有预期到这种风险，对受试者造成伤害。此研究造成的风险不是生理上的，而是一个人长期的心理阴影的存在，这24名大学生中的很多人都承认，这次实验让他们看到了自己原来可以如此残暴地对待他人，这种变化让他们自己都无法接受。即便研究者预测到此风险，这些受试者坦言，在实验中根本无法控制自己在角色中的变化。预测和分析风险，及时中止研究及受试者有权利及时退出研究，是非常重要的。

（丛亚丽）

参考文献

[1] 杨铜铜.斯坦福模拟监狱实验之反思：情境因素与权威体制 [J]. 中北大学学报（社会科学版），2014，30（2）：45-51.

[2] 宋希仁．伦理与人生 [M]．北京：教育科学出版社，2000：3.

[3] 国家卫生计生委办公厅．关于征求《涉及人体的医学科学技术研究管理办法（征求意见稿）》意见的函 [EB/OL]．(2013-7-12). http：//www.moh.gov.cn/ qjjys/s3580/201307/8e75cb9998f44ffd 8b4c8be6efecb4b7.shtml

[4] US Department of health and human services. Federal policy on protection of human subjects common rule 45 code of federal

regulations. [A/OL] . (1991-01-01). https: //www.hhs.gov/ohrp/ regulations-and-policy/ regulations/45-cfr-46/index.html

[5] Jonsen AR. The Birth of Bioethics [M]. New York: Oxford University Press, 1998: 152-153.

[6] 朱新秤, 舒莹. 监狱环境的心理负效应——斯坦福监狱实验的启示 [J]. 政法学刊, 2001, 18 (4): 68-71.

[7] Department of Health, Education, and Welfare. The belmont report [EB/OL]. (1979-4-18). https: //www.hhs.gov/ohrp/sites/ default/files/the-belmont-report-508c_FINAL.pdf.

第二章　精神心理与行为障碍研究伦理概述

第一节　精神心理与行为障碍研究伦理概念及发展史

一、精神心理与行为障碍研究伦理概念

1. 精神心理与行为障碍的含义

精神障碍是指各种精神或心理异常的总称，又称精神和行为障碍，是由各种致病因素（包括物理、化学、生物、心理和社会等方面的因素）导致的大脑功能失调，主要表现为感知、思维、注意、记忆、智能、情感、意志和行为等某个方面或某些方面发生了显著的变化，可伴有痛苦体验和（或）功能损害，需要进行医学或心理学干预的情况[1]。

2. 精神心理与行为障碍的分类和诊断标准

目前常用的精神障碍的分类系统主要有《国际疾病分类》（ICD 系统）、《美国精神障碍诊断与统计手册》（DSM 系统）以及《中国精神障碍分类与诊断标准》（CCMD 系统）。

根据国际疾病分类第 11 版（ICD-11）的分类标准，精神障碍主要有以下分类：

L1-6A0　神经发育障碍

L1-6A2　精神分裂症或其他原发性精神病性障碍

L1-6A4　紧张症

L1-6A6　心境障碍

L1-6B0　焦虑或恐惧相关性障碍

L1-6B2　强迫性或相关障碍

L1-6B4　应激相关障碍

L1-6B6　分离障碍

L1-6B8　喂食或进食障碍

L1-6C0　排泄障碍

L1-6C2　躯体不适或躯体体验障碍

L1-6C4　物质使用或成瘾行为所致障碍

L1-6C7　冲动控制障碍

L1-6C9　破坏性行为或社交紊乱型障碍

L1-6D1　人格障碍及相关人格特质

L1-6D3　性欲倒错障碍

L1-6D5　做作性障碍

L1-6D7　神经认知障碍

L1-6E2　与妊娠、分娩和产褥期有关的精神或行为障碍

L1-6E6　与分类于他处的障碍或疾病相关的继发性精神或者行

为综合征

L1-7A0　失眠障碍

L1-7A2　过度嗜睡障碍

L1-7A4　睡眠相关呼吸障碍

L1-7A6　睡眠－觉醒昼夜节律障碍

L1-7A8　睡眠相关运动障碍

L1-7B0　异态睡眠障碍

3. 精神心理与行为障碍研究伦理的含义

精神障碍研究，广义上是指在心理健康状况、流行病学、预防、病因学以及精神障碍的治疗等方面的研究（包括物质滥用和发育障碍）[2]。

精神障碍研究伦理是伦理学在精神障碍研究领域的具体应用，是指在精神障碍研究的实践中规范研究人员与受试者、研究人员之间、研究人员与社会之间应遵循的行为和准则。它贯穿于精神障碍研究活动的全过程，对于精神障碍研究人员起着价值导向和行为约束作用，对于保证精神障碍研究活动的顺利进行具有重要意义[3]。

4. 精神心理与行为障碍研究的主要伦理问题

在精神障碍科研过程中存在着一些重要的伦理问题，主要包括：①没有很好地执行知情同意原则；②没有经过科学合理的实验设计；③受试者承担的风险超过受益；④没有做到实事求是和团结合作；⑤没有保护受试者的个人隐私等。

二、精神心理与行为障碍研究伦理发展史

精神科是临床特殊的科室，其研究对象是思维活动紊乱的精神障碍患者。如何对待这部分患病群体，是医学道德中的一个特殊问题。长期以来，精神障碍患者一直受到非人道的待遇，直到 18 世纪法国大革命后，法国医生比奈尔第一个倡导以人道主义对待精神障碍患者。这是西方第一次精神病学的革命。19 世纪 30 年代，法国通过了有关精神病的法案，使精神障碍患者的处理有了法律依据。从 20 世纪中叶开始，联合国、世界卫生组织、世界精神病协会、世界精神卫生联盟等国际机构制定了许多有关精神卫生的伦理规范，用来指导相关的社会政策、医疗行为、医学研究和保护精神患者的各种权利。1977 年在美国夏威夷召开了第六届世界精神病学大会，一致通过《夏威夷宣言》，这是第一个专门为精神科医生制定的伦理准则。宣言在 1983 年进行了修改。1996 年 8 月 25 日世界精神病大会通过了《马德里宣言》。相对于《夏威夷宣言》而言，《马德里宣言》更加深入和细化。之后在 1999 年、2002 年、2005 年和 2011 年进行了补充和修订。1958 年，我国在南京召开了第一次全国精神病防治工作会议，制定了《精神病工作常规制度》，并对一些道德原则作了规定 [4]。20 世纪 80 年代，我国多次召开全国精神病防治会议和医学伦理学大会，对精神病防治工作中的有关伦理问题进行了探讨。2007 年原卫生部公布了《涉及人的生物医学研究伦理审查办法（试行）》[5]，随着试行办法的实施、医学与伦理学的发展，2016 年 9 月 30 日由国家卫生和计划生育委员会法制司颁布了《涉及人的生物医学研究伦理审查办法》，于 2016 年 12 月 1 日起正式施行 [6]，该《办法》具有一定程度的法律效应。

第二节　精神心理与行为障碍研究伦理学科的任务

任何一门学科都有其特定的任务。为保证精神障碍研究活动的顺利进行，实现为精神障碍患者谋求健康利益的最终目标，精神障碍研究伦理的任务可概括为以下几部分：

一、促进精神障碍研究规范开展

科学合理的研究设计是实现正确科学价值的保证。伦理委员会需要严格执行研究方案送审的管理，初始审查，修正案的审查，研究方案的年度／定期跟踪审查，研究方案结题／提前终止的审查，严重不良事件的审查以及不依从／违背方案的审查等。

二、制定精神障碍研究的伦理准则

1. 保护受试者的利益

《世界医学协会赫尔辛基宣言》（以下简称赫尔辛基宣言）中规定："在涉及人的医学研究中，应当将人类受试者的安康放在优先地位，其次才是科学的和社会的利益"。也就是说，不能以为了科学的进步和大多数人的利益为理由，损害受试者的利益。另外，还应充分考虑到可能的风险和收益问题，避免不必要的风险和负担，保证受试者的收益超过其风险和损害。

2. 科学合理的研究设计

研究者必须以精神障碍为研究内容，遵循已经被普遍接受的科学原则，全面了解有关的科学文献和相关信息，有充分的实验室实验和恰当的动物实验为基础。受试者的选择和排除标准应当符合利益和负担的公平分配标准，应当采取更加符合科学客观精神的随机对照方法，避免受试者选取中的偏倚，特别要注意对照药物的安全性问题。

3. 严格遵守知情同意原则

知情同意原则是伦理学最基本的原则，它是法律概念，更是伦理概念。知情同意本意是针对完全行为能力的患者，比较理想的状态是完全知情并有效同意。而精神障碍患者的知情同意能力会受到疾病、环境等多种因素影响。需要强调的是自知力与知情同意能力并非是相同的概念，两者之间也没有必然的因果联系。本书将深入探讨并解决精神障碍患者知情同意的能力判断和有效性评估，以及精神障碍患者的代理知情同意等问题。

4. 保护受试者的个人隐私

精神障碍患者容易受到社会的歧视，许多人因此而失去上学、就业、保险、婚姻等各方面的机会。因此，精神障碍受试者的个人隐私一旦泄露，很可能给受试者带来危害，所以在精神卫生科学研究中要特别注意保护受试者的隐私。例如，科研人员要保护好患者的各种实验档案，严格规范精神障碍患者的生物制品的储存和利用等。

三、阐述常见精神障碍研究的伦理审查

为加强医学研究项目的伦理管理，近年来国家已经明确要求全

国各临床药理试验基地成立医学伦理审查委员会，对申报的项目履行伦理审查批准的功能。伦理委员会应结合本单位的实际，制定相应的标准操作规程（standard operating procedures，SOP），确保所有伦理委员会成员和研究者严格执行。本书将在各论中详细介绍有关物质使用所致障碍、睡眠障碍、精神分裂症等常见精神障碍研究的伦理审查要素及步骤。

综上所述，在以精神障碍患者为受试对象的科研活动中，必须始终严格遵循医学伦理学的道德规范，使其不仅在技术上可行，而且符合伦理要求，以确保其沿着正确的方向发展。

第三节　精神心理与行为障碍研究中的伦理与法律问题

一、《中华人民共和国精神卫生法》相关内容解读

《中华人民共和国精神卫生法》（以下简称精神卫生法）第一条包含三大立法宗旨：发展精神卫生事业，规范精神卫生服务，维护精神障碍患者的合法权益[7]。围绕维护患者合法权益制定的相关条款体现三个基本原则，即"自愿原则""无害则无非自愿""患者权益最大化"。这三个原则包含和体现了精神卫生工作的基本伦理准则：尊重、有利和不伤害、公平、保密。

《精神卫生法》明文提到的精神疾病患者的基本权利包括人格尊严、人身和财产安全、教育、劳动、医疗以及获得物质帮助、隐私保护等。专门针对精神疾病患者这一弱势群体的权益保护的法律条款，涉及自愿原则、知情同意、住院时的通信与会见、重大手

术、实验性临床医疗等临床和研究中的常见问题，其中关于实验性临床医疗的规定，是该法律唯一涉及伦理委员会的法条。以下重点解读知情同意和特殊治疗与实验性研究的相关内容。

1. 知情同意

第三十七条"医疗机构及其医务人员应当将精神障碍患者在诊断、治疗过程中享有的权利，告知患者或者其监护人。"第三十九条"医疗机构及其医务人员应当遵循精神障碍诊断标准和治疗规范，制定治疗方案，并向精神障碍患者或者其监护人告知治疗方案和治疗方法、目的以及可能产生的后果。"

2. 特殊治疗和伦理委员会的作用

第四十三条"医疗机构对精神障碍患者实施下列治疗措施，应当向患者或者其监护人告知医疗风险、替代医疗方案等情况，并取得患者的书面同意；无法取得患者意见的，应当取得其监护人的书面同意，并经本医疗机构伦理委员会批准：

（一）导致人体器官丧失功能的外科手术；

（二）与精神障碍治疗有关的实验性临床医疗。

实施前款第一项治疗措施，因情况紧急查找不到监护人的，应当取得本医疗机构负责人和伦理委员会批准。禁止对精神障碍患者实施与治疗其精神障碍无关的实验性临床医疗。"

3. 法律内容的解读

（1）向患者或者监护人告知是强制性的"必须"，法律表述为"应当"。

（2）规定告知的内容既包括诊治过程中的权利，也包括诊治方案。但对于常规告知的签字没有规定，临床实践中是在住院知情同意书中统一签署。

（3）法律明确规定了"导致人体器官丧失功能的外科手术"和"与精神障碍治疗有关的实验性临床医疗"这两种特殊情况的知情同意。告知的重点是医疗风险和替代医疗方案（当然也包含其他内容如医疗目的和可能的后果等），并强调取得患者本人的书面同意是首选，只有在"无法取得"患者本人书面同意的情况下，才由符合法律规定的其他人代签。除此之外，还必须获得医院伦理委员会的批准。

"导致人体器官丧失功能的外科手术"的典型例子是急性阑尾炎手术。没有理由表明精神障碍患者对危及生命的躯体疾病也丧失决定能力，也没有理由不经过他本人的同意就实施手术，除非有足够的证据证明他的拒绝是精神症状的影响，才能不经过他的书面同意而让家属代签。临床工作中最稳妥的方式是患者和家属双签字，但这不是首选家属或者只让家属签字同意的理由。

"禁止与治疗精神障碍无关的实验性临床医疗"所禁止的，是与治疗精神障碍"无关的"实验性临床医疗。"有关的"实验性临床医疗不在禁止之列，如"经过批准，按照治疗规范等有关规定，在精神障碍患者身上采取的、旨在检验临床治疗效果的试验性新药物和新方法，包括超适应证、超剂量范围的使用常规药物"等。

《精神卫生法》没有明文禁止所有的"试验性"的精神外科手术，但是通过法律第四十二条进行了严格限制，"禁止对依照本法第三十条第二款规定实施住院治疗的精神障碍患者实施以治疗精神障碍为目的的外科手术。"《精神卫生法》第三十条第二款的内容是"诊断结论、病情评估表明，就诊者为严重精神障碍患者并有下列情形之一的，应当对其实施住院治疗：（一）已经发生伤害自身的行为，或者有伤害自身的危险的；（二）已经发生危害他人安全的行为，或者有危害他人安全的危险的。"也就是说，禁止对任何"非自愿"住院期间的精神障碍患者实施以治疗精神障碍为目的的外科手术。

二、精神心理与行为障碍研究中弱势群体保护的几个重要概念

1. 精神病患者的行为能力、知情同意能力、自我决定权

有一种普遍的观点认为精神病尤其是严重的精神病患者都丧失行为能力，他们说的话做的事都不算数，他们需要由家人代为做医疗决定。这其实是误解。

（1）行为能力是一个法律概念，包含自主处理各个方面的个人日常事务的能力，而不只限于医疗方面的决定能力。只有经过法律程序才能认定某个成年人丧失行为能力，否则首先认为其有行为能力，精神病患者也概莫能外。因此不能将行为能力和医疗的自我决定能力混为一谈。

（2）行为能力是司法概念，精神科医生没有资格判定患者是否具有行为能力，可以根据临床专业知识和诊疗经验提供医疗建议。知情同意能力起源于法律判断，但在医学领域因为知情同意能力和医疗自我决定之间具有较密切的关系。《精神卫生法》所规范的自愿医疗属于医疗问题而不属于司法判断问题，往往由医生或医学专业人员进行临床判断，以期提供最佳的诊疗措施，通过知情同意的方式尊重患者 / 受试者本人、法定监护人或法定代理人的决定，落实《精神卫生法》知情同意的规定。

（3）首先征求患者的同意是永远的原则，只有当患者的"自我决定"有医学上的明显不合适时，才引入监护人的同意。而判断患

者是否能够自我决定，主要依据其知情同意能力。

（4）WHO《精神卫生立法十项基本原则》中的第5项指出："①推定患者能自己作出决定；②确信精神卫生保健工作者不是常规认为精神障碍患者不能自己作决定，除非其他情况证实他不能"。就是说，不能想当然地认为患者不能自己作决定，如果没有足够证据证明患者不能做决定，则自然推定患者能自己做决定[8]。

2．没有"同意能力"的患者的"同意"

WHO的原则是"在采取影响患者完整性或自由的举措之前，请患者发表自己的意见并加以仔细考虑，不要考虑其同意的能力"。也就是说，医学治疗的合适性是由医生判断的专业问题，不因患者有无同意能力而改变。医生尊重患者的决定，不妨碍判断患者的决定是否具有医学上的正确性，以及具体方案的是否科学、合理。医生应当采用对患者最有利和伤害最小的方案，不采用对患者不利的方案。如果医生判断患者丧失知情同意能力，就应当和家属讨论相关治疗方案。

3．判断知情同意能力的要点

临床和研究时主要从以下几个方面判断患者的知情同意能力：能否正确地理解相关信息、能否明了自己的状况、能否理性分析接受医疗过程的后果、能否正确表达自己的意愿，并作出与自己意愿相一致的决定。已有国际通用的知情同意量表分别用于临床和研究。

4．《精神卫生法》所指的"监护人"及执行中的注意事项

《精神卫生法》第八十三条第三款规定："本法所称精神障碍患

者的监护人，是指依照民法通则的有关规定可以担任监护人的人。"
这与依照《中华人民共和国民法通则》（以下简称民法通则）确定
的监护人，在确定过程、性质和权限上都有区别。《精神卫生法》
所指的监护人并不限于配偶或者父母，而是包括《民法通则》规
定的"可以担任监护人的人"，但在实践操作中，最佳方式是按照
《民法通则》规定的监护人次序，如果排在前面的无法签字，或者
出于患者利益的考虑，则按次序顺延选择"法定监护人"。

需要强调的是，《精神卫生法》所指的监护人，只能代理患者
的有关医疗事务，不具备依照《民法通则》由法院认定的监护人能
够代理无民事行为能力的患者之全部民事事务的权利。

在临床和研究操作中，尊重患者/受试者本人的意愿是首要的
原则，而在中国文化背景下，"法定监护人"的知情同意非常重要。

第四节　案例分析

案例[9]

丹有严重的幻觉妄想，2003 年 11 月入院接受正规治疗。
他的主治医师说服法院，强制丹去专门隔离的精神病院治疗，
理由是丹有严重的幻觉，而且没有自知力，有自杀和他杀的
危险。没过几天，丹的主治医师又突然改变证词，向法院证
实丹是清醒的，可以自己做决定。要求丹必须遵从主治医师
的治疗计划，否则医师有权将丹送回精神病院进行隔离。法
院由此下达命令，要求丹必须接受其主治医师的康复建议，
否则后果自负。隔天，丹就签署了自愿加入人体试验的知情
同意书。这个叫做 CAFÉ 的临床人体试验是个多中心、第四

期的研究。由美国明尼苏达大学和某著名大药厂合作，招纳首次发作的精神分裂症患者，目的是比较三个抗精神分裂药物，治疗期为一年。然而，丹的母亲一直认为丹患的是"双相情感障碍"，在发现她的儿子病况根本没有改善后，她连续寄了5封信，打了无数个电话，要求换药或退出试验，但研究团队完全不理会。2004年5月8日半夜（在参加人体试验的5个月之后）丹在中途之家自杀了。

分析

后来调查才发现，丹根本就没服药且从未接受抽血检验。丹的主治医师（同时也是主要研究者）一再向法院建议，要求丹留在中途之家接受强制治疗。而中途之家的工作人员并未被告知，丹是正在进行人体试验的受试者。那么，丹的死到底与研究药物或过程是否有关？这个案例反映了精神科研究常见的伦理问题，值得我们深思。

1．知情同意 《涉及人的生物医学研究伦理审查办法》第十八条规定：尊重和保障受试者是否参加研究的自主决定权，严格履行知情同意程序，防止使用欺骗、利诱、胁迫等手段使受试者同意参加研究，允许受试者在任何阶段无条件退出研究。另外，精神障碍患者心智状态随时有波动，伦理委员会需建立一套明确客观的标准操作流程，选用信效度经过验证的评量工具来识别并监测这类受试人群的知情同意能力。如果受试者的知情同意能力受损或丧失，研究者应采取进一步的有效措施，如：取得受试者的法定代理人代为同意等。

2．保护受试者的利益 《赫尔辛基宣言》中规定："在涉及人的医学研究中，应当将人类受试者的安康放在优先地位，其次才是科学的和社会的利益。"研究风险与受益比例应当合理，力求使受试者尽可能地避免伤害。不论丹是在医院、中途之家或是在家里自杀，一旦参加了人体试验，自杀就是严重不良事件。研究者应当将发生的严重不良反应或者严重不良事件及时向伦理委员会报告；伦理委员会应当及时审查并采取相应措施，以保护受试者的人身安全与健康权益。

3．揭露利益冲突　研究者与赞助厂商之间的显著财务利益冲突，包括股份、研究基金、赠予礼品、顾问费、演讲费、交通膳食补助等，应该明示入账，研究者不得私下收受申办者的酬劳费及其他费用。研究者承担研究与医疗工作的双重角色时，他们与受试者的关系变得复杂化，可能影响受试者的安全。研究机构应该实施一套更严谨的利益冲突揭露与申报制度。

4．科学合理的研究设计　遵循已经被普遍接受的科学原则，全面了解有关的科学文献和相关信息，有充分的实验室实验和恰当的动物实验为基础。受试者的纳入和排除标准应恰当、公平。丹的精神分裂症的临床确诊是在加入该项人体试验之后才得出的。丹当时无病识感，有自杀和他杀风险，却没有纳入研究方案的排除条件。

2008 年开始，包括《Pioneer Press》等在内的美国多家报刊、杂志陆续刊载并批判明尼苏达大学丹案。2013 年 12 月，明尼苏达大学的教授治校委员会终于要求大学行政部门重新检视在该校进行的人体研究是否尽到保护受试者的天职。2015 年 2 月，国际研究伦理认证学会调查小组的报告指出，明尼苏达大学丹案有伦理审查不周及研究者利益冲突的问题。2015 年 4 月，明尼苏达大学精神科主任黯然下台。6 月 12 日，校董事会批准改革方案，包括：更严谨的利益冲突管理、扩大伦理委员会编制、更多的教育培训、成立外部专家监督委员会等。

第五节　精神心理与行为障碍研究伦理委员需要的能力与职业素质

为了确保精神障碍患者的权利和福利，确保《涉及人的生物医学研究伦理审查办法》的规定在所有涉及精神障碍受试者的生物医学研究中得到贯彻实施，精神障碍研究伦理委员需要具备一些必备的能力和职业素质[10]。

首先，要有一定的文化修养和维护受试者权益的公众意识，依据国家法律法规和医学伦理原则，结合本单位实际，制定相应的章程或制度、职责，独立审查，不为利益关系所左右，真正维护患者、受试者的权益。建立健全伦理审查制度，保证伦理委员会构成人员的全面性和合理性。伦理审查是基于技术可行性基础之上的全方位的审查，应广泛吸收法律、伦理、社会学等方面的专家参会并阐明意见。

其次，要严格执行回避及自由投票制度。在伦理审评过程中，程序的公正是保证论证公正的前提，亦是伦理论证科学性的基本要求。在评审前做好充分细致的准备工作，合理安排论证项目和时间，在论证过程中坚持回避及自由投票制度，使每位评审专家在充分发表意见的同时自主投票，从制度设计上保障伦理委员的评议不受申办者的影响，且各个委员之间也互不干扰，确保意见真实、公正。委员会要充分发挥自己的理论优势，结合医学研究中出现的各种伦理问题，进行调查研究和理论探讨，寻求解决问题的方法和途径，并为领导的决策和有关法规的制定提供可靠的客观依据。不断吸收医学伦理学的新思想和新方法，加强国际交流，借鉴国外的宝贵经验，努力提升自身水平。

最后，伦理委员会委员应当签署保密协议，承诺对所承担的伦理审查工作履行保密义务，对所受理的研究项目方案、受试者信息以及委员审查意见等保密。多中心研究可以建立协作审查机制，统一审查标准，参与单位的伦理审查委员会审查意见不一致时能很好地解决分歧。对精神医学的科研选题、开展、结题、成果发表等是否符合科学性和可行性，是否符合人类伦理和法律规定进行审查；对研究的过程要监督，遇到不良事件或不良反应时要随时向委员会报告，计划如有变动也应及时向委员会报告，如有发现主要研究者（principal investigator，PI）及其同事有违反伦理的行动，应及时加以制止和惩罚；对研究程序、结果和论文内容进行复查。

（姚贵忠　唐宏宇）

参考文献

1. 江开达，郑毅，李恒芬．精神病学基础 [M]．北京：人民卫生出版社，2009．

2. 刘冉．精神障碍的伦理问题研究[D]．北京：北京协和医学院，2014：8-10．

3. 高桂云，郭琦．医学伦理学概论 [M]．北京：中国社会科学出版社，2009．

4. 吴晓露，谷道宗，王光荣．医学伦理学 [M]．济南：山东人民出版社，2009．

5. 曹秉玉．精神科以患者为受试对象的临床实验涉及的伦理问

题思考 [C] // 中华医学会．中华医学会心身医学分会全国第13 届学术年会暨重庆市心身与行为医学专委会第 2 届学术年会论文汇编，2007：211-212.

6. 中华人民共和国国家卫生和计划生育委员会．涉及人的生物医学研究伦理审查办法 [EB/OL]．(2016-10-12)．http：//www.gov.cn/gongbao/content/2017/ content_5227817.htm

7. 全国人民代表大会常务委员会．中华人民共和国精神卫生法 [J]．司法业务文选，2012 (37)：2-16.

8. 世界卫生组织．精神卫生立法十项基本原则 [EB/OL]．(1996)．https：//www.who.int.

9. 陆翔宇，Angela Bowen. 我伦理 - 人体研究审查（二）[M]．美国：EHGBooks 微出版公司，2016：299-301.

10. 宫福清．医学伦理学 [M]．北京：科学出版社，2013.

第三章 精神心理与行为障碍伦理研究的国内外进展

第一节 概 述

在 2500 年前，以希腊医生希波克拉底的名字命名的《希波克拉底誓言》规范了医生的职业道德，是医学伦理学的最早文献。《希波克拉底誓言》在 1948 年成为《日内瓦宣言》的一部分，每隔 10 年就会进行修订，将医学伦理的人文精神植入医生的职业道德中去。2017 年 10 月世界医学会（World Medical Association，WMA）进行了一些重要的修订和补充[1]，强调了患者自主决定权；增加了对医生自我健康的关注，医生的健康可以在改善患者的治疗中发挥作用，原文如下：我将重视自己的健康，生活和能力，以提供最高水准的医疗。另外，还增加了师生互相尊重的内容。

医学伦理学是医学的一个重要组成部分，又是伦理学的一个分支，不同于医德，更强调理性、原则，决策的价值权衡。医学伦理学自 20 世纪受到重视，持续发展，20 世纪 90 年代，两位美国伦理学家 Childress 和 Beauchamp 提出了医学伦理的核心是：自愿、获益、避免伤害和公平四个基本原则。

随着科学的发展，医学受到极大的推动，规范性要求前置；公共卫生的重要性得到认识后，规范性要求后置，生命伦理学应运而生[2]，《纽伦堡法典》的颁布是标志性文件。临床伦理学作为生命伦理学的一个分支，面临的是临床医疗实践中知情同意、代理决定、终止治疗等实际问题。Albert R. Jonsen 等为临床伦理提出了思路新颖的四个命题：医学适应证（Medical Indications，MI）、患者偏好（Patient Preference，PP）、生活质量（Quality of Life，QL）和情境特征（Contextual Features，CF）[3]。这四个命题与临床诊疗工作的思路类似，剖析伦理问题，提出合理的解决方案，为临床医务工作者理清思路，把握伦理问题的深层含义，在临床实践工作中起到非常重要的作用。

在伦理审查的实践工作中，2016 年国家卫生和计划生育委员会法制司颁布了《涉及人的生物医学研究伦理审查办法》[4]，统一规范了伦理审查的范围、程序和监管工作；随着伦理审查工作的深入开展，国家卫生健康委员会根据 2017 年 10 月 8 日中共中央办公厅、国务院办公厅印发的《关于深化审评审批制度改革鼓励药品医疗器械创新的意见》[5] 对《涉及人的生物医学研究伦理审查办法》进行修订，以期逐步实现提高伦理审查效率和审查能力的目的。美国 NIH（National Institutes of Health，NIH）2018 年 1 月建立 SMART [Streamlined，Multisite，Accelerated Resources for Trials，由美国国家转化科学促进中心（National Centor for Advancing Translational Sciences，NCATS）资助] IRB（Institute Review Board，IRB）[6] 单一伦理审查平台，希望可以整合伦理资源，提高伦理审查的能力和效率。

生命伦理学不仅关注医疗实践中的伦理问题，还涵盖了生物医学研究、护理实践、公共卫生、高新技术等领域中的伦理问题，而临床伦理学需要把重心放在临床实践中棘手的伦理问题，在广义上也可以包含临床研究中的伦理问题。尽管现有的生命伦理学对医患关系、知情同意、临床道德困境、稀缺医疗资源公正分配等伦理议题研究成果丰硕，伦理管理日臻完善[7]，但仍有一系列重要伦理议题尚未涉足或探讨的不够深入，尤其是精神心理与行为障碍领域因其特殊性而面临的医学伦理问题，让该领域备受重视和争议。2002年世界精神病学协会（World Psychiatryic Association，WPA）修订了针对精神科医生的道德准则《马德里宣言》，明确了精神病学作为医学的一个分支，宗旨是促进精神疾病患者康复和增进精神健康。精神科医师服务患者，应提供与公认的科学知识和伦理学原则相一致的最佳治疗。该宣言对精神医学领域开展的科学研究，明确了相关的伦理规范：研究活动首先应获得伦理委员会的批准，精神科医师应遵照国内和国际伦理准则进行研究。精神障碍患者是研究中的弱势群体，需要保证他们在研究中的自主性、精神和躯体的完整性不受损害。2013年颁布、2018年修订的《中华人民共和国精神卫生法》中第四十三条明确规定："医疗机构对精神障碍患者实施下列治疗措施，应当向患者或者其监护人告知医疗风险替代医疗方案等情况，并取得患者的书面同意；无法取得患者意见的，应当取得其监护人的书面同意，并经本医疗机构伦理委员会批准：（一）导致人体器官丧失功能的外科手术；（二）与精神障碍治疗有关的实验性临床医疗"。综上所述，无论是作为价值观念或行为标准的伦理准则，还是必须遵照执行的刚性法律规定，对精神障碍患者的权益保护都是一致的，知情同意是共同的基础。

第二节 精神心理与行为障碍伦理研究的国际现状

一、精神心理与行为障碍受试者知情同意能力的判断

知情同意能力包含以下四个内容：理解度、鉴别度、推论能力和表达选择的能力，具体如下：理解度是指对内容真实理解的能力，鉴别度是鉴别所处情境性质的能力；推理能力是指理性处理信息的能力；表达选择的能力是列出选择依据的能力。这四种能力中，如果一个或几个缺损，那么研究医生会判断潜在受试者的知情同意能力受损或缺失，可能被利用、胁迫，做出违背自愿原则的决定，这时就需要在尊重潜在受试者意愿的前提下进行代理决定。精神心理与行为障碍患者因为受到疾病诸多因素的影响，知情同意能力容易受到损害。从19世纪80年代开始，国际上研发了多种评估受试者，尤其是精神心理与行为障碍受试者知情同意能力的工具，其发展迅速并广泛地应用于临床、研究和教学的实践中，其中麦克阿瑟知情同意能力评估量表（MacArthur Competence Assessment Tool for Clinical Research，MacCAT-CR）为 Appelbaum P S 和 Grisso T 教授研发[8]，起初用于评估精神心理与行为障碍患者参加临床试验的知情同意能力，随着研究和应用的发展，该工具成为医学多学科、多领域广泛应用的评估工具（参见第一部分第五章 精神心理与行为障碍研究中知情同意能力的评估）。

另外，知情同意是一个过程，与知情同意书的规范书写、易于理解也是密不可分的，与知情同意的执行者的沟通能力和知情同意的方式、方法也是息息相关的，所以伦理审查应该综合把握上面各个方面。

二、精神心理与行为障碍临床试验受试者病耻感研究

上面提到精神心理与行为障碍受试者可能会有知情同意能力受损或缺失，虽然有许多其他躯体障碍患者也会面临这样的问题，但是人们往往会将知情同意能力受损和精神心理与行为障碍画上等号。当时的美国国家生命伦理学顾问委员会（National Bioethics Advisory Commission，NBAC）也因聚焦精神障碍患者的知情同意能力问题而受到指责，因为这样可能使公众对精神障碍患者产生刻板印象，加重他们的病耻感。国外有一些法律也将精神心理与行为障碍患者与其他原因造成知情同意能力受损或缺失的患者区别对待，也会对精神心理与行为障碍研究伦理政策的制定产生不利影响。

精神心理与行为障碍的病耻感是指精神障碍患者及其相关人员因精神心理与行为障碍所致的羞辱感和社会公众对他们所采取的歧视和排斥态度[9]。Corrigan 认为精神心理与行为障碍病耻感的认知和行为特征包括：社会刻板印象、偏见及歧视三个方面。Thornicroft 将病耻感的概念解析为三个维度：知识的问题（无知）、态度的问题（偏见）和行为的问题（歧视）[10]。Link 指出，病耻感由被贴标签、社会刻板印象、隔离、情感反应、地位丧失、歧视6 个因素构成[11]。探索病耻感在研究中产生的原因，可能有以下几点：精神心理与行为障碍患者先入为主的被公众认为是有更多暴力倾向和危险性的；研究也发现，公众倾向于与精神心理与行为障碍患者保持社交距离，其中也有个人偏见因素起到这样的作用；国外研究发现，社会对精神心理与行为障碍治疗资源分配不均也是病耻感产生的重要因素；在研究当中，某些特殊的研究程序，虽然在其

他疾病患者中普遍应用，但是在精神心理与行为障碍患者中进行时，便可能是高风险的过程，比较容易让他们产生病耻感。另一个方面，Jordana R. Muroff 等对公众参加精神医学研究是否存在病耻感进行了试验性调查[12]，该研究有 3 个主要发现：第一，即使伦理相关因素在精神心理与行为障碍与其他躯体障碍中是相似的，精神心理与行为障碍的研究更容易受到限制；第二，对精神心理与行为障碍研究进行限制的观点很大程度上是源于以往的陈旧观念，认为精神心理与行为障碍患者没有知情同意能力；第三，因为精神心理与行为障碍受试者并非都没有知情同意能力，这种对研究的限制性态度，更多的会给完全知情同意能力的精神心理与行为障碍患者造成病耻感。国外某些政策反映出对精神心理与行为障碍根深蒂固的病耻感，政策制定者与伦理委员会的委员也不可避免地会受到影响，他们必须特别小心谨慎的以自己的方式遵循精神心理与行为障碍研究的伦理原则，充分考虑到研究可能对知情同意能力受损患者造成的风险，充分保护弱势群体的权益；同时，又要尊重完全知情同意能力精神心理与行为障碍患者的自主决定的权利，不要增加他们的病耻感。面对两难的境地，政策制定者与伦理委员会的成员需要面对实际情况，在保证精神心理与行为障碍患者各方面权益的同时，尽可能的采取措施，减轻他们的病耻感。

三、精神心理与行为障碍临床试验应用安慰剂对照的伦理标准

虽然安慰剂对照试验被认为是检验治疗是否有效的金标准而被广泛应用，但是应用安慰剂的研究设计往往与伦理原则背道而驰，特别是已经证明存在标准治疗药物 / 方法的情况下应用安慰剂，往往被诟病。即便如此，美国食品药品监督管理局（Food and Drug

Administration，FDA）并没有禁止安慰剂的应用，因为如果没有安慰剂的临床试验设计，可能会得出试验药物与标准治疗同样有效的错误结论，实际上试验药物可能并不比安慰剂效果好。

1991 年美国的联邦法规没有明确的禁止或限制临床试验中应用安慰剂，伦理委员会根据人用药品注册技术要求国际协调会议药物临床试验质量管理规范（International Conference on Harmonisation of Technical Requirements for Registration of pharmaceuticals for human use-Good Clinical Practice，ICH-GCP）的原则可以批准安慰剂在符合以下要求的临床试验中应用：①通过明确、科学的临床方案设计及与之一致的实施步骤，可以避免受试者暴露于不必要的危险处境，风险最小化；②受试者期望的获益相较于承担的风险比例合理，因为对受试者来讲，与获得知识相比，他们可能更看重预期的结果；③需要获得每个受试者或者他们的法定代表（法定监护人）的知情同意。

精神心理与行为障碍领域对安慰剂的应用也存在很大的争议。支持应用安慰剂进行试验的观点认为应用安慰剂可以明确试验药物、安慰剂和传统药物相关的以下结论：①试验药物的效果和副反应；②受试者可能认为自己服用了活性药物；③是否目前的治疗对目标人群有预期作用。通过上述三个方面的评估，不仅证明药物与安慰剂相比更加有效，而且强调了新的治疗对特异人群的作用。支持安慰剂应用的第二种观点是：可以减少受试者的数量，避免让更多的精神心理与行为障碍患者暴露于研究当中，加速药物的研发，因此可以减少风险。

反对精神医学临床试验应用安慰剂的观点认为基于伦理不伤害的原则，参加研究不能增加受试者的痛苦。研究者可以选择科学的设计、应用统计学方法，不用或最小化安慰剂的应用，例如"增效"治疗研究，即在传统有效的治疗基础上增加试验治疗；或者"交叉"研究，即在试验中间，受试者互相交换治疗，例如：从试验药物到安慰剂的互换。反对安慰剂应用的第二种观点是：FDA没有在以下领域坚持要求应用安慰剂对照：抗生素、抗癫痫药、支气管扩张剂，因为在这些研究领域，如果不应用药物治疗，可能会对生命造成潜在的威胁。因此，Rothman 和 Michels 倡导应该普遍推广这种要求，所有的药物临床试验都应该用目前有效的药物作为对照，包括精神医学领域的试验。

需要深入研究的是：安慰剂效应在精神医学领域经常存在，例如：在治疗抑郁症的某些研究中，安慰剂效应可以高达 50%，双相障碍的研究中可达 34%，惊恐障碍的研究中可达 23% ～ 34%。精神分裂症的短期研究中，证明安慰剂的有效率可以高达 43%。精神心理与行为障碍领域研究中如此之高的安慰剂效应需要伦理工作者正视，虽然表面上看安慰剂效应可以降低试验的风险，但是如果安慰剂效应过高，整个试验失败的风险就会增加，那么客观评估安慰剂效应，强调临床试验设计的科学性就变得尤为重要。

综上所述，Franklin G. Miller 提出精神心理与行为障碍临床试验应用安慰剂对照的 4 个伦理标准[13]：①安慰剂对照试验应该具有科学和临床价值；②风险应该最小化，并且与患者的预期受益、获得的相关科学知识相比是合理的；③受试者应该知情同意；④在安慰剂对照研究结束后，研究者应该给这些患者提供短期个性化、优化的治疗。

四、精神心理与行为障碍临床试验采用盲法设计的伦理原则

在随机分组的基础上，为了避免测量偏倚，可以采用盲法。方

案中说明设盲对象（如受试者、研究者、结局评估者），单盲抑或双盲，以及如何实施盲法。伦理委员会需要评估为了对受试者设盲而采用的模拟药物或模拟治疗对受试者带来的不便和风险是否在可接受范围。

对于没有按照随机方法进行分组（如外部对照），或不设盲的研究，方案中应说明理由，并描述如何控制由此产生的偏倚。伦理委员会需要评估设计的理由是否充分，对研究结果的影响，以及是否能达到研究目的。

五、精神心理与行为障碍非干预性研究的伦理原则

非干预性研究通常分为两类：回顾性研究和前瞻性研究，均需要伦理委员会进行独立审查。如遇紧急情况，例如：突发重大灾难性事件需要紧急进行调查，无须等待伦理委员会的正式批准。但是，紧急情况下的研究也均须研究者尊重受试者的个人权益。

回顾性研究一般符合最小风险的标准，可以免除知情同意；如果涉及个人自由、隐私和保密内容，须获得受试者及法定监护人的知情同意。

前瞻性研究入选合适的受试者，收集记录相关的临床数据，需要知情同意，如果不可能获得每个受试者的知情同意时，例如流行病学某些研究可以考虑由自然选出的社区或团体代表代替进行知情同意。社区或团体代表虽然可以表达社区同意的意见，但是社区中，个人拒绝参加也是需要得到尊重的。

伦理委员会审查非干预性研究须注意：明确研究的非干预性质及类型；无论采取何种伦理审查模式，研究者提供的信息须完整；须遵循伦理审查的原则；公平选取受试者、注意弱势群体的保护；

获外部资助的研究，不但要符合申办国家的伦理标准，伦理委员会还须确保研究符合我国的伦理要求。

2016 年人用药品注册技术要求国际协调会 ICH-GCP[14]（临床试验质量管理规范）的 E6（R2）中规定：符合以下条件的非干预试验，可以在由合法代表同意的受试者中进行：①试验的目的不能通过知情同意能力完整的受试者所进行的试验达到；②受试者的可预见风险很低；③对于受试者健康的负面影响小，并被减至最小；④法律不禁止该试验；⑤获得伦理委员会明确、书面批准，同意这样的受试者参加试验。

第三节　精神心理与行为障碍伦理研究的国内进展

我国在精神心理与行为障碍的伦理研究方面开始较晚，但发展较为迅速，2012 年作者将 MacCAT-CR 引入中国，完成了简体中文版的信度和效度研究[15]；2013 年作者应用简体中文版 MacCAT-CR 对精神分裂症患者进行了创新性干预和随访研究[16]：精神分裂症受试者的知情同意能力的三个维度——理解度、鉴别度和推论能力在干预一周后均得到有统计学意义的改善；自然观察一年，上述三个维度的改善不能持续，与无干预的对照组相比，知情同意能力的两个维度（理解度和推论能力）差别无统计学意义，但是鉴别度评分却比对照组低，需要后续的研究继续探索。2015 年作者对精神分裂症患者知情同意能力的相关因素进行研究发现：精神分裂症患者知情同意能力比对照差，精神分裂症患者的阳性、阴性症状重，疾病严重程度高可能增加精神分裂症患者知情同意能力受损的风险；高受教育年限与高智商可能降低精神分裂症患者知情同意能力受损的风险[17]。蓝祚鸿教授团队在 2011 年对 MacCAT-CR 进行了中文繁体版的研究[18]，在中国台湾的精神分裂症患者和对照者中进行了信效度的研究，发现繁体中文版 MacCAT-CR 具有较好的信度和效度，MacCAT-CR 英文版除了表明选择维度外，应该有 3 个主要因子：理解力、鉴别力和推论能力，繁体中文版 MacCAT-CR 进行主成分因子分析结果与量表设计可能存在出入。

中国香港 Wong JG 等在 2005 年将麦克阿瑟临床治疗知情同意能力评估工具（MacArthur Competence Assessment Tool for Treatment，MacCAT-T）引入[19]，对精神分裂症患者进行评估，具有良好的信度和效度。2005 年谢斌等编制了精神障碍者知情同意能力评估问卷，应用于精神分裂症、抑郁症和神经症患者临床治疗知情同意能力的评估，发现患者的年龄、首次发病年龄及住院方式与治疗知情同意能力相关。2008 年 Victor W.C. Lui 等将其应用于轻度认知缺损和阿尔茨海默病的患者，可以有效地评估他们对临床治疗的知情同意能力。于欣等 2015 年完成 MacCAT-T 简体中文版的引入，用于评估应用电休克治疗的抑郁症患者的临床决定能力。2015 年李华芳等编制了临床研究知情同意能力筛查量表，与简体中文版 MacCAT-T 进行了验证性研究。

2017 年徐一峰主编了《精神卫生伦理审查操作指南》[20]，从伦理委员会的规范操作流程上进行了论述。

近年来，精神心理与行为障碍的病耻感问题已成为全球关注的重大公共卫生问题。2008 年，研究人员对 267 名精神卫生专业人员进行问卷调查[21]，发现：84.6% 的接受调查者认为重性精神障碍的病耻感是个严重的问题，并且绝大多数精神卫生专业人员对病耻感的概念、重要性、产生原因、表现形式和影响等均有高度的认识。周英等调查研究[22] 发现：中国与西方国家相比，精神心理与行为障碍患者病耻感水平低；病耻感的影响因素包括：社会人口学因素、临床因素、社会心理因素等方面。公众（精神病患者家属、护士、学生）对精神心理和行为障碍患者歧视程度的影响因素为：调查对象类别、性别、年龄、文化程度、是否参加过精神／心理知识讲座、与精神病患者接触程度和生活联系程度。护士和学生、女性、年龄越大者、文化程度越低、未参加过精神／心理知识讲座、与精神病患者接触越少、生活联系越松散的调查对象对精神病患者的歧视程度更重。精神分裂症患者感知的病耻感更高，影响因素为：年龄、入院前是否与家人同住、应对方式、住院时间。年龄越大、入院前不与家人同住、采用消极应对方式越多的患者，感知的病耻感越严重；住院时间越长，感知的病耻感越轻；此外，病耻感与社会支持、一般自我效能感存在显著负相关关系。

综上所述，随着国内、外专家学者对精神与心理行为障碍的伦理研究的不断推进，中国的伦理学工作者需要借鉴国外研究成果，结合中国的法律与伦理规范，将医学伦理学的理论与研究成果转化应用到临床工作中去，将保护精神与心理行为障碍受试者权益、平衡获益与风险、降低病耻感等伦理原则落到实处，建立有专业特色的精神心理与行为障碍的临床伦理应用体系。

（王雪芹　于　欣）

参考文献

1. PARSA-PARSI R W. The revised declaration of geneva：a modern-day physician's pledge [J]．Jama, 2017, 318 (20)：1971-1972.

2. 邱仁宗．生命伦理学 [M]．北京：中国人民大学出版社，

1987.

3. JONSEN A R, SIEGLER M, WINSLADE W J. Clinical ethics (8th Ed) [M]. New York: McGraw-Hill. 2015.

4. 中华人民共和国国家卫生和计划生育委员会. 涉及人的生物医学研究伦理审查办法 [EB/OL]. (2016-10-12). http: // www.gov.cn/gongbao/content/2017/ content_5227817.htm

5. 中共中央办公厅, 国务院办公厅. 关于深化审评审批制度改革鼓励药品医疗器械创新的意见 [EB/OL]. (2017-10-08). http: //www.gov.cn/xinwen/2017-10/08/ content_5230105.htm.

6. SMART IRB, https: //smartirb.org/, NIH, January 25, 2018.

7. 李义庭. 中国机构伦理委员会建设 [M]. 北京: 中国协和医科大学出版社, 2013.

8. APPELBAUM P S, GRISSO T. The MacArthur competence assessment tool-clinical research [M] // Sarasota, FL: Professional Resource Press, 2001: 31-39.

9. 周英, 李亚洁. 精神分裂症病耻感的相关研究进展 [J]. 广东医学, 2011, 32 (15): 2061-2062.

10. THORNICROFT G, BROHAN E, KASSAM A, et al. Reducing stigma and discrimination: Candidate interventions [J]. International Journal of Mental Health Systems, 2008, 2 (1): 1-7.

11. LINK B G, YANG L H, PHELAN J C, et al. Measuring mental illness stigma [J]. Schizophrenia bulletin, 2004, 30 (3): 511-541.

12. MUROFF J R, HOERAUF S L, KIM S Y H. Is Psychiatric research stigmatized? an experimental survey of the public [J]. Schizophrenia Bulletin, 2006, 32 (1): 129-136.

13. MILLER F G. Placebo-controlled trials in psychiatric research：an ethical perspective [J]．Biological Psychiatry，2000，47（8）：707-716.

14. The International Council for Harmonisation of Technical Requirements for Pharmaceuticals for Human Use. ICH E6 Good Clinical Practice（GCP）[EB/OL]．（2016-12-09）．http：// ichgcp.net.

15. 王雪芹，于欣，唐宏宇，等．麦克阿瑟知情同意能力评估工具的信效度研究．中华精神科杂志 [J]．2015，48（1）：17-22.

16. WANG X Q，YU X，APPELBAUM P S，et al. Longitudinal informed consent competency in stable community patients with schizophrenia：a one-week training and one-year follow-up study [J]．Schizophrenia Research，2016，170（1）：162-167.

17. 王雪芹，于欣，唐宏宇，等．精神分裂症患者知情同意能力的相关因素 [J]．中国心理卫生杂志，2017，31（10）：781-787.

18. LAN T H，WU B J，CHEN H K，et al. Validation of chinese version of the macarthur competence assessment tool for clinical research（MacCAT-CR）in patients with schizophrenia spectrum disorders [J]．Psychiatry Research，2013，210（2）：634-640.

19. WONG J G W S，CHEUNG E P T，CHEN E Y H：Decision-making capacity of inpatients with schizophrenia in Hong Kong [J]．Journal of Nervous and Mental Disease. 2005，193（5）：316-322.

20. 徐一峰. 精神卫生伦理审查操作指南 [M]. 上海：人民卫生出版社，2017.

21. 易嘉龙，刘津，郭金华，等. 267 名精神卫生专业人员对重性精神病的病耻感认知[J]. 中国心理卫生杂志，2011，25(8)：602-603.

22. 周英，潘胜茂，赵春阳，等. 对精神病患者歧视状况的大样本调查 [J]. 中国健康心理学杂志，2015，23（11）：1626-1631.

第四章 精神心理与行为障碍研究中风险与获益的平衡

第一节 精神心理与行为障碍研究中风险与获益的概念及内容

受试者风险获益评估是临床研究和临床试验中伦理审查的核心。涉及人的生物医学研究的目的、方法和对象，都直接或者间接地关系到自然界中最珍贵的资源——人。作为保护受试者的重要基础，在涉及人的生物医学研究项目的伦理审查中，对风险和获益的评估是极为重要的审查内容。而在涉及精神心理与行为障碍的研究中，由于其研究目的、方法和对象的特殊性，风险与获益的评估更加受到关注。

《涉及人的健康相关研究国际化伦理原则》（2016）[1] 中是这样描述的：为了使健康研究中施加给参与者的风险得到辩护，研究必须具有社会价值和科学价值。在招募潜在参与者加入研究之前，研究者、申办者和研究伦理委员会必须确保参与者的风险最小化，并确保潜在参与者的预期受益和研究的社会价值及科学价值成恰当的比例。

一、几个相关概念及其基本内容

1. 风险

风险是指事件发生与否、是否造成损害后果以及损害后果是否严重的不确定性。从认知学上讲，风险的损害发生与否以及损害的程度，取决于人类主观认识和客观存在之间的差异性。从这个意义上来说，风险指在一定条件下特定时期内，预期结果和实际结果之间的差异程度。如果风险发生的可能性可以用概率进行测量，风险的期望值为风险发生的概率与损失的乘积（《维基百科》）。

当受试者是患者时，可能要面临两种风险：治疗风险和研究风险。治疗风险：是指不参与研究的患者也会承受的相关风险。研究风险：是指临床试验或研究中可能产生的风险。研究风险与治疗风险多相伴存在，但属于不同的风险范畴，二者相对独立。研究风险不一定大于治疗风险，治疗风险不一定小于研究风险。当治疗过程中存在的风险大于最低风险时，研究的风险也有可能不高于最低风险，例如对疾病诊疗效果的回顾性调查。

在涉及人的生物医学研究伦理审查中所评估的研究风险，是指研究目的与研究产出之间的不确定性，这种不确定性大致有两层含义：一是风险表现为研究产出的不确定性，二是风险表现为研究成本或代价的不确定性。研究风险有多种，包括身体生理伤害、心理精神危害、个人隐私和信息泄露、福利或经济危害等。伦理审查时所有这些损害均应被视为"风险"而予以考虑，进行审查。研究风险可以由研究过程中可能采取的特殊措施或方法造成，也可以由为保证研究科学性而使用的设计方法造成，如：参加随机分组治疗的受试者面临不能接受最终被证明更为有效治疗的风险；安慰剂对照治疗的受试者则面临不治疗或延迟有效治疗的风险；参加双盲设计试验的受试者需承担当治疗需要试验治疗信息时也许不能根据需要及时提供给主治医师的风险等等。

2．身体生理伤害风险

医学研究经常涉及侵入性医疗手段所造成的轻微疼痛、不适或甚至明显损伤，以及来自于药物可能出现的不良反应甚至严重不良反应所造成的伤害。身体生理损害绝大多数是暂时性的，如常见的静脉抽血会造成短暂的头晕以及与静脉穿刺有关的疼痛等轻微不适。但也有极少部分伤害可能是永久性的。评价新药或新的治疗方法的试验可能造成较大的风险，甚至引起严重的损伤或致残。

3．心理精神危害风险

参与研究可能导致思维过程和情感方面发生某些变化，如药物引发受试者的抑郁症或抑郁发作、精神错乱或幻觉、紧张、内疚和丧失自尊的感觉；回答调查问卷时受试者可能因为想到或者谈到了自己在一些敏感话题（诸如吸毒、性取向、自私和暴力）方面的行为或态度而出现紧张、内疚或尴尬感等心理状态。大多数心理风险都非常轻微且短暂，但某些研究有可能会造成严重的心理危害，具有永久性或复发性。在精神心理和行为研究中，由于研究目的、方法和对象的特殊性，心理精神危害会表现得更为突出和严重。

4. 个人隐私和信息泄露风险

个人信息资料是在医疗活动中患者为诊断、治疗疾病的需要，向医生如实陈述病史及诊断治疗疾病所需的个人信息，包括接受对其隐私部位进行的以诊断和治疗为目的的医学检查等临床检查结果。患者隐私是指患者在就诊过程中向医生、护士、医技人员等医疗团队公开的，但不愿让其他人知道的个人信息、私人活动和私有领域等信息资料，包括所有能够提示或者指向特定患者个人的信息。有些研究需要用到受试者的病历，如果研究设计不合理或者研究者违反保密规定，会对个别人群造成心理危害或社会危害，例如泄露 HIV 病史、家族遗传病史等行为。

5. 福利或经济危害风险

某些侵犯隐私和违反保密规定的情况会导致受试者在其工作单位或社区生活中处境尴尬、被歧视，甚至失业。如关于酗酒、药物滥用、精神障碍、不洁性行为等方面的信息属于特别敏感的信息。一个人曾参加过艾滋病相关药物试验，或曾住院接受过精神疾病治疗的事实，可能会对其现在或将来的就业、购买商业保险、参加社会活动甚至婚姻和家庭关系造成不利的影响。参与研究的行为在某些情况下可能会导致受试者付出高昂代价，特别是当研究人员为开展后续研究而需要联系这些人时，受试者遭受此类风险的可能性更大。然而，此类风险往往容易被申办者和研究者所忽视。

6. 获益

获益指得到益处（《辞海》）。在金融投资活动中，风险和获益成正比，所谓风险越大获益越大。而涉及人的生物医学研究的获益与研究风险并非呈线性关系，不一定成正比，受试者可能面临大的风险却可能完全没有获益。伦理审查中更多地关注研究项目到底是使谁获益，以及获益对于风险而言是否值得。在任何情况下，对人类受试者健康的考虑应优先于对科学和社会的试验利益产出的考虑。

因此，评估某一项研究对受试者的风险和受试者可能的获益是很具有挑战性的问题。风险和获益均无法量化，实现两者之间真正意义上的"平衡"几乎也是不可能的，"平衡"只是一种比喻。伦理评估的意义在于对受试者的风险最小化和获益最大化，以此来保护受试者的利益。

因研究目的（试图获得精神和行为方面的研究结果）、研究对象即受试者群体（可能涉及精神障碍患者）、试验药物（涉及精神科用药可能影响受试者的精神状态和行为）和研究的方法（较多涉及问询、病史采集、量表评估等研究工具）不同于其他涉及人的生物医学研究，精神心理与行为障碍研究中的风险与获益评估有着更为重要的意义和特殊的内容。

二、临床试验伦理审查评估风险获益的有关规定

1.《赫尔辛基宣言》人体医学研究的伦理准则（2013）[2] 规定：

在医学实践和医学研究中，绝大多数干预措施具有风险，并有可能造成负担。只有在研究目的的重要性高于受试者的风险和负担的情况下，涉及人类受试者的医学研究才可以开展（第16条）。

所有涉及人类受试者的医学研究项目在开展前，必须认真评估该研究对个人和群体造成的可预见的风险和负担，并比较该研究为他们或其他受影响的个人或群体带来的可预见的益处。必须考量如何将风险最小化。研究者必须对风险进行持续监控、评估和记录

（第 17 条）。

　　只有在确认对研究相关风险已做过充分的评估并能进行令人满意的管理时，医生才可以参与到涉及人类受试者的医学研究之中。当发现研究的风险大于潜在的获益，或已有决定性的证据证明研究已获得明确的结果时，医生必须评估是继续、修改还是立即结束研究（第 18 条）。

　　有些群体和个人特别脆弱，更容易受到胁迫或者额外的伤害。所有弱势的群体和个人都需要得到特别的保护（第 19 条）。

　　仅当研究是出于弱势人群的健康需求或卫生工作需要，同时又无法在非弱势人群中开展时，涉及这些弱势人群的医学研究才是正当的。此外，应该保证这些人群从研究结果，包括知识、实践和干预中获益（第 20 条）。

　　如果潜在受试者不具备知情同意的能力，医生必须从其法定代理人处设法征得知情同意。这些不具备知情同意能力的受试者决不能被纳入对他们没有获益可能的研究之中，除非研究的目的是为了促进该受试者所代表人群的健康，同时研究又不能由具备知情同意能力的人员代替参与，并且研究只可能使受试者承受最小风险和最小负担（第 28 条）。

　　一种新干预措施的获益、风险、负担和有效性，必须与已被证明的最佳干预措施进行对照试验（第 33 条）。

　　2. 国际医学科学组织理事会（CIOMS）联合世界卫生组织（WHO）制定的《涉及人的健康相关研究国际化伦理原则》(2016)[1]也明确规定了伦理委员会的主要职责之一是评估临床试验对于受试者的风险和受益。

　　研究中潜在的个体受益和风险评估必须经过以下两个步骤。

第一步，必须评估每个研究干预措施或程序所具有的潜在个体受益和风险。

对于那些能为参与者带来潜在受益的研究干预措施或程序，如若风险可以最小化，对参与者的潜在预期受益大于风险，并且已有证据表明，依可预见的风险和受益比，此干预措施与现有的、明确有效的方法相比，至少将同样有益，那么，在这种情况下，风险是可以接受的。因此，通常的原则是实验中对照组的成员必须接受已明确有效的干预措施。而可以用安慰剂的条件参见"准则5：临床试验中对照组的选择"。

对于无法为参与者带来潜在个体受益的干预措施或程序，则必须把风险控制到最低，并且风险与所获得的知识的社会价值和科学价值相当（可普通化的知识为社会带来的预期受益）。

通常，在获得研究参与者的知情同意不可能或不可行的情况下，研究干预措施或程序无法提供潜在个体受益，则须确保不大于最小风险。然而，如研究无法通过其他人群或以风险较小、负担较低的方法获得必要的数据，并且该研究的社会价值和科学价值巨大，那么，研究伦理委员会可以允许研究略高于最小风险（见"准则16：涉及无能力给予知情同意的成人的研究"、"准则17：涉及儿童和青少年的研究"）。

第二步，必须对整个研究的总体风险和潜在个体受益进行评估，并使之处于恰当的水平。

须根据研究中参与者潜在的个体受益和研究的科学社会价值，充分考虑研究中所有干预或程序所带来的总体风险，并使之处于恰当的水平。

研究者、申办方和研究伦理委员会也必须考虑研究带给群体或人群的风险。例如，制定使这些风险最小化的策略。

对研究中潜在受试者个体受益和风险的评估，必须咨询研究相关的社区（见"准则7：社区的参与"）。

3. 中华人民共和国国家食品药品监督管理局于 2003 年 6 月 4 日发布并于同年 9 月 1 日实施的《药物临床试验质量管理规范》（GCP）[3] 多处规定了风险受益评估的有关内容。

第四条："所有以人为对象的研究必须符合《赫尔辛基宣言》，即公正、尊重人格、力求使受试者最大程度受益和尽可能避免伤害。"

第五条："进行药物临床试验必须有充分的科学依据。在进行人体试验前，必须周密考虑该试验的目的及要解决的问题，应权衡对受试者和公众健康预期的受益及风险，预期的受益应超过可能出现的损害。选择临床试验方法必须符合科学和伦理要求。"

第十二条："伦理委员会应从保障受试者权益的角度严格按下列各项审议试验方案：……（二）试验方案是否充分考虑了伦理原则，包括研究目的、受试者及其他人员可能遭受的风险和受益及试验设计的科学性；……（六）定期审查临床试验进行中受试者的风险程度。"

第十四条："研究者或其指定的代表必须向受试者说明有关临床试验的详细情况：……（三）试验目的、试验的过程与期限、检查操作、受试者预期可能的受益和风险，告知受试者可能被分配到试验的不同组别；……"

第十七条："临床试验方案应包括以下内容：……（二）试验目的，试验背景，临床前研究中有临床意义的发现和与该试验有关的临床试验结果、已知对人体的可能危险与受益，及试验药物存在人种差异的可能；……"

第五十一条："临床试验总结报告内容应与试验方案要求一致，包括：……（六）对试验药物的疗效和安全性以及风险和受益之间的关系作出简要概述和讨论。"

第六十八条："本规范下列用语的含义是：知情同意书（Informed Consent Form），是每位受试者表示自愿参加某一试验的文件证明。研究者需向受试者说明试验性质、试验目的、可能的受益和风险、可供选用的其他治疗方法以及符合《赫尔辛基宣言》规定的受试者的权利和义务等，使受试者充分了解后表达其同意。"

4. 我国《药物临床试验伦理审查工作指导原则》[4]（国家食品药品监督管理局 2010 年 11 月 2 日发布）也把风险受益评估作为伦理审查的重点内容。

第二十五条：……伦理委员会审查以会议审查为主要审查方式。有下列情形之一的，可实施快速审查：（一）对伦理委员会已批准的临床试验方案的较小修正，不影响试验的风险受益比；……

第二十八条：伦理审查的主要内容（附 1）：

（二）试验的风险与受益；……

第三十四条：批准临床试验项目必须至少符合以下标准：（一）对预期的试验风险采取了相应的风险控制管理措施；（二）受试者的风险相对于预期受益来说是合理的；（三）受试者的选择是公平和公正的；……

第三十九条：伦理委员会应要求申办者和 / 或研究者就修正案审查提交相关信息，包括（但不限于）：……（二）修改方案对预期风险和受益的影响；（三）修改方案对受试者权益与安全的影响。

第四十条：年度 / 定期跟踪审查报告信息包括（但不限于）：……（四）可能影响研究风险受益的任何事件或新信息。伦理委员会在审查研究进展情况后，再次评估试验的风险与受益。

第四十一条：严重不良事件的审查是指对申办者和 / 或研究者报告的严重不良事件的审查，包括严重不良事件的程度与范围，对试验风险受益的影响，以及受试者的医疗保护措施。

第四十二条：不依从 / 违背方案的审查是指对临床试验进行中发生的不依从 / 违背方案事件的审查。伦理委员会应要求申办者和 / 或研究者就事件的原因、影响及处理措施予以说明，审查该事件是否影响受试者的安全和权益、是否影响试验的风险受益。

附 1. 伦理审查的主要内容：2. 试验的风险与受益。2.1 试验风险的性质、程度与发生概率的评估。2.2 风险在可能的范围内最小化。2.3 预期受益的评估：受试者的受益和社会的受益。2.4 试验风险与受益的合理性：①对受试者有直接受益前景的试验，预期受益与风险应至少与目前可获得的替代治疗的受益与风险相当。试验风险相对于受试者预期的受益而言必须是合理的；②对受试者没有直接受益前景的试验，风险相对于社会预期受益而言，必须是合理的。4.2 预期的受试者的风险和不便。4.3 预期的受益。当受试者没有直接受益时，应告知受试者。4.4 受试者可获得的备选治疗，以及备选治疗重要的潜在风险和受益。8.3 当试验对弱势群体受试者不提供直接受益可能，试验风险一般不得大于最小风险，除非伦理委员会同意风险程度可略有增加。

附 3 术语表：知情同意书（Informed Consent Form）：是每位受试者表示自愿参加某一试验的文件证明。研究者需向受试者说明试验性质、试验目的、可能的受益和风险、可供选用的其他治疗方法以及符合《赫尔辛基宣言》规定的受试者的权利和义务等，使受试者充分了解后表达其同意。最小风险（Minimal Risk）：指试验中预期风险的可能性和程度不大于日常生活、或进行常规体格检查或心理测试的风险。非预期不良事件（Unexpected Adverse Event）：不良事件的性质、严重程度或频度，不同于先前方案或其他相关资料（如研究者手册、药品说明）所描述的预期风险。弱势群体（Vulnerable Persons）：相对地（或绝对地）没有能力维护自身利益的人，通常是指那些能力或自由受到限制而无法给予同意或拒绝同意的人，包括儿童，因为精神障碍而不能给予知情同意的人等。

5. 国家卫生和计划生育委员会（现为"国家卫生健康委员会"）发布并于 2016 年 12 月 1 日实施的《涉及人的生物医学研究伦理审查办法》[5] 中多处使用了"风险"和"受益"这两个概念。

第十一条　伦理委员会对受理的申报项目应当及时开展伦理审查，提供审查意见；对已批准的研究项目进行定期跟踪审查，受理受试者的投诉并协调处理，确保项目研究不会将受试者置于不合理的风险之中。

第十八条　涉及人的生物医学研究应当符合以下伦理原则：……（二）控制风险原则。首先将受试者人身安全、健康权益放在优先地位，其次才是科学和社会利益，研究风险与受益比例应当合理，力求使受试者尽可能避免伤害；

第二十条　伦理委员会收到申请材料后，应当及时组织伦理审查，并重点审查以下内容：……（三）受试者可能遭受的风险程度与研究预期的受益相比是否在合理范围之内；……（十）对受试者在研究中可能承受的风险是否有预防和应对措施；……（十二）研究是否存在社会舆论风险；

第二十二条　伦理委员会批准研究项目的基本标准是：……（四）合理的风险与受益比例；

第二十四条　……对已批准研究项目的研究方案作较小修改且

不影响研究的风险受益比的研究项目和研究风险不大于最小风险的研究项目可以申请简易审查程序。

第二十八条　对风险较大或者比较特殊的涉及人的生物医学研究伦理审查项目，伦理委员会可以根据需要申请省级医学伦理专家委员会协助提供咨询意见。

第三十六条　知情同意书应当包括以下内容：……（三）研究结果可能给受试者、相关人员和社会带来的益处，以及给受试者可能带来的不适和风险；

第三十七条　在知情同意获取过程中，项目研究者应当按照知情同意书内容向受试者逐项说明，其中包括：受试者所参加的研究项目的目的、意义和预期效果，可能遇到的风险和不适，以及可能带来的益处或者影响；有无对受试者有益的其他措施或者治疗方案；保密范围和措施。

第二节　精神心理与行为障碍研究中评估风险获益的总原则

对一项涉及人的生物医学研究进行风险和获益的伦理评估，特别是对一项精神心理与行为障碍研究进行风险和获益的伦理评估，是一个综合的和动态的过程。必须遵循我国《药物临床试验质量管理规范》（GCP）和世界医学会的《赫尔辛基宣言》总的原则，即"只有在研究目的的重要性高于受试者的风险和负担的情况下，涉及人类受试者的医学研究才可以开展"。风险和获益评估的基本原则有：受试者自愿原则、获益原则、公正和不伤害原则、科学原则、持续动态评估原则。

一、受试者自愿原则是必要条件，但并不是充分条件

有人说，只要是受试者自愿参加研究就够了，受试者有权决定自己参加研究并承担风险。那么，尊重受试者参加试验的自主决定权就足够了吗？研究设计是否还需要考虑伦理审查委员会的意见？是否还需要进行风险和获益的伦理评估？受试者的同意能证明已将他们置身于各种危害之外了吗？或者说，我们能否仅以尊重自主权为由而使受试者去参加某项高风险的研究？

《纽伦堡法典》（Nuremberg Code）最初的第一个原则是"人类主体的自愿同意是绝对必要的。"此后的每个宣言版本都强调自主原则，但同时更加强调了要求研究设计必须采取措施降低风险。受试者的同意是必要的条件，但并不是充分的条件。

一些伦理学家可能认同所谓的"意思自治主义 autonomy of will"[原意指在民事活动中，民事主体的意志是独立的、自由的，不受国家权力和其他当事人的非法干预。源于 16 世纪法国理查世·杜摩兰（1500—1566）的意思自治说]。例如，恩格尔哈特[6]（美国的一位全国委员会的哲学顾问）认为，即使是涉及危险的研究，"个人自主决定作为志愿者参加研究是道德的"。他还认为，即使在不是基于西方科学证据参与的"非正统医疗"研究的情况下，如果受试者自己对研究可能带来的风险持理解和欣赏的态度，应该允许其参加研究。"一个人对科学的理解，即使是非正统的，甚至可能是作为一个殉道士的非常规的宗教观点，也应该以对烈士行为的宽容来允许其参加试验。（例如：一个成年耶和华见证人决定接受死亡而不是接受输血的行为…）"[6]。

至少有两个理由说明这种临床试验中的"意思自治主义"是错

误的。第一个是基于尊重人类的大原则，第二个是这种临床试验中的"意思自治主义"实际上是不可行的。

根据马斯洛的人类基本需要层次论，人类的基本需要分成5个层次，第一个层次是最低的，是生理的需要，是指能满足个体生存所必需的一切物质方面的需要，包括食物、空气、温度、排泄、休息和避免疼痛等。第二个层次是安全的需要，人需要一个安全有秩序有组织可预知的世界，使其感到有所依靠，不被意外危险和难以控制的事情所困扰，包括受到保护、有安全保障，以及没有焦虑和恐惧。第三个层次是爱与归属的需要，人渴望归属于某一群体并参与群体的活动和交往，希望在群体中有一个适当的位置，渴望与他人建立有深厚的感情，包括爱他人、被他人所爱和有所归属。第四个层次是尊敬与自尊的需要，人希望对自己有比较稳定和比较高的评价，包括受到别人尊敬和有自尊感。对尊敬这种需要的满足可以使人感到自己有价值、有能力、有力量，必不可少，尊敬与自尊需要的满足，可使人树立自信心。第五个层次是自我实现的需要，是指人都希望自己的能力和潜能得到充分发挥，成为所期望的人物，成为一个完美的人。满足自我实现的需要可使人获得最大的快乐。

人类的基本需要应该受到尊重，但难以普遍地全面地得到满足。人类基本需要的满足受各种因素的影响。生理的障碍、心理的障碍、知识方面的障碍、环境的障碍、社会的障碍、个人的障碍，以及文化的障碍，都是影响需要满足的主要因素。受试者在追求基本需要得到满足前提下的"意思自治主义"，可能忽视参加研究所面临的风险，容易受到伤害。受试者自身及其监护人，往往难以辨别和确认参加研究所面临的风险。

美国学者汤森等于1988年发布了针对一项有健康儿童和儿童抑郁症患者参加的持续多日的睡眠和神经内分泌研究进行调查的结

果 [7]，这项研究涉及对受试者留置静脉导管和进行通宵脑电图监测，对健康儿童受试者和儿童抑郁症患者都存在肯定的研究风险，但并没有儿童受试者或他们的父母抱怨或后悔参与了这项研究。对参加临床研究的 64 位儿童家长进行访谈发现：只有很少数的几位家长明白某些药物试验主要是评价安全性而不是有效性。只有 1/3 的家长知道他们的孩子有权从研究的任何时间中退出。说明无论儿童受试者还是他们的家长，都难以判断和评估出研究存在的风险，他们自愿参加研究并不是在充分认识和了解风险的基础上做出的决策。

此外，参与研究的"意思自治主义"实际上也是不可行的。人的理性和自主决定能力往往极其有限，受各种因素制约。施耐德在 1998 年通过分析实证文献来回顾患者的医疗决策过程 [8]，表明大多数患者虽然自己想要了解有关的医疗信息，但是同时也想依赖他人和医生对其做出重要的医疗决策。现实中，存在许多受到威胁、诱导或者各种限制的所谓"自愿"的知情同意。例如，受试者的阅读或理解水平低、患病需要治疗但经济条件不允许、希望获得免费的医疗、以往的治疗效果不好等。也就是说，受试者并不是真正意义上的"自愿"，只是受条件所迫。在此基础上如果再加上申办者和研究者急迫要开展研究的强烈动机，"意思自治主义"就会大行其道，背离受试者真实的意愿而进入到试验当中，申办者和研究者甚至可以以"自愿"为由，招募学员等弱势群体，利用受试者"自愿"参加而对受试者进行剥削，受试者所要承担的风险无疑加大，受试者的利益受到损害。

在精神心理和行为障碍研究中，仅仅依赖"自愿"原则就更不充分了。受试者的知情同意能力（决策能力）除了受到以上种种因素的制约和影响之外，还受到精神疾病对其认知能力的制约和影响，这种制约和影响在其他研究中可能不会出现或影响轻微。精神症状、心理和行为障碍、环境因素等都会影响作为受试者的精神障碍患者的知情同意能力，尤其是精神分裂症、痴呆、儿童精神心理与行为障碍患者，往往不能独立做出是否参加医学研究的有效决定。因此，完全依赖"意思自治"原则，在精神心理与行为研究中更不可行。北京大学第六医院学者王雪芹、于欣等曾对中国精神分裂症患者进行知情同意能力的危险因素分析研究，发现精神分裂症患者知情同意能力比健康对照差，该研究采用横断面研究的方法，对 100 例精神分裂症患者和 28 例健康对照进行简体中文版麦克阿瑟临床研究知情同意能力评估工具、阳性和阴性症状量表、智商、临床总体印象－严重程度量表评分、相关分析，对有统计学意义的相关因素进行逐步 Logistic 回归分析模型拟合筛查，发现影响精神分裂症患者知情同意能力的危险因素有：低受教育年限、阳性、阴性及总体精神症状重和低智商[9]。因此，受试者愿意承受研究风险的同意决策是必要的，但是还不够。我们还需要遵行其他原则，例如获益原则、公正和不伤害原则、科学原则，以及持续动态评估原则。

二、获益原则

一般认为，使受试者获益并不是涉及人的生物医学试验的责任，使受试者不受伤害才是一种责任。一些研究报告也重点关注把对受试者的伤害控制在最小，而不是向受试者提供福利。然而，很多学者认为，获益是人类基本需求的一种，应受到尊重，但获益的需求只能在一定的、有限的范围内得到满足。亚里士多德学派、社群主义者、女权主义者、泰勒和人格主义学派一直强调，最好不要把人类理解为意思自治的孤立个体，而是相互依存的社区成员，不能独立满足部分人群的超出了人类基本需要层次的需要。只有在人类没有他人的仁慈行为就不能生存和发展的情况下，使他人获益才是一种合理的责任。社会至少需要一些努力来满足人类的基本需求，但这种努力应该是无害的、公正的。

获益应该是公正的，但获益的公正却难以实现。例如，由于社会和个人的关系不同，国家可能会对本国公民提供一些特殊的照顾或福利；专业社团的慈善行为只是承担向人们提供某些基本生活需求的物质的责任，例如购买、生产和分配主食或其他基本生活物品；人类的基本需要还会受到文化和个体差异方式，以及我们所拥有的资源的影响。人们有各种各样的需要，有些需要是普遍的，有些需要可能在文化层面，而有些需要则是在个体层面。在某种文化中，人们可能在不能够阅读、没有私人交通工具、没有高科技的医疗护理的条件下也生活得很好；而在另外一种文化中的人们则可能为了获得谋生的工资而需要阅读和交通工具，他们可能会受到健康危害，需要高科技的医疗解决方案。也就是说，在特定文化中，特定的需求是合理的。社会应该帮助人们满足基本的人类需要，但是并没有义务来满足他们所有的欲望。

获益原则可能存在满足某些需要的特定文化和适当方式的基本需求方面，取决于社会的或个人的关系。那么，涉及人的生物医学研究，可以提供给人们什么获益？将会使谁获益？伦理审查关注的是研究对于受试者的获益，以及科学和社会的获益，但受试者的获益优先于科学和社会的获益。

三、公正和不伤害原则

人是脆弱的，容易受伤的，这是人类的特性之一。无论面对的伤害是小是大，我们都很容易受到伤害。为了尊重人类的这一特性，在涉及人的生物医学研究中，需要遵循公正和不伤害的原则。进行风险和获益评估时，公正和不伤害是评估的基本原则之一。

在涉及人的生物医学研究的伦理审查中，需要考虑某些有特殊需要、面临某种类型危害时特别脆弱的人群，给予特殊保护，以体现研究方案和伦理审查的公正性。在法律、法规、规范层面，有"弱势群体"的概念。弱势群体是指那些在相对意义或者绝对意义上没有能力保护自己免受风险的人，基本的伦理准则确定了几个群体作为弱势群体，包括"儿童、囚犯、孕妇、残疾人等心理上或经济上处于不利地位的人"，并且设定了对于囚犯和孕妇、胎儿和新生儿这些群体予以保护的特殊规则，例如对涉及儿童或未达到能够作出知情同意决定的法定年龄的受试者的特殊保护。

然而，这种基于群组划分进行风险获益评估的方式并不被美国国家生物伦理咨询委员会[10]（National Bioethics Advisory Commission，NBAC）认可，在NBAC2001年度报告的"伦理和政策问题，涉及人类受试者的研究"部分，NBAC并不采用这种基于群组划分进行风险获益评估的方式，认为如果我们试图给每个群组予以特殊的定义，以群组为基础进行风险获益评估的方法是不适用的。例如，许多组别具备共同的脆弱特征，因此需要特别保护的种类相同，例如儿童和无民事行为能力的精神障碍患者，都不能独立做出参加研究的真实意思表示，需要在取得这些受试者自己同意的同时取得其监护人的同意；而有些个体可能属于多个弱势群组，例如一个儿童精神障碍患者，既属于儿童群组，又属于精神障碍患者群组，群组的状态随着时间的变化而变化。基于群组的方法没有考虑到组内成员可能只是对某些类型的研究中的危害特别脆弱，也没有考虑到不同群组中的成员有可能对同类型的危害表现出同样的或类似的脆弱特征[10]。

NBAC 认为，在使用以群组为基础的方法进行风险获益评估的时候，应考虑该群组对于六种类型情况而言是否特别的脆弱，以及六个脆弱类型所面临的相应的更大的风险。其中每一种类型，都是指被迫自愿、知情同意能力不足、或有增加剥削的可能性。

NBAC 指出了的受试者脆弱性的六个类型及其相应的风险：

1．受试者的认知或交际脆弱／不能够理解信息而主观做出决定／不会正确地获得知情同意，受试者无法保护自己的利益；

2．制度漏洞／受到权威胁迫，例如囚犯和学生／不是真正自愿参与，受试者可能被利用；

3．对研究者恭敬的脆弱性／非正式地服从，由于性别或社会角色的关系／不是真正自愿参与研究，受试者可能被利用；

4．医疗脆弱／有严重的健康状况，或没有满意的标准治疗方案或难以获得满意的治疗方案／在权衡风险和获益方面对治疗有误解，受试者可能被利用；

5．经济的脆弱性／缺乏足够的收入满足住房和医疗需要／潜在的益处可能影响并诱使受试者被迫自愿参与研究；

6．社会脆弱性／其他人可能轻视受试者及受试者的权益、福利以及他们对于社会的贡献／歧视可能会导致对受试者的不公平待遇和歧视。

以上脆弱性的六种类型，每一种都需要特殊的保护措施，这些保护措施不应该是笼统的，而应该建立在对不同的风险的具体分析之上。例如，对认知脆弱的受试者可能需要进行决策能力（知情同意能力）的评估，对他们的愿望和利益需要使用进一步的分析，引入代理决策者（例如监护人）进行保护；对有交际障碍的受试者，可能需要特殊的协助或安排，比如深入的口头沟通，提供字幕、手语或翻译服务；如果有医疗方面的缺陷，可通过一个公正的第三方来获得知情同意，以减少受试者把研究风险误解为治疗风险；还有采取治疗医师和研究者角色分离的办法，以消除研究中的利益冲突等。

有精神障碍的人是否属于弱势群体？是一个备受争议的问题。从意思自治原则来看，一概地否定精神障碍患者的决策能力，可能是一种歧视，精神障碍患者的权益没有能够得到充分的保护。但是，精神障碍患者又确有其疾病的特点，有可能在某一时间和阶段存在认知障碍，在这种情况下，精神障碍患者所做出的决策就会被疾病所左右，不是真实的正确的意思表示，其权益同样也会受到侵害。

各国法律法规都明确认定精神障碍这一人群的脆弱，需要额外的保护。我国的《中华人民共和国精神卫生法》就是一部保护精神障碍患者权益的重要法律，其中特别对于精神障碍患者参加临床试验做出了明确的规定。《中华人民共和国精神卫生法》第四十三条规定，医疗机构对精神障碍患者实施与精神障碍治疗有关的实验性临床医疗，应当向患者或者其监护人告知医疗风险、替代医疗方案等情况，并取得患者的书面同意；无法取得患者意见的，应当取得其监护人的书面同意，并经本医疗机构伦理委员会批准；禁止对精神障碍患者实施与治疗其精神障碍无关的实验性临床医疗。

NBAC 曾发表过题为"关于精神障碍的受试者在试验中可能影响决策的能力"的专门报告，认为有精神障碍的人是脆弱的。在这份报告中，NBAC 基于两方面的原因关注精神障碍患者这一群组：①这个群组历史上就很难参与医疗研究；②涉及精神障碍的研究需要有更进一步的规范来指导。NBAC 不采用基于群组的方式来阐述受试者脆弱性的原因，一是因为其他群体的成员也会存在同样类型的脆弱性，也需要类似的保护；二是同一组的成员并不是都有相同的脆弱性。对于精神障碍患者，至少还要加上两个原因：首先，基于组的方法可能强化某些社会的刻板印象或耻辱标记。而事实上大多数被诊断为精神障碍的人都是有能力做出决定的，大多数精神障碍患者没有接受住院治疗；其次，这种基于群组的方法诱导我们只专注于一个领域的脆弱性。例如，认知方面的脆弱性或者作为住院精神障碍患者的脆弱性，但是每个个体可能会在多个方面都有脆弱性。一个被诊断出患有严重精神障碍的人，在多个医疗机构反复入院出院，可能会在所有六个方面都很脆弱。然而，一个仅有心理健康方面诊断而尚未被诊断为严重精神障碍的人，可能体现了某一种脆弱，只是一个危险因素；可能用于评估某个人的疾病，但没有一下子就给这个人打上标记。因此，把有精神障碍的人全部纳入一个群组是不适合的。

如果说要针对每个群组的特殊风险制定相应的特殊法规，需要更审慎。要求研究者和参与研究的监督者（如伦理委员会，研究机构和资助机构）甄别他们的研究涉及的受试者们是否暴露于以上六种风险之中。如果确定面临风险，则应建立适当的安全措施，确保适当的利益相关者的参与，例如，由社区成员或律师代表参与对研究的监管。

我国法律以是否具有民事行为能力来判断行为人的决策能力。是否具有民事行为能力与精神障碍的医学诊断是完全不同的概念，不以是否存在精神障碍诊断来划分，而是使用"不能辨认和控制自己的行为"作为判断是否具有民事行为能力的标准。《中华人民共和国民法总则》规定对两类人设定监护人，一类是未成年人，另一类是无民事行为能力和限制民事行为能力的成年人。也就是说，精神障碍患者中只有一部分人是无民事行为能力或者限制民事行为能力的，对这一部分人需要设定监护人，而并非认为只要有精神障碍的医学诊断，就认定其无民事行为能力或者限制民事行为能力。判断一个人是否具备完全民事行为能力，是否为无民事行为能力人或限制民事行为能力人，由司法部门确认。也就是说，作为涉及人的生物医学研究的申办者、CRO、研究者，都没有判断和确认受试者民事行为能力（决策能力，知情同意能力）的权利。在这种情况下，精神障碍患者参与涉及人的生物医学研究，应当同时取得其本人的同意以及监护人（如果有）的同意。

四、科学原则

科学原则，首先是指在风险获益评估中，要评估研究项目的科学性，只有科学的才是公正的，才是符合伦理原则的。涉及人的生物医学研究的目的，是希望获得或证实有利于人类健康的新方法、新物质，对涉及人的生物医学研究进行伦理学论证，必须是基于研究项目有希望实现有利于人类健康的目的这一前提。研究项目只有当它充分尊重、保护和公正对待受试者，并且在道德上能被进行研究的社区所接受时，才是合理的、符合伦理要求的。不具备科学性、在科学上不可靠的研究必然是不公正的，也必然是不符合伦理原则的，因为它使研究受试者暴露在风险面前而并没有获益，同时也不可能使科学和社会获益。伦理审查中进行风险获益评估时，要求研究者和资助者必须确保其涉及人类受试者的研究方案符合能被普遍接受的科学原则，而且其方案设计必须是建立在对有关科学文献充分通晓的基础上。

一个对受试者风险小而可能有较好获益的研究项目，首先应该有较好的科学性。对项目的风险获益评估要贯彻科学原则，对项目进行方法论的评估，以确定：①研究设计选用的方法在科学上是合理的；②研究预期能够生成有价值的结论；③研究的方法必须最大限度地减少不必要的研究干预；④研究设计要在保证科学性的前提下尽可能减少受试者的数量；⑤空白（安慰剂）对照的必要性和对受试者的安全性。在对研究方案的科学性评估完成后，还要审查研究方案的设计和受试者知情同意书是否做到了含义和表述相一致。

科学原则的另一个含义是进行风险获益评估的方法应该是科学的。不仅要根据现有数据对研究干预可能的风险和获益做出经验判断，还应该创建一些科学的、切实可行的评估手段和方法，针对研究可能的风险和获益做出规范性评估。同样的一个涉及人的生物医学研究项目，有可能在一个伦理委员会获得批准，而在另一个伦理委员会被拒绝，很可能是因评估方法不同所致。

五、持续动态评估原则

对研究项目的风险和获益评估是一个持续的动态的过程，不能一劳永逸。研究前的审查批准、修正方案的审查、年度/定期跟踪审查、严重不良事件的审查、不依从/违背方案的审查、对非预期不良事件的审查等各个阶段各个环节，都必须进行风险和获益的评估。

1. 试验前的审查批准

试验前首先要对报审的试验项目进行风险获益评估，一个试验项目要获得批准，必须至少符合以下标准：①对预期的试验风险采取了相应的风险控制管理措施；②受试者的风险相对于预期获益来说是合理的；③受试者的选择是公平和公正的。伦理审查过程中，要评估试验的风险与获益；试验风险的性质、程度与可能发生的概率，风险在可能的范围内最小化；评估预期的获益，包括受试者的获益和社会的获益；评估试验风险与获益的合理性：①对受试者有直接获益前景的试验，预期获益与风险应至少与目前可获得的替代治疗的获益与风险相当。试验风险相对于受试者预期的获益而言必须是合理的；②对受试者没有直接获益前景的试验，风险相对于社会预期获益而言，必须是合理的；评估预期的受试者的风险和不便；评估预期的获益，当受试者没有直接获益时，应告知受试者；评估受试者可获得的备选治疗，以及备选治疗重要的潜在风险和获益；当试验对弱势群体受试者不提供直接获益可能，试验风险一般不得大于最小风险，除非伦理委员会同意风险程度可略有增加。

2．对修正方案的审查

试验过程中，可能发生对伦理委员会已批准的临床试验方案进行较小修正的情况，需要再次对修正方案进行风险和获益的评估。修正方案应该不影响试验的风险和获益。伦理委员会应要求申办者和（或）研究者就修正案审查提交相关信息，包括（但不限于）：修改方案对预期风险和获益的影响；修改方案对受试者权益与安全的影响。

3．对年度／定期跟踪审查报告的审查

年度／定期跟踪审查报告的审查信息包括（但不限于）：可能影响研究风险获益的任何事件或新信息。伦理委员会在审查研究进展情况后，再次评估试验的风险与获益。

4．对严重不良事件的审查

对严重不良事件的审查是指对申办者和（或）研究者报告的严

重不良事件的审查，包括严重不良事件的程度与范围，对试验风险获益的影响，以及受试者的医疗保护措施。

5．对不依从／违背方案的审查

对不依从／违背方案的审查是指对临床试验进行中发生的不依从／违背方案事件的审查。伦理委员会应要求申办者和（或）研究者就事件的原因、影响及处理措施予以说明，审查该事件是否影响受试者的安全和权益、是否影响试验的风险获益。

6．对非预期不良事件的审查

非预期不良事件（unexpected adverse event）：不良事件的性质、严重程度或频度，不同于先前方案或其他相关资料（如研究者手册、药品说明）所描述的预期风险。因非预期不良事件在发生前，未进入到伦理委员会讨论的范围，因此一旦发生，伦理委员会有必要针对这些事件对研究方案进行风险获益评估。

第三节 获益的评估纬度

评估纬度又称评估维度，即评估要素、评估指标、评估项目等，是评估的核心。在涉及人的生物医学研究中，构成获益评估纬度的主要是获益的主体、获益的内容和获益的强度。

一、获益的主体

不同的人从研究获得不同的利益。什么人可以从研究中获益？Sieber 认为研究可以有 7 个共同获益人：受试者；社区；研究人员；

研究机构；资助机构；科学学科；大社会。

受试者的获益。包括受试者通过参加研究，接受检查、诊断、治疗，可能发现以前未知的疾病并能及时获得治疗；或通过参加研究，使自身所患疾病有较好的转归或者缓解；或者通过参加试验，受试者取得对自己所患疾病更深刻的理解和认识而获益。

社区的获益。美国卫生教育福利部《贝尔蒙特报告》(1979)[11] 基于对社区的社会和行为研究，提出社区视角的 7 种不同类型的获益，但并不是所有的研究都能够提供所有这 7 种益处：①在社区建立了帮助机构和受助者之间有价值的联系；②由于知识或教育的提供，使社区能够更好地理解自己存在的问题；③社区可以利用研究材料，设备和资金等物质资源；④提供了培训、就业、晋升的机会。社区成员接受了培训，可以在进行中的项目继续作为专业或非专业人员；⑤获得他人的尊重，做好事的机会；社区学习如何更好地为其成员服务；⑥社区为了政策目的，吸引效益良好的媒体、政治家等的关注；⑦科学／临床结果：社区向其成员提供治疗服务（假设研究或干预成功）。

大社会的获益。受试者的获益和以上数个主体（社区、研究人员、研究机构、资助机构、科学学科）的获益，同时也是社会的获益。还有一些研究项目虽然对受试者没有直接的获益前景，但是通过研究可能提高人类对自身生理和行为的认识，从而使整个社会获益。例如研究人员的获益，研究者的获益也是社会获益的一种，对研究者也就是专业人员而言，从研究获得的利益是获得了知识。"纯"研究的目标就是获得知识。例如通过医学研究获得新的科学知识，改善医疗护理水平，对提高人类健康水平也是有利的。知识本身有利于改善人类福祉，从这一角度来说，纯粹的研究也有助于满足人类的需要。

二、获益的分类

美国国家生物伦理咨询委员会（NBAC）将不同的研究可能提供给受试者的潜在获益分为三种：①获得实验治疗等直接利益；②意外的好处，如确认了与研究无关的其他健康问题；③获得增加社会接触等间接利益。同样，NBAC 明确划分了对于受试者的获益和对所有其他参与者的获益，以上第一种获益（获得实验治疗等直接利益）即直接（而不是间接或意外）获益是指受试者的获益，而不是研究人员、社区、社会、或其他组织的获益。所有研究应首先考虑向受试者提供直接的获益。

常常有"被误解的获益"。例如，作为激励或者报答而向临床试验的受试者支付的报酬或其他形式的补偿，不应理解为临床试验的获益。免费参与研究，也不是受试者的获益。

三、获益的强度

由于获益无法量化，获益的强度难以评估，主要考察可能的获益和风险之间的关系，对受试者的风险和获益做出比较。风险获益评估并非平衡风险和利益，所谓风险获益比，只是一种比喻。事实上无论风险还是获益都是无法量化的，一些研究风险和获益难以进行准确识别。考虑到所有可能的风险和获益是不可能的；而且不可能考虑到每一个参与者的风险和获益。

第四节　风险评估的基本要素

随着社会的进步和科学的发展，当今世界上大多数涉及人的生物医学研究是相对安全的，主要原因是研究人员的警惕性，以及监督机构（例如伦理委员会、政府机构、资助机构、倡导者和其他人）的审查和监督行动。同时，生命科学和医学的发展更好地保障了临床研究的安全性。例如前期动物实验和大量的经验数据可以使得研究课题不是特别的危险。但是，涉及人的生物医学研究项目，任何时候都不能对研究可能发生的风险掉以轻心。2006 年发生在英国的 TGN1412 1 期临床试验案例震惊了世界，敲响了警钟，让人们再次认识到，涉及人的生物医学研究是危险的项目，存在各种各样的风险，必须对风险进行科学的评估。

TGN1412 1 期临床试验案例 [12]。2006 年 3 月 13 日，8 名健康志愿者在一家合同研究组织（Contract Research Organization，CRO）的安排下于伦敦 Northwick Park 医院接受 TGN1412（拟应用于类风湿关节炎和多发性硬化等自身免疫性疾病及白血病治疗的药物）首次用于人体的 I 期临床试验。TGN1412 属于单抗药物的一种，能与 T 细胞上 CD28 受体结合，并能够单独激活 T 细胞，使 T 细胞增殖分化，进一步激活体内免疫系统。

6 名接受药物注射的志愿者在药物注射后 90 分钟内都出现严重的全身炎症反应，12~16 小时内出现多器官功能衰竭和弥散性血管内凝血，全部被转入重症监护病房治疗。24 小时内全部出现意想不到的淋巴细胞和单核细胞耗竭。经抢救，6 名志愿者无 1 例死亡，但反应最严重的 Ryan Wilson 在 ICU 住院治疗 3 个多月后，因药物不良反应导致脚趾和手指缺血坏死而接受全部足趾切除术和 3 个手指部分切除术。而安慰剂组的 2 名志愿者没有出现任何不良反应。

事件发生后，国际各知名医学杂志，如 NEJM，Nature，BMJ，Lancet 等纷纷就此事件发表大量评论文章。大多数学者认为，该事件将可能对药物临床试验产生深远的影响。英国成立的行政指导小组（Executive Steenring Group，ESG）曾召开过 10 多次会议，并于 2006 年 12 月 7 日发布了最终研究报告。英国药物和保健品管理局（Medicines and Healthcare Prodults Regulatory Agency，MHRA）也于 2007 年 2 月 6 日召开研讨会探讨如何从这一事件吸取教训。2007 年 1 月 27 日，来自英国伦敦帝国学院、伦敦国王学院和 Babraham 研究所的学者报告认为，人体的记忆 T 细胞可能是造成这次临床试验悲剧的原因。

ESG 最终报告指出，没有证据提示 TGN1412 在药物生产、储存等过程存在问题。本次临床试验药物稀释和输注过程也不存在差错，储存于 Parexel 公司冰箱内的药物没有检测到污染。前期动物试验 TGN1412 以 50 mg/kg 剂量应用于猕猴未观察到不良反应，而本次临床试验的剂量低于该剂量的 1/500。在灵长类动物试验中，TGN1412 导致 CD4+ 和 CD8+ T 细胞一过性升高，血清 IL-2、IL-5、IL-6 中度升高，但没有出现细胞因子释放综合征。

志愿者的血清检测发现，在用药后 1~4 小时，多种前炎性细胞因子水平显著上升，有些指标甚至升高超过 5000U；所有志愿者的外周血淋巴细胞在用药后 8~16 小时几乎耗竭；这是典型的细胞因子释放综合征。细胞因子出现如此突然、巨大的水平波动，体内淋巴细胞全部被激活，攻击体内的各个系统和器官，导致受试者出现多器官功能衰竭。由于淋巴细胞在短时间内全部被激活并游走到组织器官内导致炎症反应，而骨髓造血系统在短时间内又无法产生大量淋巴细胞，造成外周血淋巴细胞耗竭。

2007年1月25日，来自英国伦敦帝国学院、伦敦国王学院和Babraham研究所的学者在法国一个移植会议上提出，人体的记忆T细胞（实验动物体内不存在）可能是造成TGN1412 I期临床试验志愿者多器官功能衰竭的关键因素。大约50%的人体T细胞是记忆细胞，即它们在人的一生中因感染和疾病等因素曾经被激活。然而，动物模型，比如用于TGN1412临床前研究的动物，却没有这么多数量的记忆T细胞，原因是这些动物一直被置于无菌环境下饲养。

CD28是激发T细胞反应的重要分子，而TGN1412就具有强烈激发CD28的能力。将记忆T细胞的表面分子CD28激活后注射到健康小鼠体内，这些细胞马上从血液游走到多个器官内，包括肾、心脏和肠道；而在没有感染的情况下，这些细胞不应该出现于这些部位。主持该研究的伦敦帝国学院免疫系的Marelli-Bern博士解释道："TGN1412在动物模型中相对安全，但应用于人体后却导致了严重不良反应。我们的研究提示，这是因为人类记忆T细胞失去方向感而游走到他们不应该去的几个区域，导致了组织损害。"

这样的悲剧也揭示了一个令人不安的事实，人们对人类免疫系统的认识还存在很多盲点，而动物实验和临床试验也经常出现相左的结果。那么，我们现有的临床试验体系是否安全可靠？为了防止这样的悲剧再次发生，应该如何设计临床试验？如何从动物实验到人体试验？ESG根据调查结果并广泛征询了专家意见后提出22条关于如何改善首次用于人体药物的 I 期临床试验安全性建议。主要关注如何计算首次应用的药物剂量、如何给药；不同研究组织和医药公司应共享有关药物临床试验不良反应（特别是未发表的）、失败的药物试验等资料；特殊药物，例如作用于人体生理过程的生物药物，在进行研究之前应征求独立专家的意见等。

目前临床试验主要由研发药物的医药公司、组织临床试验的 CRO 公司、实施试验的医疗基地三方协调运作完成。很多学者批评现有临床试验运作过于商业化，医药公司出于利益驱动想尽早将药物推向市场。在该事件中，TGN1412 是 TeGenero 的首个产品，从生产到进入临床试验才 2 年多时间，从 MHRA 批准 TGN1412 进入临床试验到试验开始总共才 45 天。ESG 指出，虽然临床前动物实验没有发现严重不良反应，但不能因此估测出一个 TGN1412 用于人类的安全剂量，药物的安全性未得到充分论证。实施临床试验的研究者没有受到良好培训，志愿者对可能发生的危险也了解不足。媒体和公众都指责 MHRA 为了吸引医药公司到英国进行临床研究而放宽了药物临床研究的审批。从而使一家仅有 15 名雇员、风险资本驱动的德国小公司不在本国进行临床试验，却转而选择英国。

学者们呼吁，应该建立一个更加透明的临床试验体系和文化氛围；对于可能影响人类免疫系统的药物，医药公司应与免疫研究院和专家多加沟通、多方论证。庞大的人口基数和患者数量、巨大的市场以及相对低廉的药物试验费用，已经吸引了众多的医药公司到我国进行药物临床试验。目前我国已成为全球一个重要临床药物试验基地，面对着如雨后春笋般出现的众多 CRO 公司，如何做到既不给药物试验设置障碍又可以保障受试者的安全，是值得人们深思的问题。

一、风险的类型

风险评估的意义，是分析提供审查的研究项目可能对受试者产生的风险，风险发生的概率和危害的大小。

　　贝尔蒙特报告了受试者受到伤害的五种主要形式，并举出了相应的例子：①心理伤害：例如感到无聊、焦虑、尴尬或精神病复发；②物理性伤害：例如性功能障碍、高血压或死亡；③法律方面的伤害：例如被罚款或被监禁；④社会方面的伤害：例如产生偏见、被歧视、名誉损害或离婚等；⑤经济方面的伤害：例如参加研究的误工损失、就业损失、发生法律费用或在研究中受到危害从而发生医疗费用损失等。

　　莱文认为，对个体的风险也可能会构成对社会的风险[13]。假设某项不科学的研究结果被同行评议的文献所引用，并最终进入公共媒体，就有可能导致普遍的不良健康行为；某些研究项目对受试者造成伤害和精神上的痛苦，同时也会影响社会，导致对某些群体的歧视，浪费国家的研究费用和卫生费用。对于受试者的风险，同时也是对于社会的风险，主要站在受试者立场上来考虑。

二、风险获益评估的基本要素

　　伦理审查活动中，评估风险和获益有以下基本要素。

　　1. 评估研究问题是否确实具有社会价值，研究设计是否科学合理，受试者的人数是否达到符合科学研究要求的最低数量，尽可能减少受试者人数。

　　2. 评估研究可能涉及的干预设计，是不是对于实现研究目的最适合的，干预设计是否会带来净风险，尽可能减少不必要的干预。

　　3. 评估受试者可能会承担的研究风险是不是最小风险，这些风险是否在可接受的范围，并尽可能减少不必要的风险。

　　4. 评估研究可能的获益，主要是对受试者的获益。即使社会价值明显，也要权衡对受试者和公众健康预期的获益及风险。

5．通过跟踪审查，对试验的风险和获益情况进行追踪，关注受试者的风险和获益的情况变化，及时获取信息。

三、最小风险的界定和评估标准

伦理委员会评估时，通常使用"最小风险"的概念，要求研究项目的风险不大于最小风险，同时对不同风险级别要求提供相应的伦理保障措施。在评估研究项目的风险和获益时，如何运用最小风险这一标准来判断研究项目所属的风险等级十分重要。

我国药监局于 2010 年 11 月颁布的《伦理委员会药物临床试验伦理审查工作指导原则》，在术语表中正式明确提出了"最小风险"的概念，定义为："试验风险的可能性和程度不大于日常生活、进行常规体格检查或心理测试的风险"。这一概念基本上采纳了美国人体研究法规对这一术语的界定，即"试验预期伤害或不适的发生率和程度不大于人体试验潜在受试者在日常生活或者进行常规体格检查和心理测试时所遇到的风险。"

这一界定包含了两种不同而且分离的评估标准，意味着只需满足其中一个标准就可以被评估为最小风险。第一个标准是"日常生活风险标准"，即试验风险的可能性和程度不大于人体试验潜在受试者在日常生活所遇到的风险；第二个标准是"常规检查风险标准"，即试验风险的可能性和程度不大于人体试验潜在受试者进行常规体格检查或心理测试的风险。然而，机构伦理审查委员会（Institutional Review Board，IRB）的委员们对"最小风险"有各自不同的理解，引发了诸多如何把握"日常风险"标准的争论，不少学者提出应该仅采用"常规体检"标准而放弃"日常生活"标准。

事实上，有时直觉认为是日常生活中较少发生貌似最小风险的研究项目，事实上可能涉及一个高概率的伤害或严重的伤害。例如在美国，日常生活中开车上班遇到车祸发生死亡的概率很低，但一旦发生后果是极严重的，风险属于低概率、高危害；而在重复做某一项工作时感到无聊，则是日常生活中常见的高概率、低危害的风险。

四、Kopelman[14] 关于最小风险的国际大视野研究

如何理解最小风险的阈值？各国法律和伦理法规规章有着不同的规定，反映出不同的理解。美国学者 L. M. Kopelman 考察了澳大利亚、加拿大、南非、美国及国际医学理事会（Council for International Organizations of Medical Sciences，CIOMS）的法律和伦理法规规章，研究了其中的区别。Kopelman 认为，不同的国家对所谓"日常风险标准"有 4 种不同的理解：绝对式理解、相对式理解、最低风险式理解和社会允许式理解。

1. 对"日常风险标准"的 4 种不同理解

对"日常风险标准"的绝对式理解：将试验风险发生的可能性和程度理解为所有人（潜在受试者）在日常生活中通常面临的风险。在风险评估时不考虑某些情况对于一些人是最小风险而对另一些人则不是最小风险，例如不考虑有些人处于疾病横行、环境恶劣或者临近战场等地区而面临更高的日常风险。这样的理解符合平等、公正地共同分担人体研究风险与获益的伦理要求。然而，这种绝对式的理解存在认识上和标准化的难题。首先，对日常生活中所遇到的风险的概率和程度的认识是否足够建立评估最小风险的标准尚不清楚。其次，凭什么用"日常风险"来作为最小风险的评估标

准，还没有伦理的理论基础，通过与日常风险比较的方式来评估最小风险这种做法是不是正当、是不是合理，需要伦理的理论依据。例如，大多数儿童都有过一次或者多次在马路上玩耍而面临行人或车辆往来受到伤害的经历，某项研究以此来作为"日常风险标准"进行研究风险的评估，评估为最小风险等级，就是一个不符合伦理理论原则的典型例子。

对"日常风险标准"的相对式理解：将试验风险发生的可能性和程度理解为人们在特殊日常生活中所面临的风险，对最小风险的评估是相对于一个具体的个人或团体的特殊情况而言，故称为相对式理解。这种理解有很多问题。首先，允许受试者承受研究的高风险，仅因为潜在受试者在日常生活中面临比较高的风险，即对最小风险阈值通过比较日常生活中面临比较高的风险来设立。高风险的工作（例如士兵、消防员、建筑工人、警察等）或高风险的运动（例如足球、海域游泳等）或所处的高风险环境（例如污染、战争、恐怖袭击等），这些高风险的情况肯定不适合作为设立最低风险的标准。其次，允许某些研究对于某些人是高风险的而对另一些人则不是高风险的，这种理解是不公正的。依这种理解，可以允许来自贫困、危险的社区（或国家）的人们与生活在安宁富裕地区（或国家）的人们在研究中存在不同的风险阈值，特别是当研究成果是有利于所有人的普遍化知识时，将更为违背公平分配研究风险与获益的正义要求。另一方面，如果人们得知，仅因为处于一个恶劣的危及健康或生命的环境，高风险的研究就被视为低风险水平，从而产生不公平感，这种相对式的理解可能威胁到社会的稳定性。由于弱势群体的人群特征或受试者的疾病状况，他们对试验风险更敏感、更脆弱、更易受到伤害，如对一个血友病患者来说，采一次血样或拔一颗牙可造成重大的风险；如果空气有污染或充满过敏原，户外锻炼对哮喘患者来说可能是危险的；饮食的改变对糖尿病患者来说可能是危险的。1963年发生在纽约的智障儿童感染肝炎的"柳溪肝炎试验"就是这种相对式理解的典型案例[15]，被认定为不道德的试验事件。该实验的研究者故意将分离出来的肝炎病毒株注射到智障儿童体内，使身体健康的新入学的智障儿童感染肝炎，以获取感染前、潜伏期、感染期、恢复期的全面系统资料。研究者为自己辩护说：当时肝炎大范围流行，即使不参加研究，也会感染肝炎，参加研究有利于开发肝炎疫苗。

对"日常风险标准"的最低风险式理解：将"日常风险"标准理解为所有人在日常生活中所遇到的最低风险。但是"所有人在日常生活中所遇到的最低风险"是指什么呢？这个概念本身不清楚，需要界定，因此这种理解毫无意义。

对"日常风险标准"的社会允许式理解：美国人类研究保护咨询委员会（National Human Research Protections Advisory Committee，NHRPAC）采纳了一种最小风险阈的评估方法，相当于采用了一种对"日常风险"绝对理解式的标准，即"日常风险"指父母一般普遍地允许他们的孩子在非研究的境况中所承受的风险，以此作为最小风险的阈值，被视为研究中可接受的低风险。亦可以理解为，一旦超出了这个阈值，父母就不一定能对此全权做主。这样的"最小风险标准"可以界定为：当健康儿童参与一项对他们没有直接利益的研究时，父母同意子女参加研究的可允许阈值（threshold for permission in research），这一阈值与非研究境况中可允许承受相当的风险意义完全不同。后者可以定义为"一般情况下的可允许阈值（threshold for permission in general）"。然而，什么是"社会可允许的风险"还不是十分清楚。如果"社会可允许的风险"是指合法性，解释为以父母在法律授权的情况下允许孩子所承受的风险作为最小风险的基准，可能会有一些高风险的研究进入到合法允许的范畴；如果"社会可允许的风险"是指"绝大多数父母允许其孩子承受的风险"，这会使许多父母同意自己的孩子参与一些高风险的活动，以此作为标准可能会把高风险认为是最小风险。

综上所述，对"日常生活标准"的各种理解都有比较多的问题。而对于"常规检查标准"的理解则比较明确，大多数人的认识比较一致，但对于"常规检查标准"也有 3 种不同的理解。即绝对式理解、相对式理解和最低风险式理解。

2. 对"常规检查标准"的 3 种不同理解

对"常规检查标准"的绝对式理解：以普通人可能在常规体格检查中常遇到的风险水平为基准来评估最小风险，也就是说，将风险限制在健康的病人（healthy patients）所遇到的常规检查风险内，因为这种检查是唯一所有人都会面临的。对不同年龄层次的健康人常规检查的不同风险作出一致的等级划分时，就可以提供一个明确的标准。例如静脉穿刺可以被认为是最小风险而心脏导管术则不是。1977 年美国生物医学与行为研究人类受试者保护国家委员会（The National Commission for the Protection of Human Subjects of Biomedical and Behavioral Research）就采用了这种理解，将涉及儿童的研究中的最小风险界定为："健康儿童在其日常生活或常规体格检查或心理学检查所遇到的风险"。

对"常规检查标准"的相对式理解：允许以对不同人进行的特殊检查的具体情况来界定最小风险。例如，为了诊断、了解病情、了解疾病的治疗情况和发展转归，一个白血病患儿需要经常接受骨髓穿刺。如果因为这个孩子要经常接受此项检查就认为对于其他孩子来说是高风险的检查但对这个孩子来说是低风险的，这样就会出现不公正分配研究负担和获益的现象，存在可能滥用与剥削某些患有严重疾病受试者的可能。

对"常规检查标准"的最低风险式理解：将"常规检查风险"标准理解为所有人在常规检查中所遇到的最低风险。但是"所有人在常规检查中所遇到的最低风险"是指什么呢？这个概念本身不清楚，需要界定，因此这种理解毫无意义。

综上，对研究中的最小风险采取"常规检查标准"的绝对式理解应该是比较符合伦理原则的。

3. 几个国家伦理规章中对最小风险的理解

Kopelman 分别评价了 CIOMS（美国及国际医学理事会）、加拿大、南非、澳大利亚的伦理规章中对于研究中"最小风险"的界定方式。

CIOMS 在其颁布的《涉及人类受试者的生物医学研究国际伦理准则》中的准则 4 的批注中提到了"最小风险"，知情同意书部分表述为：伦理审查委员会可以允许放弃对知情同意书的签署，如果这项研究的风险不大于最小风险——风险不高于常规医学检查或心理检查的可能性及程度。Kopelman 认为这一表述采纳了常规检查标准的绝对式理解。

加拿大的《人体研究伦理指引》（1998 年版）对"最小风险"的界定为："如果潜在受试者可以合乎理性地预期，关于参加研究的风险可能性及程度不大于其与研究相关的日常生活方面所遇到的风险，那么该研究风险在最小风险等级。超过这一等级需确保更加严格审查及保护措施"。Kopelman 认为这一表述采纳了日常生活标准的相对式理解，问题较多难以解释，例如违背正义。该定义采纳一种受试者观点的视角，受试者观点视角固然很重要，但并不一定权威，不一定有利于保护受试者，因为受试者可能缺乏充足的知识而将高风险误认为是低风险。

南非的医学研究理事会（Medical Research Council of South Africa，SAMRC）在其颁布的伦理规章 Ethics book Ⅰ第九章第 12 小节"研究的风险获益评估"中，将研究风险分为 3 个级别：可忽略的风险（negligible risk）又称最小可能性风险、最小风险（minimal risk）、大于最小风险（more than minimal risk）。"可忽略的风险"是指试验预期伤害或不适的发生和程度不大于一个稳定社会中人们日常生活中所常规遇到的风险，或者进行常规医学检查和心理测试时的风险。Kopelman 认为南非采纳了稳定社会前提下的日常生活标准和常规检查标准的绝对式理解，同时对"可忽略的风险"和"最小风险"予以区别，仅当研究风险处于"可忽略风险级别"，犯人、无行为能力或无意识者、儿童才能被允许参加非治疗性研究。

澳大利亚的伦理规章（1999 年版）将最小风险界定为"研究中所预期的风险可能性及程度不大于他们在日常生活中所遇到的风险"，并补充了对缺乏决策能力的弱者进行代理决策时的"最佳利益标准"。Kopelman 认为澳大利亚采纳了日常生活风险标准，但对儿童及智障者采取"最佳利益标准"。如果研究不符合儿童及智障者的最佳利益，伦理委员会将否决此研究。2007 年版的澳大利亚《关于人体研究伦理指引国家声明》不再使用最小风险概念，采用了"可忽视风险（negligible risk）"和"低风险（low risk）"概念，对风险的界定虽然涉及伤害的概率及严重性两个维度，但风险界定为潜在的伤害（harm）、不适（discomfort）、不便（inconvenience）。可忽视的风险仅指研究所带来的不便，而任何时候有理由怀疑研究会带来伤害或不适时，该研究的风险不属于可忽视的风险级别。

第五节　制定伦理评估获益与风险平衡的标准化流程

在生命科学包括医学的发展进程中，是不是任何对受试者存在风险的研究都不能被接受？是否所有的医学研究都要对受试者本人有直接的获益？是否因为研究对社会有重大的获益就可以接受让受试者承担一定的风险？如何正确地合理地评估风险与获益的平衡？风险和获益之间到底是什么关系？是要对风险和获益分别评估呢还是一起进行评估？为什么存在多中心伦理审查的标准不一致问题？为什么有的项目在一家伦理委员会审查时被拒绝而在另一家伦理委员会获得通过？风险获益评估的标准不同、方法不同，可能造成评估结果的天壤之别。

正确衡量和评估研究项目风险和获益之间的关系，是全球的伦理委员会不断探索的重要课题。由于医学研究的对象是人，风险和获益的评估难以量化，存在诸多的主观性和经验性，因此伦理委员会主要是参照国际伦理准则及相关的法律法规进行伦理评估和审查，尚未形成明确的评估手段和方法。

一、我国伦理委员会对研究风险获益评估的现状

根据文献，我国目前伦理委员会对风险获益的评估，尚在起步阶段。较早期间的伦理委员会完全是凭借主观的经验判断，决定某项研究是否能够被接受，不同的伦理委员会对风险获益有不同的认识，使用不同的主观标准，甚至根本没有相对的参考标准可供应用。之后，随着伦理委员会的建设和不断发展，很多伦理委员会参考美国和其他国家相关伦理审查的经验，采用主审委员评估表的方

式进行风险获益评估，但也仅仅停留在对评估选项的"是"与"否"的选择上，有些伦理委员甚至还未能真正理解所选择项的意义。

有人分析国内伦理委员会审查风险获益的方法，归纳出几种现行的评估模式：①用疾病风险代替研究风险的评估模式；②混淆治疗风险和研究风险的评估模式；③用要素评估代替风险获益评估的评估模式；④用特殊人群的风险代替研究风险的评估模式；⑤借鉴美国法律规定评估风险获益的评估模式。

随着医院伦理委员会建设的不断完善和国际合作交流的不断开展，越来越多的伦理委员会开始参照美国的法律法规来审查国内的项目，特别是在风险获益评估方面。国内的法规和规范中，对风险获益评估的要求很高，但评估方法和标准方面基本上是空白。有些伦理委员会借鉴美国法律的惯例，定义最小风险，对风险获益进行分级，分为"不大于最小风险""大于最小风险但有直接获益""大于最小风险没有直接获益""较大风险"这4个等级。尽管有了分级，但如何判断其风险与获益之间的关系，还没有很好的方法和流程。而且，这样的分级没有国家法律法规规范或者指南作为依据。美国的风险获益评估伦理审查体系是经过多年的理论研究和实践积累下的经验，一定程度上反映了临床研究在美国的实际情况，却未必适合中国国情。目前国内尚无制定评估获益与风险平衡的标准化流程的成熟经验，需要学习其他国家的经验并结合中国实际，努力探索一种符合我国医学研究环境的风险获益评估方法，制定标准化的评估流程。

二、美国伦理委员会对风险获益的评估模式

美国的法律和伦理指南，都没有明确规定伦理委员采取何种

标准，如何评估风险与获益。国家生物伦理顾问委员会（National Bioethics Advisory Commission，NBAC）归纳总结了 3 种普遍存在的评估模式：①基于整个方案的评估模式；②以整个方案为对象，基于方案中每个部分的评估模式；③以每个单独的部分作为对象的评估模式，忽略方案的整体性。

第一种模式照顾到了研究方案的整体性，从整体角度评判方案的风险与获益，但是过于笼统，整体的研究方案的风险获益难以通过统一的标准进行判断；第二种模式是以整体为对象，将方案分成若干个部分，每个部分可能涵盖诸多流程，通过细分每个部分的风险与获益比，进而综合评估整个方案的风险获益比；第三种模式存在的问题在于方案的某一个部分的风险获益比可能过高，但综合来看，整个方案却可以被接受。于是，第三种模式可能否定了一些类似于纯粹诊断和检查的部分，因为那些部分没有给受试者带来直接的获益，但却可能让受试者冒更大的风险而只是为了获得更多的社会利益。针对以上 3 种模式，美国形成了相对成熟的两种评判风险的办法：双轨评估法和净风险评估法。

三、风险获益双轨评估法及其标准流程

双轨评估法（dual-track assessment）是将医学研究的干预措施按照其性质分为治疗性质（therapeutic）和非治疗性质（non-therapeutic）两大类。对于治疗性质的干预措施，要求必须不劣于目前公认的治疗手段；对于非治疗性质的干预措施，首先必须使风险最小化，并且该干预措施必须以获得重要的信息为前提。具体流程：先将所有的干预措施分成两大类：治疗性干预措施和非治疗性干预措施。对于一项医学研究而言，其中有一些干预措施未必能够

确切说明其是否真的有治疗作用，可以把治疗性干预认为是以治疗为目的的干预措施。非治疗性干预是指某一部分干预措施主要是为了解答研究的问题，例如一些诊断性检查，血液生化检测、有创的穿刺检查等。对于治疗性的干预措施，要与目前公认的治疗方法的预期效果作比较；对于非治疗性干预，要评估其风险和获取的必要知识之间进行衡量，考虑是否为了必要的知识值得让受试者去冒风险，并且要求风险必须已经最小化了。

双轨评估法理论上是合理的，但也有其局限性。首先，人为地按照治疗性干预措施和非治疗性干预措施的分类方法，事实上难以界定。对于一项干预措施而言，如何定义是治疗性干预还是非治疗性干预实际上是困难的。例如，一项行为学调查的干预性试验，问卷上看似乎属于非治疗性的干预措施，但通过调查研究，风险受试者获得了许多行为学上的信息和帮助，取得了一定的治疗效果，那这项调查应该属于治疗性干预措施还是非治疗性干预措施呢？其次，双轨评估法并非真正的双轨并行，对于一些非治疗性的干预措施，只要存在一定的社会价值或信息价值，在风险可接受的范围内，都被认为可接受。然而对于那些治疗性的干预措施，即使不能达到公认效果，但同样可以获得一定的社会价值和信息价值，却无法被认可。事实上，在很多研究中，试验药物未必真的比现有公认药物有效，但可能由于它价格低廉，更容易被患者所接受，同样有其研究价值。

很多专家学者充分认识到了双轨评估法的局限性，取而代之的是将简单的治疗与非治疗类方法替换成更贴近受试者获益的分类方法，即以是否可能给予受试者预期的直接获益来划分。于是流程就调整为以下模式：先以是否有预期直接获益将所有的干预措施分成两大类；对有预期直接获益的干预措施，要评估其风险获益比和其他备选方案比较是否合理，如果是，是可以接受的；如果不是，则不能接受。对没有预期直接获益的干预措施，则需要评估其风险相对于社会价值而言是否合理，如果是，是可以接受的；如果不是，则不能接受。

这一流程从原本的机械划分治疗与非治疗手段转变为以受试者的利益为中心，更关注受试者的预期直接获益，应该说是一种进步，但仍存在明显的局限性。这种评估流程并没有彻底解决双轨双重标准的问题，也就是说，干预措施的风险获益比可能没有其他备选方案这么合理，或者说风险略高，但可能获得充分的社会价值，按照这个模式来评估，依旧无法被认可。而那些相对比较高的风险，相比于更高的社会价值，似乎又可以被接受。这一问题采用双轨法是始终无法摆脱的。事实上，真正可以被认可的风险与获益，是那些对受试者有预期直接获益或者有一定的社会价值、而且他们的风险又是可被接受的研究。

四、净风险评估法

所谓净风险（net risk）是指对于某一项干预措施而言，接受该干预措施所承担的风险超过其预期的临床获益那部分的风险。从一定程度上来说，存在净风险意味着该干预措施的风险高于临床获益。从净风险这个概念出发，伦理委员会就不用去将风险与获益分开进行评判了，只需要评估净风险的合理性和可接受性。净风险能否被接受，取决于其干预措施的风险是否降到了最低，净风险是否足够低，以及干预措施的价值和净风险是否合理。

净风险评估法的流程：①首先评估干预措施是否提供了潜在的重要知识，如果不是，不可接受；如果是，则进入第二步评估流程；

②评估干预措施的风险是否最小化，获益是否最大化，如果不是，不可接受；如果是，则进入第三步评估流程；③评估风险和负担是否超过了临床获益，如果不是，不可接受；如果是，则进入第四步评估流程；④评估净风险是否足够低，相较于潜在的重要知识是否合理，如果不是，不可接受；如果是，才是最终可接受的研究项目。

采用净风险评估法进行风险获益评估，关键是要确定含有净风险的干预措施。从净风险的定义可以看出，要识别净风险，需要参照系，净风险是通过比较产生出来的。事实上，只有两种情况会产生净风险。第一，对于一些没有直接获益的干预措施，如抽血化验类的检查，对受试者而言没有直接的获益，但却存在一定的风险，那么净风险必然存在。第二，是干预措施的风险获益比略逊色于其他备选方案的风险获益比，这样其风险就高于其他备选方案，产生了净风险，也就是说，要有备选方案作为参照系。

首先要确认有哪些干预措施，每个干预措施的风险与获益比怎样，将干预措施的风险获益比与其他可选治疗方案（有些可能没有备选治疗方案，则可以认为不给予任何治疗）的风险获益比进行比较，如果两个风险获益比相当，则不存在净风险；如果干预措施的风险获益比不及其他可选治疗方案，则存在净风险。造成这种不及的情况可能是相比于可选治疗方案而言，干预措施的风险太大或者是获益太少。例如，一项验证干预措施疗效的研究，为了判定疗效，需要配以 CT 检查，新的干预措施被认为与公认的其他干预措施效果和风险相当。对于这一研究而言，这项干预措施不存在净风险，因为其风险获益比与其他可选方案一致，然而 CT 检查相比于其他可选方案（如不做 CT 检查）而言，存在过度放射的风险，所以它是存在净风险的。

其次，需要评估每一项干预措施的净风险是否合适。例如上例，对于 CT 检查的净风险而言，这样的风险是否合适？相对于检测结果所获得的信息，受试者冒这样的风险是否合理、是否值得，需要伦理委员会去评判。

再次，有了每个干预措施的净风险评估结果，综合考虑所有干预措施累计的净风险是否合适。有专家表示，虽然每个干预措施单独看来可能其净风险并不高，可以被接受，但将所有较小的净风险累计起来，可能造成比较严重的净风险。所以，单一地去评估每一个干预措施的净风险是不够的，还要考虑累计的净风险。累计的净风险是否超过了受试者承受的范围，是否相比于最终所获得的社会价值或者信息价值而言能够被接受，将是伦理委员会必须讨论的问题。

事实上，凡是涉及弱势群体的研究，如涉及孕妇和儿童的研究项目，净风险总是存在的，对这些受试者开展的医学研究，必须要有足够的保护措施，其研究目的的必要性也同样需要我们特别关注和探讨。

伦理审查的宗旨是保护受试者的尊严与权益不受伤害，以尊重、获益和公平为准则，切实保护好受试者的利益。医学科学的进步和发展，新技术的开展和引入，必然引发新的伦理问题。伦理审查的核心在于风险获益的评估，站在受试者的角度和立场，以扎实的理论为基础，运用各种评价方法，全面考虑受试者可能遇到的风险以及潜在的获益或者社会价值，运用统一的标准进行衡量，才能保证伦理审查的一致性和有效性。

五、总结和归纳

对以上讨论进行总结和归纳：涉及人的生物医学研究，伦理审查的主要内容是风险获益评估。风险获益评估要把握五项准则。

1. 研究的预期效益应该是显著的，足以证明进行研究是值得的。至少要求这种研究是科学上有意义的。对参与者的利益应该给予专门的考虑，特别是那种参与者暴露在比最小风险大的风险中的研究，以及参与者具有脆弱性的研究。

2. 残忍和不人道地对待人类受试者的研究在道德上是绝对不正当的。纳粹实验所进行的此类研究是典型的例子。包括在高海拔地区或者冰冻条件下进行试验、使用芥子气或毒药、让受试者感染斑疹伤寒、没有知情同意等故意伤害受试者的行为必须严格禁止、绝对排除。

3. 根据《纽伦堡法典》要慎重地评估是否必须要有人类受试者的参与，尽量降低研究风险但又实现研究目标。如果必须要有人类受试者参加研究，需使用额外的风险最小化的策略，例如通过数据和安全监测委员会或者伦理委员会利用可能收集到的信息修改知情同意书，或动态评估研究项目的风险，必要时暂停或终止研究。研究过程中要安排对不良事件特别是严重不良事件的处理预案。

4. 如果有脆弱人群 / 弱势群体参与研究，应特别评估参与试验的特殊受试者的脆弱性，关注他们的特殊需要，给予特别的保护。虽然不一定以弱势群体的群组划分作为风险受益评估的基础，但弱势群体毕竟可能面临更大的风险，处境会更加困难，因此需要特别的关注和保护，以体现社会正义。

5. 风险获益评估应该经过一个适当的方法和流程，以减少不同伦理委员会之间不同意见的巨大差异。目前伦理委员会评估相关的风险和获益的主要文件是知情同意书和知情同意的程序。如果研究项目的风险很大，则需要更多的理由，向伦理委员会提供更多的文件，包括提供受试者名单等。

除了这五项准则，还可以添加一个指导方针，这一指导方针已在近年来成为评估风险和获益的方法和程序。这一方法和程序包括：①尽可能使用现有的科学证据；②伦理委员会对提交审查的研究文件作出适当的伦理评论；③充分利用社区资源，伦理委员会委员和社区成员参加到评估中来，以便更适当地识别和评估风险和获益。

第六节　案例分析

案例 1

一项涉及高危青少年自杀倾向的研究[16]：2000 年，大约有 30 000 人在美国自杀。而根据其他各种来源数据的估计，有自杀企图者是自杀死亡者 8 ～ 25 倍。然而，与自杀相关的公共卫生和个人负担的研究数据和知识却很有限。原因至少有两个，首先，有自杀倾向的受试者往往被排除在临床试验之外；其次，由于研究者、临床试验机构和赞助商能在很大程度上感知到试验的风险，很少的临床试验是专门针对有高危自杀倾向的人群的。

青少年自杀成为一个日益严重的问题。根据美国国立精神卫生研究所 2006 年披露的数据，自杀死亡是 10 ～ 24 岁青少年死亡的主要原因。而罹患抑郁症是青少年自杀的主要风险因素，抑郁症患者的自杀率是 15%。临床上用抗抑郁药治疗患抑郁症的青少年是常规的治疗方法，尽管在市场上大多数抗抑郁药物还没有被批准用于 18 岁以下的人群。在青少年中使用抗抑郁药物是否会增加自杀的风险当时存在争论。

　　这项临床试验的目的是评价在 12 ～ 17 岁儿童中使用常用的抗抑郁药物的安全性。由于当时美国 FDA 发布文件，认为青少年自杀率增高与抗抑郁药物的使用相关，而将抗抑郁药的使用限制在 25 岁以上。这项研究的研究者将自杀作为一种测量结果，将自杀倾向定义为自杀意念、自杀未遂、或死于自杀三种。此外，一般的临床试验是排除高危自杀倾向的患者作为受试者参加试验的，而这个试验则包括了这样的病人。

　　研究者采用随机方法将受试者分组，使用当时广泛应用的四种抗抑郁药，辅以认知行为疗法进行治疗。这四种抗抑郁药已被证明能有效地治疗抑郁症，但 FDA 仅批准供成人使用。阳性对照药也是 FDA 批准仅供成人使用的，在成人中使用有更大的副作用。无论试验药物组还是阳性对照药物组，都同时加用认知行为疗法以尽可能地保证受试者的安全。

　　当这项研究提交给伦理委员会审查时，研究机构的副院长说坚决不能批准。他认为自杀只是一个不可预见的不良事件，有自杀倾向的高危人群应被排除在受试者之外。否则，试验机构将要承担令人无法接受的责任。然而，伦理委员会中的精神病学专家们指出，重要的是要防止青少年自杀，获得防止自杀的经验和知识，研究机构有这样的社会责任，研究中的风险由申办者承担。专家们表示，可能会批准研究方案，但应该对受试者提供特别保护，因为受试者都是未成年人，而且这项研究涉及死亡的风险。

　　你会建议批准这项以自杀倾向作为变量评价结果的研究吗？如果是，你认为应该向受试者提供什么样的特别保护？

　　自杀研究的最大难题是在人类研究伦理的基础上相互矛

盾的目标和价值观。鉴于这项研究是自杀预防研究，将受试者死于自杀作为一个自杀预防研究的结果，而不是将自杀视为一个不可预见的副反应，可以衡量并解决治疗和研究的目标冲突。理论上，如果所有的参与者在研究中获得一个有效的治疗干预，自杀发生率应该可以降低。

在生物医学临床试验中，例如，在癌症或心脏病学研究中，死亡和发病通常作为测量的结果，那么，为什么在自杀研究中，不可以将自杀作为研究的结果呢？精神障碍患者的死亡很少是由于精神障碍本身，除非是自杀和药物滥用。因此，心理健康研究人员和临床医生可能不太习惯，在研究过程中发生受试者自杀甚至自杀身亡，与肿瘤医生、心脏病医生面临受试者发病甚至死亡是一样的。

分析

在这种情况下，利益相关者包括可能的受试者，以及他们的家庭成员、研究者和研究机构、制药公司、研究的申办者，都关注受试者自杀的风险。所有的这些利益相关者一起来承担试验负担，分享关于抗抑郁药物的新知识，希望最终能减少自杀的流行。对一些人（例如受试者）来说，可能的获益是直接和个人利益相关的；而对另一些利益相关者来说，存在间接利益。例如申办者、研究者和赞助出版者，可能对研究设计感兴趣，希望在最短的时间内达到统计上显著的结果。而这种研究的结果并不影响受试者的利益。自杀的风险将是对社会的一个完整的信息披露，会产生积极或者消极的结果。

对受试者的保护措施和保密措施必须到位，这些保护和保密措施应该向受试者披露。研究者应能够直接联系受试者的家属或家庭护理人员，以便监控受试者的自杀倾向，确保遵守研究计划，例如参加辅导课程或服用处方药物。

经过这样的分析，出现了另一个选项：即可以进行设计研究，但必须通过各种附加安全措施，减低受试者和研究机构的风险，保证受试者的安全。

研究项目获得批准的理由是：这项研究的目的是获得抗抑郁药的使用与自杀风险之间关系的知识，研究应该设计一系列的保障措施，确认我们有能力去保护受试者。在这种情况下，一切取决于干预措施的采用，取决于减少自杀风险的干预足够有效，而且根据评估时已获得的知识，在研究细节设计方面已经包含了风险最小化原则，这是非常重要的。第一，每个受试者都接受某种形式的治疗，没有安慰剂组，而且没有人否认已知的有效的治疗方法。试验设计满足监管要求，研究涉及儿童，但不大于最小风险，而且明确了由申办者承担赔偿责任。第二，不是仅仅把完成自杀作为一个结果，而是关注自杀倾向（包括自杀意念）。研究者增加设计出一些能够表现出自杀倾向的观察性指标，根据治疗目标，采取早期干预和使用额外的预防性干预措施等。

研究者还应该对受试者实施额外的保护。第一，研究者应监控所有受试者增加自杀风险的迹象。第二，应该对退出试验建立明确的标准。例如，受试者发生显著的治疗副作用。第三，应该建立"抢救治疗"的标准，包括提供紧急救治和住院治疗的措施。这样可以增强研究设计的科学性，减少摩擦，使研究者能够提供潜在有益的监测和实验治疗。额外的紧急治疗可视为"结果"而非混杂变量，需要排除出数据集。研究人员应当征求受试者家庭成员对监测自杀倾向的意见，鼓励受试者及其监护人遵守治疗方案。知情同意过程应该包括使受试者及其监护人得到一个关于治疗方案、监控程序、在研究和紧急治疗中进行"测试"的重要信息。对研究做出的额外努力，应使受试者及其监护人对试验研究从不充分理解到理解。应该建立"交叉"和"停止规则"。如果在试验过程中获知其他药物或者方法对降低青少年抑郁症的发病和自杀倾向有效，研究人员应该让受试者接受有效治疗的选择，并同时停止本试验。

这项研究包括自杀的高危人群，但研究可以产生新的知识，将治疗抑郁症和自杀倾向的风险最小化。同时，将研究结果的变量由完成自杀转变为治疗自杀，并充分发挥家庭、监护人和看护人员在监测受试者自杀倾向中的作用。上述因素表明，本研究的获益与风险是可以获得平衡的。

案例 2

抗抑郁药治疗期间的自杀风险研究 [17]：在案例 1 之后，发表于 2006 年的《新英格兰医学杂志》的一项为期 10 年的基于大样本调查的研究显示：抗抑郁药的使用并不像 FDA 所警告的那样增加抑郁症患者的自杀倾向。

这项研究和案例一的研究基本上是同期的，由 Gregory E Simon 主持。从 1992—2003 年，患者在使用抗抑郁药的第一个月内，自杀的概率下降了 60%。在随后的 5 个月内，自杀概率进一步下降。得出的结论是：新型抗抑郁药能降低患者的自杀概率，并且效果优于早期的药物。杂志主编 Robert Freedom 说，"自从美国 FDA 警告抗抑郁药可能增加患者自杀的风险后，新一代的抗抑郁药临床使用明显减少。Simon 医生的这项研究得出了相反的结论，即新型抗抑郁药能减少抑郁症患者自杀的风险"。

研究人员也指出，研究结果并不能排除少数患者在服药后自杀倾向增加的可能，但是，研究结果有力地证明，无论是对于成年患者还是青少年患者，这种情况出现的概率都很小，尤其是对于使用新型抗抑郁药的患者。这项研究的研究目的、受试者群体、研究方法、风险获益评估方法和案例一类似，都是把控制和治疗自杀（包括自杀意念、自杀未遂、或死于自杀）作为研究结果变量，在研究设计中设置了多项特别保护受试者的措施，从而获得了伦理委员会的批准。

（王凯戎　叶亦曼）

参考文献

1. Council for International Organizations of Medical Sciences，World Health Organization．International ethical guidelines for biomedical research involving human subjects [M]．Geneva：Council for International Organizations of Medical Sciences，2016．

2. World Medical Association．Declaration of Helsinki- Ethical Principles for Medical Research Involving Human Subjects [EB/OL]．（2013-10-01）http：//www.wma.Net/polices-post/wma-diclaration-of-helsinki-ethical-principel-for-medical-research-involving-human-subjects/．

3. 国家食品药品监督管理局．《药物临床试验质量管理规范》（令第 3 号 ）[EB/OL]．（2003-9-01）http：//samr.cfda.gov.cn/WS01/

CL1031/24473.html.

4. 国家食品药品监督管理局. 关于印发药物临床试验伦理审查工作指导原则的通知. 国食药监注 [2010]436 号 [EB/OL]. (2010-11-02) http: //samr.cfda.gov.cn/WS01/CL0058/55613.html.

5. 国家卫生和计划生育委员会. 涉及人的生物医学研究伦理审查办法. [EB/OL]. (2016-10-12). http: //www.gov.cn/gongbao/content/2017/content_5227817. html.

6. Engelhardt, Jr., H.T. The foundation of bioethics. New York: Oxford University Press. 1996.

7. Townsend, E.M., Puig-Antich, J., Nelson, B., Krawiec, V. Well-being of children participants in psychobiological research: A pilot study. Journal of the American Academy of child and Adolescent Psychiatry, 1998. 27 (4), 483-488.

8. Schineider, C. E. The practice of autonomy: Patients, doctors and medical decisions. New York: Oxford University Press. 1998.

9. 王雪芹. 于欣. 唐宏宇. 等. 精神分裂症患者知情同意能力的相关因素 [J]. 中国心理卫生杂志. 2017. 31 (10). 781-787.

10. National Bioethics Advisory Commission. Ethical and policy issues in research involving human participants, Bethesda, MD: National Bioethics Advisory Commission. 2001.

11. National Commission. The Belmont report: Ethical principles and guidelines for the protection of human subjects of research. Washington, DC: Department of Health, Education, and Welfare. 1979.

12. MHRA. Investigation into adverse incidents during clinical trials of TGN1412[R/OL]. [2008-05-28]. http；//www.mhra. gov.uk/idcplg?IdcService=GET_FILE&dDocName=con2023519 &RevisionSelectionMethod=Latest

13. Levine, R.J. Ethecs and regulation of clinical research(2end ed.) New York CT；Yale University Press. 1988.

14. Kopelman LM. Minimal Risk as an International Ethical Standard in Research [J]. Journal of Medicine and philosophy, 2004, 29 (3)；351-378.

15. 翟晓梅. 邱仁宗. 生命伦理学导论 [M]. 北京：清华大学出版社. 2005, 415.

16. Dubois J M. A Study of suicidality with at risk teens [M]. USA. OXFORD University Press 2008, 115-118.

17. Simon G E. The antidepressant quandary-considering suicide risk when treating adolescent depression [J]. New England Journal of Medicine, 2006., 335(26), 2722-2723.

第五章　精神心理与行为障碍研究中知情同意能力的评估

　　精神心理与行为障碍患者是否有能力决定参加涉及人的生物医学研究在精神医学领域是非常重要的问题，因为精神症状、心理问题、行为障碍、环境因素等都会影响这些患者的知情同意能力，尤其是精神分裂症、痴呆、儿童精神心理与行为障碍患者，往往不能独立做出有效的决定。国内[1]、国际[2,3]上颁布了相关的法律、宣言和指导原则等来规范涉及人的生物医学研究、临床医生执业等行为，但是不同国家、地区、医疗卫生机构之间的差异较大，需要标准化的工具对受试者或患者进行评估。中国的研究者引入了国际广泛应用的知情同意能力评估工具 – 简体中文版麦克阿瑟临床研究知情同意能力评估工具（MacArthur Competence Assessment Tool for Clinical Research，MacCATCR），以便于研究者来评估精神心理与行为障碍患者的知情同意能力；另外，国内研究者也自主研发了知情同意能力的评估工具，在临床、科研等领域的应用尚需推广。

第一节　精神心理与行为障碍研究中知情同意能力的定义

在阐述知情同意能力的"能力"是什么之前，我们需要注意两个英文术语：capacity 和 competency，它们虽然都可以翻译为"能力"，但是具有不同的含义。Marson 对 capacity 和 competency 进行了区分：capacity 是指由医疗工作者进行判断的临床状态，competency 是指由法律界人士判断的司法状态。但是在内科或精神科医生工作的过程中，经常会涉及法律状态的判断。所以，在有关知情同意方面的论述或研究时，医疗工作者也往往应用 competency。

根据 Roth 等的定义，知情同意能力包括以下内容：①列出选择依据的能力；②明确选择后带来结果的能力；③判断选择依据合理性的能力；④理解的能力；⑤可以对实际情况了解的程度。Appelbaum PS 和 Roth[4] 根据以上内容，制定出知情同意能力的四条法律标准，也被广泛应用于研究领域：①列出选择依据的能力；②对内容真实理解的能力；③理性处理信息的能力；④鉴别所处情境性质的能力。

第二节　精神心理与行为障碍患者知情同意能力的影响因素

知情同意是一个过程，相关要素有多个方面[5]：①医学研究信息：包括研究目的、风险、获益、备选治疗、补偿和赔偿、保密等；②决定能力：患者了解医学研究信息，理解、思考、整合、比较信息，推理决定可能带来的结果；③自愿选择：在没有压力的情况下，根据个人意愿做出选择。

影响知情同意过程的因素包括以下几个方面：临床医生和患者沟通不良；知情同意书内容不精确、不完整、不平衡；知情同意的时间不充分；患者本人知情同意能力下降：注意障碍，理解力、鉴别力、推论能力和表明选择能力受损；医患关系；社会和文化环境；心理或人际关系影响等（图 5-1）。

Appelbaum PS 和 Roth[6] 对 13 例精神分裂症患者和 18 例边缘型人格障碍患者在 6 周药物试验中的知情同意能力进行研究，发现受试者不理解随机、无治疗对照和安慰剂、双盲程序、参加研究的治疗限制，研究结果支持"治疗误解"的存在（许多参加研究的受试者对研究有强烈的期望，认为研究就像他们以前接受的治疗一样，是专门设计并执行来使他们直接获益的）。

Sahana Misra 等 [7] 对双相障碍躁狂发作患者的知情同意能力进行了研究，发现与精神分裂症患者不同，精神分裂症患者往往因为认知功能障碍，导致理解力下降，从而使知情同意能力受损，双相障碍躁狂发作患者不但理解力受影响，而且患者的思维、价值观和自知力水平这些构成"鉴别力"的要素也受到影响，并且损害明显，但是他们自由决定的意志不易受上述两个因素的影响。

Courtney Ghormley 等 [8] 对重性抑郁障碍的住院患者进行了知情同意能力的研究，与健康对照相比，重性抑郁障碍患者理解能力下降，但是与对照组相比没有统计学意义的差异。重性抑郁障碍患者理解力下降与他们新知识学习能力下降有关。

Stanley 等 [9] 对老年人的推论能力进行比较：一组为老年抑郁症、痴呆患者，另一组为老年对照者，正如预期的一样，认知损害的痴呆患者在许多"功能性的能力"方面有显著的缺损，老年抑郁

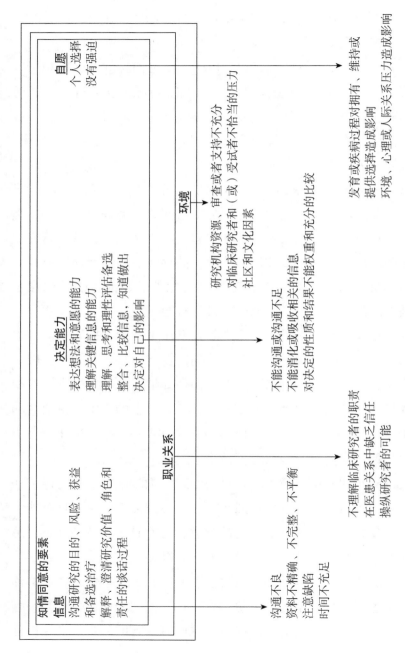

图 5-1 知情同意过程的影响因素

症患者也有类似的缺损，但是缺损范围较小。令人意外的结果是：没有精神疾病的老年人也表现出重要的和无法解释的缺损。研究者推测：这一结果可能反映了老年人的心理和耻感，可能也会影响他们的知情同意能力。

Marson 等[10] 对痴呆患者的决定能力进行了研究，将痴呆患者和健康老年人进行对照研究发现：痴呆患者认知功能缺损的严重程度是与痴呆患者标准知情同意能力中"理性推论"受损相关的。认知功能需要额叶的功能较高，这与患者形成逻辑推论、进行治疗选择是相关的。上述研究中，痴呆严重程度的总体指数（例如：MMSE 简明精神状态测查）并不是痴呆患者决定能力的预测因子。

Hrath S.C. 和 Thong[11] 对参加临床研究的 64 位儿童家长进行定式访谈发现：只有很少数的几位家长明白某些药物试验主要是评价安全性而不是有效性。只有 1/3 的家长知道他们的孩子有权从研究的任何时间中退出。

第三节　国内外精神心理与行为障碍研究中知情同意能力的评估方法

知情同意能力的评估方法大致分为两种模式：一种是传统经验评估，另一种是现代工具评估。两种评估模式各有特点，经验评估是一种实体性评估方式，是医生尽职尽责的将知情同意能力的本质属性恰如其分的揭示出来，注重结果的准确性，信度与医生的临床经验密切相关；工具评估注重程序的规范化，克服了医生经验判断造成主观偏倚的风险，也更尊重精神障碍患者的话语权，体现评估过程的平等与尊重。两种模式相辅相成，实现不同的伦理价值[12]。下面重点介绍一下工具评估的模式。

美国在知情同意能力的评估工具研发与应用方面起步较早，研发工具较多，但是不同评估工具应用范围各有不同，需要根据具体目的科学的选择。

MacCAT-CR[13]：是根据 Appelbaum PS 和 Roth 知情同意能力定义和评估标准，由 Appelbaum PS 教授和 Grisso T 教授研发的一种评估受试者参加涉及人的生物医学研究知情同意能力的工具——MacCAT-CR。该工具在精神心理与行为障碍领域应用最为广泛，被翻译成多种文字，为多个国家所研究、应用。MacCAT-CR 是一个半结构式他评工具，共 21 个条目，分成 4 个维度：①理解度（13 个条目）：揭示项目的研究本质和研究过程；②鉴别度（3 个条目）：站在受试者的立场分析参加研究 / 不参加 / 从研究中退出可能带来的结果；③推论能力（4 个条目）：对不同的选择可能带来的结果进行比较分析，决定是否参加研究的推理过程；④表达选择（1 个条目）：可以做出是否参加研究的决定。

王雪芹、于欣教授等获得 Appelbaum PS 教授的授权后，进行了 MacCAT-CR 的引入研究 [14]，制定出简体中文版 MacCAT-CR，并应用该简体中文版量表对精神分裂症患者进行了信度和效度的研究，证明简体中文版 MacCAT-CR 既有较好的信度，又可以有效的评估精神分裂症患者的知情同意能力。下面对简体中文版 MacCAT-CR 进行简要的介绍。

一、简体中文版 MacCAT-CR

1. 内容介绍

MacCAT-CR：是一个半结构式他评工具 [15]，共 21 个条目，分成 4 个维度：①理解度（13 个条目）：揭示项目的研究本质和研究过程；②鉴别度（3 个条目）：站在受试者的立场分析参加研究 / 不参加 / 从研究中退出可能带来的结果；③推论能力（4 个条目）：对不同的选择可能带来的结果进行比较分析，决定是否参加研究的推理过程；④表达选择（1 个条目）：可以做出是否参加研究的决定。MacCAT-CR 每个条目评分 0 ~ 2 分，4 个维度的总分范围 0 ~ 42 分，但是总分并不能完全代表综合的知情同意能力，如果有一个维度有严重缺损，患者的知情同意能力也是不完整的；如果 4 个维度没有严重缺损，总分越高，提示受试者知情同意能力越好。根据作者的观点，MacCAT-CR 不能提供上述四个维度的划界分，来评定受试者完全具有能力或者没有能力，因为 MacCAT-CR 设计是基于最基本的法律定义和标准：没有特定的能力水平是对所有受试者、所有障碍，所有躯体情况或研究方案判断是具有决定能力或者没有决定能力的。评估时间 15 ~ 20 分钟。

2. MacCAT-CR 的评估程序

包括两个步骤：①访谈；②评分。

原则：具体情况具体分析，根据研究项目的不同进行选择性应用。例如：在一些情况下，研究目的是研究受试者的知情同意能力时，需要应用假设的研究方案。涉及人的生物医学研究应用时，需要针对研究方案的真实信息进行归类，将具体信息加入到 MacCAT-CR 的框架中去，实现知情同意能力评估的研究特异性，应用较为广泛。

3. 适用的情况

量表作者推荐应用于以下两种情况：①研究者需要应用 MacCAT-CR 来筛查受试者参加他们的研究项目；②研究者需要研

究受试者的知情同意能力（应用假设的研究项目）。

综上所述，MacCAT-CR 简体中文版在评估精神分裂症患者知情同意能力的 4 个维度方面具有较好的信度和效度，尤其适合涉及人的生物医学研究中对受试者进行知情同意前进行评估，了解精神分裂症患者知情同意能力的水平，为知情同意书的签署和代理签署提供参考依据。MacCAT-CR 简体中文版是涉及人的生物医学研究中评估受试者知情同意能力的较好工具，但是，受试者参加研究的决定能力可能还受到诊断、精神状态、医学知识和社会环境的影响，MacCAT-CR 可以作为临床判断受试者是否具有决定能力参加涉及人的生物医学研究的辅助工具。

二、简体中文版 MacCAT-CR 评估介绍

下面这些工具，往往适用于临床治疗前的评估，并不是专门设计用于涉及人的生物医学研究之前，对潜在受试者的知情同意能力评估，而且应用较为局限。

1. HCAT

HCAT（Hopkins Competency Assessment Test，霍普金斯决定能力评估测试）[16]：可以作为筛查受试者理解能力受损的工具，评估精神分裂症患者的理解力的变化，但仅限于对理解力进行评估。

2. SICIATRI

SICIATRI（Structured Interview for Competency/Incompetency Assessment Testing and Ranking Inventory，结构式访谈评估决定能力 / 决定能力不全测试和分级问卷）[17]：对决定能力的四个方面进

行评估，内部一致性好，但外部一致性不佳，尚需要进一步研究和调整。

3．ACE

ACE（Aid to Capacity Evaluation，决定能力辅助评估）[18]：是应用于临床工作中的半定式评估工具，从 7 个方面评估患者是否有能力决定自己的治疗：医疗问题、治疗和备选治疗、拒绝治疗的选择、接受治疗预期的结果、拒绝治疗预期的结果、不受幻觉、妄想或抑郁症状潜在影响的决定能力。评估标准分为以下四个等级：肯定受损、可能受损、可能有能力及肯定有能力。ACE 是根据安大略省、加拿大和美国法律标准制定。

4．CAT

CAT（Capacity Assessment Tool，决定能力评估工具）[19] 设计是用来评估初级保健机构患者治疗知情同意能力的，是评估医疗实践中，面临两种治疗选择时，需要患者进行取舍时所应用的结构式访谈工具。基于 6 种能力进行评估：沟通交流、理解选择、了解风险和受益、自知力、决定 / 选择过程、判断能力。但是该工具对自知力维度没有进行定义，评估不易把握。

5．CCTI

CCTI（Capacity to Consent to Treatment Instrument，治疗知情能力评估工具）[20] 是设计用于阿尔茨海默病患者评估的，从 4 个维度评估他们的知情同意能力：理解力、鉴别能力、推论能力和表明选择。假设两种临床情况：肿瘤和心脏疾病，评估患者决定治疗的能力。

6．CIS

CIS（Compentency Interview Schedule，决定能力访谈表）[21]：为了进行 ECT 治疗的精神障碍患者研发的，应用较为局限。包含15 个条目，评估患者的词语记忆，文字识别和非文字识别能力，并且这种评估在提问叙述后立即进行。

7．SSICA

谢斌等编制了 SSICA（临床应用半定式知情同意评估问卷）[22]，评估影响精神障碍患者知情同意能力的相关因素。李华芳等编制了知情同意能力筛查量表（SACC-CT），在精神分裂症患者临床治疗中应用 MacCAT-T 作为金标准进行了研究，SACC-CT 在精神分裂症患者临床治疗中具有较好的信度和效度。

MacCAT-CR 已经被多个国家的临床医生、研究者广泛接受，被翻译为多种语言，应用疾病种类也最多，且并不局限于精神障碍受试者知情同意能力评估，还应用于肿瘤、糖尿病、艾滋病患者，儿童患者（MacCAT-CR 儿童版本）、服刑人员等知情同意能力的评估。在临床大型研究中也进行了 MacCAT-CR 应用，例如：美国国立精神卫生研究所（National Institute of Mental Health，NIMH）进行的 CATIE（Clinical Antipsychotic Trials of Intervention Effectiveness，抗精神病药临床疗效试验）研究对受试者为期 18 个月研究前后的知情同意能力变化进行了分析。

简体中文版 MacCAT-CR 在中国精神分裂症患者知情同意能力的长期随访研究中也进行了应用，王雪芹、于欣教授等[23]针对病情稳定的慢性社区精神分裂症患者，在基线和 1 年后进行简体中文版 MacCAT-CR 评估，受试者理解度、推论能力和做出选择的能力与基线相比无统计学差异，但是鉴别能力较基线有统计学意义的下降，健康对照则基线与 1 年后无统计学意义的变化。长期研究发现：简体中文版 MacCAT-CR 可以有效地评估精神分裂症患者知情同意能力的动态变化，不但可以横断面评估，也可以应用于纵向研究，方便推广应用。

第四节 案例分析

案例：精神分裂症患者有知情同意能力吗？

小 A（化名），男性，1983 年出生，自幼父母离异，由母亲抚养长大，性格内向，自幼学习成绩一般，没有知心朋友。母亲经常上夜班，与患者很少有机会交流。患者从 18 岁开始逐渐变得孤僻，与同学交流少，高中毕业后未考上大学。20 岁时其母再婚，他随母亲和继父生活，继父待患者和善。

2001 年患者（18 岁）未考上大学在家待业，亲戚帮忙找了几个工作，患者要么无法坚持上班自己辞职，要么被单位辞退。自 2003 年起，患者不再工作，也开始很少出门，话少，不讲卫生，睡眠经常昼夜颠倒，生活不规律，进食少，家人未在意。后来发现患者不剪头发，很长时间不洗澡，经常什么都不做、发呆，有时在家中低头走来走去，没有目的。有一次患者外出，到家附近的铁路边，将一块大石头放到铁轨上，铁路工人上前阻止，发现患者言谈不正常，遂报警，患者被警察送回家中。在警察和家人反复询问下，患者说没什么想法，也没什么好解释的，家人带患者就诊于精神科专科医院，诊断"精神分裂症"。2003—2011 年间在门诊予以多种抗精神病药物治疗，均因"副反应"大无法耐受或者"疗效不佳"而停止应用。患者症状逐渐加重，经常低头垂目，不正眼看人，或者把头歪向一侧腋窝，讲话很少，洗澡需要母亲多次督促，头发很长，拒绝去理发，母亲为患者剪头发。

2012 年患者母亲带患者门诊就诊时，看到医院公告栏张贴的一个招募通知：介绍一种新的药物，试验治疗精神分裂症。患者母亲带患者咨询了门诊医生，门诊医生建议患者母亲与招募通知上提供的药物临床试验机构电话联系。熟悉研究流程和该药物临床试验的研究医生来到门诊，与患者及其母亲在门诊的另外一个诊室进行咨询。研究医生阅览了患者的病历，向患者母亲和患者介绍了该新药临床试验的内容，并告知他们该项药物临床试验已经获得了国家食品药品监督管理局的批准，并且通过了医院伦理委员会的会议审查，批准在本医院开展该项药物临床试验。患者母亲向研究医生咨询了解到：该试验药物尚未上市，目前在临床试验Ⅲ期阶段，即：扩大试验人群应用，验证试验药物是否有效，可能有哪些副反应。研究医生也明确告知：这项临床试验的目的是要了解新药对治疗精神分裂症的阴性症状是否有效。患者母亲表示有意向参加这项临床试验治疗，研究医生将两份知情同意书分别交给患者和患者母亲进行阅读。患者母亲针对知情同意书中内容：安慰剂、双盲治疗、随机分组、新药可能的副反应等进行了询问，研究医生一一作了解答，患者母亲对试验疗程和退出处理程序进行了询问，明确了研究的步骤，并打电话征求丈夫的意见，因电话无法接通，患者母亲要求改天再来医院，与家人商量后再做决定。研究医生表示理解，告知患者及患者母亲可以继续给医院药物临床试验机构打电话咨询。

3天后，小A和母亲再次来到医院药物临床试验机构，表示愿意参加该项药物临床试验。他和母亲、研究医生共同签署了知情同意书后，研究医生才开始进行研究相关的检查。

小A通过筛选期的各种检查，符合所有入组标准，不符合排除标准，进入基线研究阶段，小A随机获得受试者编码，该编码对应分配到临床试验药物组或安慰剂组，进行为期1年的双盲试验治疗。

分析

1. 精神分裂症患者怎样了解到药物临床试验的招募信息？

所有公开的受试者招募资料均需要获得伦理委员会的批准，获得招募信息的途径如下：

招募广告／通知：医院的公告栏或网站可以张贴经过本院伦理委员会审查批准的招募广告／通知；

门诊或住院部存放的招募宣传册；

招募平台：药物临床试验微信平台，微信公众号等；

门诊或病房医生告知；

病友间介绍；

其他途径：国家批准的其他招募方式。

2. 研究医生进行知情同意的过程需要注意哪些问题？

研究医生获得知情同意的过程需要注意以下几点：

（1）获得知情同意书的情境要注意可能给潜在受试者带来的压力，进行知情同意的场所需要保护潜在受试者的隐私；

（2）获得知情同意书者需要注意受试者承受的压力，如果潜在受试者与医生有依赖关系，或有被迫表示同意的可能，在获得其参与研究项目的知情同意时，医生必须特别谨慎。在这种情况下，知情同意可以由一位合适的、有资质的且完全独立于这种关系之外的研究人员来获取；

（3）获得知情同意书者需要注意潜在受试者的精神状态，并给予其足够的时间进行考虑；

（4）潜在受试者可以寻求家人或亲戚朋友的建议；

（5）研究者需要耐心、全面的回答潜在受试者提出的所有问题。

3．小 A 可以独自签署知情同意书参加该项临床试验吗？

根据《中华人民共和国精神卫生法》"第四十三条 医疗机构对精神障碍患者实施下列治疗措施，应当向患者或者其监护人告知医疗风险、替代医疗方案等情况，并取得患者的书面同意；无法取得患者意见的，应当取得其监护人的书面同意，并经本医疗机构伦理委员会批准：（一）导致人体器官丧失功能的外科手术；（二）与精神障碍治疗有关的实验性临床医疗"。

精神分裂症患者需要有完整的知情同意能力才能独自签署知情同意书参加临床试验。精神分裂症是一种重性精神障碍，也是涉及人的生物医学研究非常关注的领域，精神分裂症患者有感知觉异常、思维障碍、意志和情感障碍等症状，以上任何一种异常都可以导致患者决定能力的下降，成为涉及人的生物医学研究中的弱势群体，往往需要法定监护人同时签署知情同意书才能参加临床药物试验。

前面我们介绍了简体中文版 MacCAT-CR 可以对中国精神分裂症患者的知情同意能力的水平进行有效的评估，但是精神分裂症患者知情同意能力是否完整尚需要临床医生进行判断。

强调一点：精神分裂症患者知情同意能力相关的 4 个维度只要有一个存在缺损，那么就会认为该患者的知情同意能力是不完整的，需要获得患者本人的意愿同意和法定监护人的知情同意。小A 因症状影响，有效沟通困难，进行 MacCAT-CR 的评估后，理解度、鉴别度和推论能力 3 个维度均不完整，所以根据上述原则，需要小 A 的母亲即法定监护人同时进行知情同意书的签署。

精神分裂症患者的知情同意能力水平可以通过针对性的训练短期获得提高，但长期保持培训后较高的知情同意能力水平的方法，尚需要研究继续探索。

4．精神分裂症患者或法定监护人不签署知情同意书可以参加临床药物试验吗？

如果潜在受试者不具备知情同意的能力，医生必须征得其法定监护人的知情同意。这些不具备知情同意能力的受试者决不能被纳入到对他们没有获益可能的研究之中，除非研究的目的是为了促进该受试者所代表人群的健康，同时研究又不能由具备知情同意能力的人员代替参与，并且研究只可能使受试者承受最小风险和最小负担。

当一个被认为不具备知情同意能力的潜在受试者能够表达是否参与研究的决定时，医生在征得其法定监护人的同意之外，还必须征询受试者本人的同意。受试者的异议应得到尊重。小 A 即使知情同意能力缺损，但是他可以表达是否参加临床试验的决定，所以小 A 需要签署知情同意书表达了参加意愿后才能进入该项临床药物试验。

有时，患者或其法定监护人因为文盲或者视力受损无法签字，这时需要公平见证人—独立于临床试验、不受与试验有关人员的不公正影响的个人，向患者或其法定监护人阅读提供给他们的知情同意书和其他书面资料，并证明研究人员已经和患者、其法定监护人沟通了研究内容，并充分解答了问题，患者本人及法定监护人表示同意参加本项临床试验，并且这一过程需要进行正式记录。

小 A 高中毕业，非文盲或视力残疾，可以签字表示自己参加试验的意愿，所以要小 A 本人签署知情同意书后，才能参加本临床试验。小 A 的母亲，作为他的法定监护人，进行充分的知情同意过程后，签署知情同意书后，小 A 才能被纳入该临床试验中。因为精神科疾病较为特殊，有些临床药物试验是针对兴奋激越患者的，或者无法获得研究对象的知情同意，这些情况下，患者知情同意困难，需要伦理委员会会议讨论，何时（when）、向谁（who）、在哪儿（where）、如何进行知情同意（how）。

5. 所有精神分裂症患者都可以参加这项药物临床试验吗？

每项药物临床试验都有试验目的，本例涉及的试验目的就是为了明确这种新药治疗精神分裂症患者阴性症状的疗效，试验的设计者也会基于此研究目的，制订严格的入组标准、排除标准、中止 / 终止标准以保证临床试验达到目的。

本试验纳入阴性症状（临床表现为：思维贫乏、情感淡漠、意志活动缺乏）明显的精神分裂症患者。所以，符合入组标准的精神分裂症患者才能参加该项药物临床试验。

符合入组标准后，如果患者躯体条件差，比如有严重的心脏病，无法耐受试验药物，那么就是符合了排除标准，也不能参加研究。

如果患者参加了研究，但是并不能按临床试验的要求服药，例如：经常不服或者乱用试验药物，符合特定的脱落标准，研究者会请受试者退出该项药物临床试验，因为让受试者退出临床试验，进行常规的治疗，对患者的疾病的控制可能是最好的选择。

本例中，A 符合所有入组标准，不符合排除标准，可纳入到研究中，在随后的试验药物治疗中，在母亲的督促下，他遵守治疗方案，可以按临床试验要求服用研究药物。

第五节　提高知情同意能力方法的研究探索

Stroup 等 [24] 2011 年研究发现，精神分裂症患者在 18 个月治疗前后分别评估一次 MacCAT-CR，56% 的受试者理解度保持稳定水平，20% 有改善，24% 理解度水平恶化，其中 4% 的受试者恶化到划界分以下，判断为没有知情同意能力。可见受试者的知情同意能力是变化的，受多种因素的影响：精神症状严重程度（阴性症状、阳性症状、认知症状等）、受教育水平、知情同意的过程和方式、知情同意内容的了解程度等。对这些影响因素进行干预，可能会提高受试者知情同意的能力。

王雪芹、于欣教授等对中国精神分裂症患者进行了知情同意能力的危险因素分析 [25]，研究发现：精神分裂症患者知情同意能力比健康对照差，精神分裂症患者的阳性、阴性症状重，疾病的严重程度高可增加精神分裂症患者知情同意能力受损的风险；高受教育年限和高智商可以降低精神分裂症患者知情同意能力受损的风险。

知情同意需要受试者理解知情同意书的内容，并且自愿同意参加研究。知情同意是一个过程，这个过程需要信任和诚实的基础，需要对有知情同意能力的患者进行精确、平等信息的沟通交流，获得自愿的决定。知情同意过程会对受试者的理解力造成影响。对早期出现记忆和注意缺损的阿尔茨海默病患者进行知情同意过程的干预，可以提高受试者的理解力；对基线有知情同意能力缺损的病情稳定半年以上的慢性精神分裂症患者进行教育干预后，大部分患者恢复了完整的知情同意能力。

目前对知情同意过程进行干预的方式有以下几种：①打印资料：将干预内容应用纸版的方式对受试者进行干预，内容包括：对知情同意书内容的解释、研究要素的陈述、关键问题的澄清等，明确研究结果；②幻灯片：将研究信息和知情同意的要素提炼成幻灯片，内容言简意赅，重点突出，但是可能因篇幅有限，遗漏信息；③DVD 影像干预：可以比较全面的进行教育培训，但是受播放环境限制，并且方式较为被动；④网络干预：将知情同意培训内容或影像资料放到网上，受试者接受性更好，可以主动参加培训，培训效果也明确有效。可能会受到上网环境、网络应用能力等条件限制。

王雪芹、于欣教授等 [23] 对社区慢性稳定精神分裂症患者接受纸版打印资料干预一周后进行评估发现：受试者不但理解力提高，鉴别力也有统计学意义的改善，然而一年后第三次评估：上述这些改善并没有持续，而且鉴别力较干预前还有下降，该研究还发现鉴别力和推论能力随时间发生的变化是有显著统计学差异的；然而对照组却没有类似的变化，在基线和一年后理解力、鉴别力和推论能力均无统计学意义的变化。

精神医学研究领域，判断患者知情同意能力是否完整在涉及人的生物医学研究中越来越重要，简体中文版 MacCAT-CR 是一个较好的评估精神障碍患者知情同意能力的工具，可以在涉及人的生物医学研究中广泛推广应用。

（王雪芹　于　欣）

参考文献

1. 全国人大常委会. 中华人民共和国精神卫生法 [J]. 司法业务文选，2012，37：2-16.

2. The International Council for Harmonisation of Technical Requirements for Pharmaceuticals for Human Use. ICH E6 Good Clinical Practice（GCP）[EB/OL]．（2016-12-09）. http：// ichgcp. net

3. World Medical Association. Declaration of Helsinki- Ethical Principles for Medical Research Involving Human Subjects [EB/ OL]．（2013-10-01）. https：//www. wma. net/policies-post/ wma-declaration-of-helsinki-ethical-principles- for-medical-research-involving-human-subjects/.

4. APPELBAUM P S, ROTH L H. Competency to consent to research, a psychiatry review [J]. Archives of General Psychiatry, 1982, 39（8）：951-958.

5. Laura WR, Brain R. Psychiatric research ethics：an overview of evolving guidelines and current ethical dilemmas in the study of mental illness[J]. Biological Psychiatry, 1999, 46（8）：1025-38.

6. Appelbaum PS, Roth LH. Competency to consent to research, A psychiatry review[J]. Archives of General Psychiatry, 1982, 39, 951-958.

7. Misra S, Ganzini L. Capacity to consent to research among patients with bipolar disorder[J]. Journal of Affective Disorders, 2004, 80（2-3）：115-23.

8. Ghormley C, Basso M, Candlis P, et al. Neuropsychological impairment corresponds with poor understanding of informed consent disclosures in persons diagnosed with major depression [J]. Psychiatry Research, 187（1-2）：106-12.

9. Stanley B, Stanley M, Guido J, et al. The functional competency of elderly at risk [J]. Gerontologist, 1988, Suppl: 53-8.

10. Marson DC, Ingram KK, Cody HA, et al. Assessing competency of patients with Alzheimer's disease under different legal standards [J], Archives of Neurology, 1995, 52 (10): 949-54.

11. Harth SC, Thong YH. Aftercare for participants in clinical research: ethical considerations in an asthma drug trial [J]. Journal of Medical Ethics, 1995, 21 (4): 225-8.

12. 罗光强, 李凌江. 精神分裂症患者知情同意能力评估模式的伦理分析[J]. 医学与哲学(人文社会医学版). 2010,31(12): 29-31.

13. APPELBAUM P S, GRISSO T. The MacArthur competence assessment tool-clinical research [M] //Sarasota, FL: Professional Resource Press, 2001.

14. 王雪芹, 于欣, 唐宏宇, 等. 麦克阿瑟临床研究知情同意能力评估工具简体中文版在精神分裂症患者中的信度和效度研究 [J]. 中华精神科杂志, 2015, 48 (1): 17-22.

15. Appelbaum PS, Grisso T. The MacArthur competence assessment tool-clinical research [M]. Sarasota FL: Professional Resource Press 2001: 9-12.

16. Janofsky JS, McCarthy RJ, Folstein MF. The Hopkins competency assessment test: A brief method for evaluating patients' capacity to give informed consent[J]. Hospital and Community Psychiatry. 1992, 43 (2): 132-6.

17. Tomoda A, Yasumiya R, Sumiyama T, et al. Reliability and

validity of structured interview for competency incompetency assessment testing and ranking inventory [J]. Journal of Clinical Psychology, 1997, 53 (5): 443-50.

18. Etchells E, Darzins P, Silberfeld M, et al. Assessment of patients capacity to consent to treatment [J]. Journal of General Internal Medicine, 1999, 14 (1): 27-34.

19. Carney MT, Neugroschl J, Morrison RS, et al. The development and piloting of a capacity assessment tool [J]. Journal of Clinical Ethics, 2001, 12 (1): 17-23.

20. Marson DC, Ingram KK, Cody HA, et al. Assessing the competency of patients with Alzheimer' s disease under different legal standards. A prototype instrument [J]. Archives of Neurology, 1995, 52 (10): 949-54.

21. Bean G, Nishisato S, Rector NA, et al. The psychometric properties of the Competency Interview Schedule [J]. Canadian Journal of Psychiatry, 1994, 39 (8): 368-76.

22. 潘忠德, 谢斌, 卞茜等. 精神障碍者知情同意能力评估问卷的编制 [J]. 上海精神医学. 2005 (17): 29-32.

23. WANG X Q, YU X, APPELBAUM P S, et al. Longitudinal informed consent competency in stable community patients with schizophrenia: a one-week training and one-year follow-up study [J]. Schizophrenia Research, 2016, 170 (1): 162-167.

24. Stroup TS, Appelbaum PS, Gu H, et al. Longitudinal consent-related abilities among research participants with schizophrenia: results from the CATIE study [J]. Schizophrenia

Research，2011，130（1-3）：47-52.

25. 王雪芹，于欣，唐宏宇，等. 精神分裂症患者知情同意能力的相关因素 [J]. 中国心理卫生杂志，2017，31（10）：781-787.

第六章　精神心理与行为障碍研究中的保密原则

随着精神病学、精神药理学、心理学、转化医学等学科的发展，精神障碍患者治疗的临床缓解或痊愈已经成为现实。然而，研究表明，精神障碍的患病率与治疗率之间存在着较大的治疗缺口，而病耻感及其所带来的歧视就是产生这个缺口的重要原因之一，同时也是精神卫生服务发展与精神障碍患者回归社会的重要阻碍。因此，精神心理与行为障碍研究中应极力避免增加患者病耻感。减少与精神障碍有关的病耻感正是精神心理与行为障碍研究中保密原则的指导思想。

第一节　精神心理与行为障碍患者的耻感研究

一、病耻感概念

病耻感是表示特殊人群因为自身的负面标记而存在羞耻感或是遭到他人的污名化[1]。病耻感一词是翻译自英文的"stigma"，原本该词在希腊文中为烙印或文身之意，是对于一些行为异于公众或是身份特殊的人，例如罪犯、叛徒或是奴隶等，在他们身上以火灸、文身或切割的方式，形成一些标志和记号来表明此人的特殊身份，也因而逐渐形成社会歧视和隔离的现象。

美国社会学家 Goffman[2] 首先对 stigma 提出定义：对个体或群体的明显身体或行为特性，产生的一种错误且负面的社会态度；在中国台湾则多将 stigma 译为烙印、耻辱感或污名化，意思也是当违背了社会正常标准时被贴上的记号，造成歧视（discrimination）、偏见（prejudice）与刻板印象（stereotyped）。在文献检阅中尚可见到许多对于 stigma 的不同译名，包括污名、歧视、烙印等。徐韬圆教授[3] 在《上海精神医学》杂志中提出："建议将 stigma 译为'（被）歧视感'，stigma 有译为'烙印'或'病耻感'"；病耻感现在经常被用来表示某种社会制裁的形式，标志着一个人与所接触的一般大众（相比）具有其他人不能接受的差异[3]。本文统一将 stigma 译为病耻感。《牛津精神医学手册》中描述到：广泛的、现代的病耻感其意义指的是对于特定的人群、特点、情况或生活方式的一组反对和负面印象的观念。

病耻感是在一个心理化的过程，而非实际上的身上的标记。Link BG 等[4] 从认知的角度出发，认为病耻感不仅是被歧视的问题，它应该是"标记、刻板印象、隔离、地位丧失及歧视"五大因素的复合体。而 Thornicorft G 等[5] 认为，病耻感包含知识、态度与行为三个要素，它们相应表现为无知、偏见与歧视。

二、精神障碍患者病耻感

精神疾病病耻感是指精神疾病患者及其相关人员因精神疾病所

致的羞辱感和社会公众对他们所采取的歧视和排斥态度。而精神疾病患者的疾病名称和他们不同于其他人的经历和行为，会标志出他们的特殊身份并成为其痛苦的根源。精神动力学认为，精神疾病患者的病耻感是对于歧视而产生的"投射性认同"，投射的主体则是公众。目前，关于精神障碍病耻感的研究主要集中在精神分裂症、双相障碍及抑郁症等重性精神障碍。其中，精神分裂症的病耻感较为严重[6]。虽然精神障碍不会像艾滋病、结核病等造成传染，但基于对这类患者行为的非正常性与不可预测性的恐惧，公众仍不愿与精神障碍患者一起工作、学习或是生活。欧洲一项多中心研究表明，41.7% 的精神分裂症患者存在中度以上的自我病耻感[7]，而在心境障碍中这一比例相对较低[8]。Corrigan[9] 认为精神疾病病耻感的认知和行为特征包括：社会刻板印象、偏见及歧视三个方面。Yang[10] 阐述了病耻感理论在华人背景下产生的机制。他认为病耻感是由于直接对患者个人的歧视，患者对负性刻板印象的内化及社会制度上的歧视。他还指出华人的"面子"思想以及中国传统对精神疾病的轻蔑态度，对患者病耻感有影响。病耻感可分为感知的病耻感（Perceived stigma）和实际的病耻感（Enacted stigma）。前者是指妨碍精神病患者谈论亲身经历、寻求帮助的羞耻感和对歧视的预期感受；后者是精神病患者遭受他人歧视及不公平对待的经历。病耻感是涉及医学、社会学及心理学等多学科的复杂问题。Satcher 指出"病耻感是精神卫生工作的最大障碍"，并主张通过社会包容来消除病耻感[11]。

Dinos 等[12] 对 46 例精神疾病患者进行了面谈，发现几乎每个患者的言谈中都会涉及关于羞耻感的经历和感受，尽管有些患者没有过被歧视的经历，但仍会有羞耻感的感受，其中 41 例患者表示有病耻感感受，由于隐瞒病情而感到焦虑，29 例患者认为病耻体验使他们感到在受折磨。Ritsher[13] 对一些患有严重精神疾病的患者研究也发现，有三分之一的患者有非常强烈的病耻感感受。Rüsch[14] 对 60 例患有人格障碍和 30 例患有社交恐惧症的女性的调查表明，这些患者都有很高的病耻感水平，并且人格障碍患者的病耻感水平高于社交恐惧症患者。国内高氏[15] 等的调查显示，42%的精神病患者承认自己曾受到单位不公正对待，受到同事或同学的歧视，被邻居看不起，这其中歧视看做是病耻感的重要部分。一项对强迫症患者的案例研究认为，病耻感是患者心理认知的中介评价系统中一种较为固定的观念，它对强迫症的产生有关键性的作用，并且认为患者焦虑的情绪可能源于病耻感[16]。

三、病耻感的公共卫生意义

1. 病耻感与自杀

病耻感作为一种慢性应激，对患者的躯体或精神健康均有负面影响。与一般人群相比，精神障碍患者的预期寿命较低。为此，2013 年"世界预防自杀日"的主题即是"病耻感：自杀预防工作的绊脚石"[17]。Amira Y 等[18] 对 200 名病情稳定的精神分裂症患者的自杀风险进行评估后发现，38%的患者具有严重的自杀倾向，且自知力越完整的患者自杀风险越高，可能是因为自知力完整的患者内在病耻感较高，自我羞耻之心更为严重所致。此外，由于病耻感的存在，精神障碍患者的躯体状况也常被人们所忽视。因此，精神障碍共病躯体疾病已成为当今精神卫生服务的挑战之一。

2. 病耻感与治疗缺口

无论是发达国家还是发展中国家，均有部分精神障碍患者尚未接受治疗。一方面可以归因于精神卫生服务的普及性较差，另一方面则是因为病耻感的存在，导致患者不愿就医或延迟就医，结果出现病情反复或是加重，严重影响预后、社会功能与生活质量。而对于那些已经接受治疗的患者，为摆脱精神疾病的阴影，他们的依从性会相应下降甚至是放弃治疗[19]。

3．病耻感与社会功能

基于对精神障碍患者"固有的"刻板印象，多数雇主不愿雇用他们，这亦加重了部分患者的自我病耻感。为避免受歧视，一些患者不愿继续学习或工作，拒绝与他人交往，逐渐出现社会退缩，社会功能严重受损；还有一些病情稳定的患者则选择对病情密而不谈，导致相应的社会支持减少。而良好的社会支持对减轻病耻感有着重要的作用。自信心的下降，担心诊断暴露的慢性应激，都会对患者的工作、学习和人际交往等方面造成负面影响。而较差的社会功能，亦会增加精神障碍患者家属乃至社会的照料负担和成本[17]。

四、精神障碍患者病耻感危害

精神病患者病耻感问题对其危害极大。患者大多在就业、工作、日常生活中遭受社会歧视、贬低与排斥，使患者感到羞辱、自尊受损、自卑、回避社交、社会地位丧失、刻意隐瞒病情，甚至否认患病事实延误治疗，影响患者的心理状态、社会功能、治疗依从性、疾病康复、生存质量等。精神疾病患者长期生存在贬低与歧视的文化氛围中，会逐步将负性体验内在化，从而使其自尊、自我效能和自信心受到损害[20]。高士元等[21]研究发现：41.4%的患者认为自己不能为社会做出贡献；38.2%的患者认为人们应该回避精神障碍患者。Angermeyer[22] 等研究发现，人们不愿意租房子给精神病患者，不愿意与患者一起工作，不愿意做患者的邻居，不愿与患者或其家属结婚。社会公众普遍存在误解与歧视，对患者持悲观和消极的态度；患者家属大多产生连带病耻感，家属的羞辱感及悲观情绪可影响家庭关系及对患者的态度，不利于患者回归家庭及社会。

五、降低病耻感措施

各国积极采取措施降低精神疾病患者的病耻感：包括加强公众教育，消除偏见和歧视，增加与患者的接触，从各方面保护患者的利益。

公众对精神疾病患者存在许多误解和歧视，使患者多不愿意让自己的亲友和单位同事知道自己患病的事实，有时患者甚至会谎称自己患的是抑郁症。公众认为精神疾病患者尤其精神分裂症患者具有危险性、不可预测和暴力倾向，对精神疾病患者歧视及消极态度，不利于患者的治疗、护理、预后和回归家庭和社会。因此，若患者自愿入院且自知力完好，不想让他人知道，则尽量为患者保密。若无自知力，除患者监护人外，不与他人提及患者的诊断及病情。住院患者查房，避免其他患者围观。门诊问诊，采取一医一患的原则，给患者提供一个私密的环境。尊重患者隐私权，避免增加患者的病耻感。

第二节　精神心理与行为障碍研究保密原则的
内容与特殊性

一、隐私权

隐私权是 19 世纪末由美国两位著名法学家萨莫尔·华伦
（Samuel Warren）和路易斯·布兰蒂斯（Louis Brandeis）在《哈佛
法律评论》上发表的《隐私权》一文中首次提出。经过上百年的发
展，隐私权理论已经形成了比较完善的体系，隐私权作为一项人权
被各国普遍接受。但是"隐私权"在内容及范围上仍存在一些争
论，杨立新教授在《人格权法专论》中给出"隐私"的定义是指与
公共利益、群众利益无关的，当事人不愿他人知道或他人不便知道
的私人信息，当事人不愿他人干涉或他人不便干涉的私人活动，当
事人不愿他人侵入或他人不便侵入的私人空间。美国最高法院将隐
私权划分为三类：私事决定隐私权、身体隐私权和信息隐私权。私
事隐私权包含自主决定和不受干涉两个方面。身体隐私权保证个人
免于不合理的搜查和逮捕。信息隐私权是个人对自身可识别信息的
收集、披露和使用的控制权。简而言之，即个人信息的保密、个人
生活的不受干扰和个人私事决定的自由。

医学研究中的隐私权主要指受试者的隐私权。受试者隐私主要
涉及个人身份相关的信息与个人健康相关的信息。个人身份相关的
信息：姓名、性别、年龄或出生年月、职业、学历、婚姻状况、家
庭住址、电话号码、证件（身份证号、社会保障卡号、医疗卡号、
护照号）、住院号，书写的签名等。个人健康相关的信息：个人的

医疗记录，如疾病诊断与治疗用药，基因、血型、家族疾病和遗传性疾病史等。

而在精神心理与行为障碍研究中，受试者参加研究本身也可能构成一种隐私，因为其参与研究的行为可能是其不愿意为他人所知晓的信息。受试者隐私权，是指在医学研究中，受试者对于其不为或不愿为他人知悉的，包括其健康状况、个性信息、基因信息等在内的个人信息与个人秘密，与私人生活、私人领域相关的活动及事实等享有的不被他人知悉、禁止他人干涉的权利。

对于隐私权的保护也逐渐得到世界各国的认可。《世界人权宣言》第 12 条规定："任何人的私生活、家庭、住宅和通信不得任意干涉，……"。《公民权利和政治权利国际公约》第 17 条指出"刑事审判应该公开进行，但为了保护个人隐私可以不公开审判"。隐私权已经成为一项普遍承认的、重要的国际人权。《赫尔辛基宣言》要求医师必须采取一切预防措施保护受试者的隐私。

二、个人信息保密

个人信息保密与隐私权不同，保密是对信息和数据，而隐私是对人。个人信息与隐私，在内容及范围上存在一定的交叉。隐私是观念上的抽象，不同民族、种族、国家以及地区往往因不同的风俗习惯和文化传统会有不同的隐私观念。个人信息是指个人的姓名、性别、年龄、血型、健康状况、身高、地址、头衔、人种、职业、学位、生日、特征等可以直接或间接识别某个人的符号序列。所谓识别是指信息与信息本人存在某一客观确定的可能性，通俗点说就是通过信息就能够把这个信息本人"认出来"。

医学研究者应当保证完全尊重潜在的以及已招募的受试者对其

在招募阶段、知情同意过程中、试验进行中透露或发现的信息的保密性。研究者对受试者有持续义务，应保证发展并执行有关程序以维持所收集信息的保密性与安全性。医学研究和试验中要收集大量的受试者个人信息，比如年龄、身高、血型、健康状况、DNA 信息及其他与试验有关的信息。如果这些信息被不当地泄露，可能会对受试者个人的社会评价、社会关系的完整等造成损害。因此，在医学研究中尤为重要的是对受试者（既包括已经招募的，也包括潜在的受试者）的所有个人信息保密，最大限度地降低上述损害。所有的受试者对在招募及知情同意阶段透露或发现的个人信息都有权要求研究者保密。对于妇女、儿童等弱势群体的个人信息应给予特别保护。

三、精神心理与行为障碍研究的保密原则

1.《赫尔辛基宣言》

在当前有关人体研究的国际规范中，最具有影响力的是世界医学会（The World Medical Association，WMA）的《赫尔辛基宣言》（Declaration of Helsinki），而人体研究的伦理指导原则也主要来自于它，并已获得世界上大多数国家的普通认可。世界医学会最早由来自 27 个国家的医生于 1947 年 9 月 17 日在巴黎召开的世界医学大会第一次会议上成立。世界医学会成立的目的在于保障医生的独立地位，为医生可以提供最高标准的伦理行为和医学照顾而服务，其宗旨是通过实现在医学教育、医学科学、医学艺术和医学伦理上最高的国际标准和为全世界人类提供健康保障而实现人道主义。目前其成员包括各国医学会作为团体成员以及医生个人成员。第 18 届世界医学大会 1964 年 6 月在芬兰赫尔辛基制定通过了《关于以

人体为对象的生物医学研究国际伦理指导原则》（Ethical Principles for Medical Research Involving Human Subjects），一般通称《赫尔辛基宣言》。《赫尔辛基宣言》总结了此前有关人体试验的经验和教训，规定在医学领域进行人体试验所必须遵循的伦理原则，包括公正、尊重人格、力求使受试者最大程度受益和尽可能避免伤害原则。此后，多次 WMA 对《赫尔辛基宣言》进行了修订。2013 年最新版的《赫尔辛基宣言》第 23 条指出："必须采取一切措施保护研究受试者的隐私和为个人信息保密"，第 32 条"对于使用可辨识的人体材料或数据的医学研究，通常情况下必须设法征得对收集、分析、存放和（或）再使用这些材料或数据的同意"。《赫尔辛基宣言》可以作为医师的职业道德规范及人体研究的伦理指导原则。但是，不具有国际法上的拘束力 [23]。

2.《涉及人的生物医学研究伦理审查办法》

2007 年国家卫生部印发的《涉及人的生物医学研究伦理审查办法（试行）》[24] ［以下简称为《办法（试行）》］明确规定涉及人的生物医学研究和相关技术的应用，必须在保护人的生命和健康，维护人的尊严、尊重和保护人类受试者的合法权益等前提下进行。《办法（试行）》中第三章审查程序中第十四条明确规定：尊重和保护受试者的隐私，如实将涉及受试者隐私的资料储存和使用情况及保密措施告知受试者，不得将涉及受试者隐私的资料和情况向无关的第三者或者传播媒体透露。

随着涉及人的生物医学研究的快速发展和伦理审查工作的逐步深入，该《办法（试行）》作为规范性文件已无法满足临床试验管理的需要。2016 年 9 月 30 日经国家卫生和计划生育委员会主任会议讨论通过《涉及人的生物医学研究伦理审查办法》（以下简称

《办法》）。自 2016 年 12 月 1 日起试行。《办法》中提及"切实保护受试者的隐私，如实将受试者个人信息的储存、使用及保密措施情况告知受试者，未经授权不得向第三方透露"。重点提出了受试者个人信息储存、使用及保密措施的重要性和受试者的知情权。第二十条，明确了伦理委员会重点审查内容包括，是否有对受试者个人信息及相关资料的保密措施。第三十六条，明确规定知情同意书中必须写明，研究数据和受试者个人资料的保密范围和措施。同时，《办法》使用了足足五条规定来描述对于违反相关规定的处罚 [25]。

3．其他法规

《生物医学研究审查伦理委员会操作指南》[世界卫生组织（World Health Organization，WHO，2000 年）]，对于人体研究伦理审查的内容和实质性标准给出了具体规定，其中规定了对受试者隐私的保护：对于有权接触到受试者个人资料（包括医疗记录、生物学标本）人员资格的规定；保证有关受试者个人信息和安全的措施。美国联邦受试者保护通则（Common Rule）规定人体研究审查委员会需要审查研究机构是否有适当的保护受试者隐私和保持信息安全的措施。我国 2013 年 5 月 1 日生效的《中华人民共和国精神卫生法》第四条亦规定："有关单位和个人应当对精神障碍患者的姓名、肖像、住址、工作单位、病历资料以及其他可能推断出其身份的信息予以保密；但是，依法履行职责需要公开的除外"。我国《精神卫生法》虽然对精神科医生在精神障碍诊疗中的职责及保密的义务有了明确规定，但欠缺之处在于没有明确针对"依法履行职责需要公开"的信息如何处理的规定，尤其是针对有危害社会、他人风险的精神障碍患者，应该明确精神科医生的主动报告的权利和义务。相关规定的欠缺，会对精神科医生在面对上述困境时提出更高的道德和伦理考量[26]。国际医学科学组织理事会（Council for International Organizations of Medical Sciences，CIOMS）的《人体生物学研究国际伦理指南》规定研究者需在招募受试者时告知对于受试者隐私和可以确定身份的信息的安全保护措施。

4. 精神心理与行为障碍研究保密原则的内容

综前所述，虽然目前国际上大多数相关机构都确定了医学研究的保密原则，但是没有阐明具体的内容。关于精神心理与行为障碍研究的保密原则可以参考心理咨询和治疗的保密原则。许多国家的心理治疗伦理学均强调"除非患者书面同意或其法人代表、监护人和代表患者利益的人同意，否则心理治疗师无权、也不能泄露有关患者的保密资料"。美国"伦理学规范"中指出：心理学工作者有重大责任采取合理的预防措施为患者保守秘密，尊重那些接受咨询或治疗人员的保密权，知道保密原则是由法律、制度规则、专业或科学关系制订的。心理咨询师或治疗师在没有征得患者的同意时，仅在法律命令或经法律允许时才能泄露保密资料。再结合《赫尔辛基宣言》中对于保密原则的描述，可以总结出精神心理与行为障碍研究保密原则的内容包括：

（1）研究者必须采取一切措施保护研究受试者的隐私和个人信息保密。

（2）研究者需在招募受试者时告知对于受试者隐私和个人信息的保护措施。

（3）除非受试者书面同意或其法人代表、监护人和代表受试者利益的人同意，否则研究者无权、也不能泄露有关受试者的保密资料。

（4）研究者在没有征得受试者或者其承担医疗看护职责的监护人的同意时，仅在以下情况下可以打破保密原则：①受试者有可能实施危害他人或者危害社会的行为时；②受试者有可能实施危害自身的行为时；③担任高度责任性工作的受试者（如公交车驾驶员、民航领航员等），因精神症状的影响而表现出明显的对事物的判断和控制能力受损；④司法部门依法取证。

（5）在特定情况下，受试者或者其承担医疗看护职责的监护人也有权主动放弃隐私保护，但需书面写明放弃的范围及时限。

5. 精神心理与行为障碍研究保密原则的特殊性

精神心理与行为障碍研究保密原则的特殊性主要体现在其研究对象的特殊性。由于此类研究的部分受试者是精神疾病患者，他们可能不具备正常人的辨识能力、理解能力、判断能力，因而不能正确判断自己的行为，属于弱势群体。相比正常人而言，他们更难以保障自己的合法权益。《赫尔辛基宣言》第19条规定："一些群体和个人特别脆弱，更有可能被虐待或遭到更多的伤害。所有的弱势群体都应该得到特殊的保护"。

前文中关于精神疾病患者及家属病耻感的介绍，表明精神病患者病耻感问题对其危害极大：患者感到羞辱、自尊受损、自卑、回避社交、社会地位丧失、刻意隐瞒病情、甚至否认患病事实、延误治疗，影响患者的心理状态、社会功能、治疗依从性、疾病康复、生存质量等。部分患者甚至会觉得自己毫无价值，从而产生自杀观念。同时，患者家属大多产生连带病耻感，家属的羞辱感及悲观情绪可影响家庭关系及对患者的态度，不利于患者回归家庭及社会。另外，公众包括患者家属及医护人员也会对精神病患者存在误解与歧视。因此，对具有精神疾病的受试者隐私的保护必须更加严谨和周密。

精神病患者行使隐私权和决定权是有前提的。"精神疾病患者行使知情权和决定权应当以其有自知力为前提"。按照此规定，行使隐私权的对象应当首先予以界定：①凡自行行使隐私权利的，均为具有自知力的精神疾病患者；②完全或者部分丧失自知力的精神疾病患者，由其承担医疗看护职责的监护人代理行使隐私权利；③对于具有自知力的患者，其他人不得剥夺其隐私权或代替其行使隐私权利。而判断患者是否具有自知力则需由专业的医务人员来完成。因此，研究者需要根据受试者是否具有自知力来确定取得知情同意的对象。

第三节　案例分析

根据精神心理与行为障碍研究的保密原则，研究者必须采取一切措施保护研究受试者的隐私和为个人信息保密，除非受试者本身同意或者不具有自知力受试者的承担医疗责任的监护人同意，否则只有在受试者危及或可能危及自身、他人或社会安全时，或者法律允许或需要的情况下，才能打破保密原则。伦理委员会在审查时可以接触到相关资料，但不得泄漏给其他人员。因此，在通常情况下，知道受试者患有精神障碍的只有受试者本人、参加研究的医务工作者或其他研究人员和负责审查的伦理委员会部门。事先不知情的受试者家属、其他受试者、不参加研究的医务人员以及其他人均不得知。研究者在发表研究结果时不得包含能够识别患者身份的资料，包括受试者的姓名、病历号、家庭住址、联系方式、具体的工作职业等。

案例1

　　某精神卫生中心联合多家医院进行精神障碍流行病学调查，随机从若干居委会和行政村居民中抽取上万人作为研究对象，由精神科护士用一般健康问卷进行筛查，然后由精神科医生作出具体诊断。

分析

　　该案例是一项调查性研究，需要收集受试者的一般资料和健康状况资料。根据保密原则，受试者本人有权得知自己是否患有精神障碍，参与研究的精神科护士和医生，以及伦理委员会能够接触到受试者的信息，但有保密的义务。视受试者本人意愿，研究者决定是否可以告知受试者家属。除了保密原则中打破保密原则的情况外，研究者有义务保证受试者信息不对其他人公开。

案例2

　　某医院精神科研究微信干预对门诊抑郁患者康复的效果，研究步骤为被确诊抑郁的患者在接受其他治疗的同时接受研究组心理医生的微信干预。某天，一位受试者家属添加了研究组医生的微信，并询问受试者的病情以及治疗情况，医生在未询问受试者本人的情况下将其信息告知了家属，此后，该受试者由于不满研究组的泄密行为而退出了研究。

分析

根据保密原则，对于有自知力的受试者，其行使隐私权的权利不得被其他人代替和剥夺，而该医生在没有得到受试者同意的情况下私自将其健康资料透露给其家属，是没有履行研究者保密义务的表现。

第四节　精神心理与行为障碍研究中的保密措施

在科学研究的过程中，研究者应确保受试者的个人信息在研究收集、处理和发表阶段都不能被披露。保密性在涉及有病耻感的疾病研究和小型社区研究时格外重要。随着电子病历记录的电子化，数据保密的操作会更加复杂，伦理委员会在审查项目时要特别注意方案中是否有切实可行的数据保密制度。

一、研究设计阶段

研究者需要专门就如何保护受试者个人信息保密性进行培训。有关个人数据信息收集与存储的决定应以研究设计的要求和受试者的试验需求为基础。首先，要确认拟收集受试者个人信息的必要性，是否符合研究目的，若与研究目的无关，不要涉及。例如，一项关于一种新型药物的临床研究，研究目的是这种抗抑郁剂对抑郁症患者的治疗效果观察。受试者的证件信息及与精神心理疾病无关的遗传史或家族疾病可不必收集。

其次，收集的资料的私密程度，例如，家庭收入是一个比较隐私的问题，问卷中多以选择题的形式出现，而不是填空题的形式。

最后，收集数据前还需考虑清楚，计划如何使用收集来的数据，是否会侵犯隐私权或对研究对象造成伤害，是否有计划在研究的某个阶段销毁个人身份信息、敏感性研究的保密及遗传研究的保密。

二、伦理审查阶段

伦理委员会由医学专业人员、法律专家以及非医务人员组成，具有相对独立性，具有教育、咨询、监督和审查的功能。工作的主要目的是协调医院、医生与患者以及患者亲属之间的关系，审查生物医学研究项目，保护受试者的权益和安全。伦理委员会最大限度地保护受试者，为在科学与伦理方面达到高质量的生物医学研究作出贡献 [27]。

为了保护受试者及研究者的权益，所有伦理委员会的成员需要在任职前，仔细认真地阅读、理解、接受和签署相应的保密协议。所有非伦理委员会成员因为正当原因参加伦理审查会议或者阅读伦理委员会相关文件之前，应签署相应的保密声明。

1. 保密的内容

保密的内容包括研究技术信息、专有技术、研究实施的相关信息和研究者提供的研究室或医药公司文件中列为绝密、机密的各项文件。研究技术信息：研究者拥有的或获得的有关药品和试剂的信息、研究方案、研究流程、计算机软件、数据库、试验结果、研究数据、图谱、样品、模型、试验动物、说明书、研究手册、研究文档、涉及上述秘密的业务函电等一切有关的信息。专有技术：研究者拥有的有关专业研究的技术知识、信息、技术资料、研究方法、相关的试验方法、经验或其组合，并且未在任何地方公开过其他完整形式的、作为专利来保护的其他技术。研究实施的相关信息：有关研究的实施机构、研究人员构成、不公开的财务资料、合同、试验对象资料、医药公司提供的药品清单和运送、保存等信息。

2. 保密的措施

伦理委员会设置专门的档案室，钥匙由伦理委员会办公室成员保管；

办公室文件档案柜上锁，钥匙由专人保管；

伦理办公室电脑设置密码，密码由专人保管；

伦理办公室备份电子文档存入硬盘，由专人保管；

办公室对上述所有文件（包括电子文件）设置访问权限，权限范围外申请查阅或复印应获得主任委员的许可，并进行登记。

委员和独立顾问在完成审查工作后，及时归还审查和咨询工作中涉及的纸质版资料，会后立即删除相应电子版资料。

所有签署保密协议/声明的人员，不得向无关的第三方公开审查项目的保密内容；

在培训和学术交流中若涉及某些项目情况和审查工作，需要隐去项目的保密内容；对于检查/视察/访问学习需要查阅上述文件或列席伦理审查会议者，需要阅读并签署保密声明。

专家评审时应注意以下标准：①尽可能降低受试者的风险；②预期效果和风险应该在合理的范围内；③公平筛选受试者；④受试者知情同意书的内容应通俗易懂，并适当保存；⑤应有机制监督试验数据以保证受试者的安全；⑥确保受试者的隐私，尽到数据保密的责任；⑦应有保护弱势群体受试者的措施。

3．保密义务人的保密义务

保密义务人对其因身份、职务、职业或技术关系而知悉的医学研究和临床试验秘密应严格保守，保证不能被披露或使用，包括意外或过失。即使这些信息甚至可能是全部由保密义务人本人因工作而构思或取得的。

在服务关系存续期间，保密义务人未经授权，不得以竞争为目的、或出于私利、或为第三人谋利，或为故意加害研究者，擅自披露、使用医学研究和临床药物试验秘密、取走与医学和临床药物试验的秘密有关物件；不得刺探与本职工作或本身业务无关的秘密；不得直接或间接地向研究者内部、外部的无关人员泄露；不得向不承担保密义务的任何第三人披露研究者提供的相关秘密；不得复制或公开包括研究者提供的医学研究和临床药物试验的秘密文件或文件副本，对因工作所保管、接触的审批文件应妥善对待，未经允许不得超出伦理审查范围使用。

如果发现医学研究和临床药物的秘密被泄露或者自己过失泄露应当采取有效措施，防止泄密进一步扩大，并及时向研究者报告。

服务关系结束后保密义务人应将与工作有关的研究资料伦理审查材料相关名单等交还研究者。

4．保密义务的终止

研究者授权同意披露或使用医学研究和临床试验信息的秘密。

有关的信息、技术等已进入公共领域。

保密人是否在职，伦理委员会委员职责是否履行完毕，均不影响其保密义务的承担。

每次伦理审查会议后，立即归还审查文件，如果有电子文件，应彻底删除。

三、研究实施阶段

通过研究者和受试者关系所取得的研究结果以及与此有关的受试者个人信息应属于保密范围。保守患者或受试者的秘密就是尊重他的自主性。没有这种尊重，研究者与患者或受试者之间的重要关系（如信任）就会受到严重的影响。我国药物临床试验质量管理规范（Good clinical Practice，GCP）要求，受试者或其监护人签署知情同意时，必须使受试者了解，参加试验及在试验中个人资料均属保密。另外，研究基金资助机构、数据监察委员会成员、监察员、稽查员、伦理委员会成员、政府行政部门稽查人员可以在不违反适用法律和法规所准许的范围内，在不侵犯受试者隐私的情况下，直接查阅受试者的原始医疗记录以便核查临床试验的程序和数据。因此，研究者在收集和存储受试者的相关数据时，也要充分告知受试者哪些情况下哪些人可能会未经受试者本人允许查看信息。受试者有权获得其数据，即使这些数据没有直接应用的价值（除非伦理审查委员会批准数据暂时或永远不公开），在此情况下应该通知受试者，并说明不能公开的理由。说明研究者保守秘密的能力会受到法律或其他方面的限制，以及违反保密原则的后果。确保尊重受试者隐私和能识别受试者身份的记录的保密规定。需要当面收集受试者信息时，应在一个独立的空间，没有其他人在场，给受试者提供一个私密的环境，保证受试者个人信息不被泄露。

四、数据分析及发表阶段

收集的数据需按照法律的要求进行记录和保密，应匿名编号处理，不能暴露其个人身份及研究场地的有关信息；所有问卷、录音和电子及纸质数据应安全储存；处理数据的电脑和笔记本设密码保护，只有课题的研究人员才能看到；试验结束后，研究者还应当对受试者的信息承担持续的保密义务；收集来的信息仅用来撰写与课题相关的研究报告、会议论文、学术期刊文章和专著，严禁挪为他用。发表时研究信息和数据时，需采用整体数据的形式来呈现，不呈现受试者的个人信息；如果研究结果的发布，需要把受试者的一些信息公之于众，但这种情况下应当避免个人信息的可识别性，即不透露受试者的姓名或其他可识别的特征。

五、保密例外

保密是指未经受试者本人许可不能透露受试者的个人信息，但也有例外，以下情况下需要向有关部门如实透露受试者的信息。①受试者威胁将要伤害某人；②受试者虐待或漠视儿童青少年，或者虐待生活无法自理的人群；③发现任何可能触犯法律的情况存在。

（马　莉　柳学华）

参考文献

1. 沈瑜君，王立伟. 精神疾病病耻感的相关研究进展 [J]. 上海精神医学，2010，22（2）：119-122.

2. Goffman E. Stigma：notes on the management of spoiled identity. Englewood chitts. NJ：Prentic Hall，1963，5-7.

3. 徐韬圆. 对 stigma 和 clearance 两词的汉译 [J]. 上海精神医学, 2002, 14（4）：197.

4. Link BG, Phelan JC. Conceptualizing stigma [J]. Annual Review of Sociology, 2001, 27（1）：363-385.

5. Thornicroft G, Rose D, Kassam A, et al. Stigma：ignorance, prejudice or discrimination ？[J]. British Journal of Psychiatry, 2007, 90（3）：192-193.

6. Sarisoy G, Kacarö F, Pazvantoğlu O, et al. Internalized stigma and intimate relations in bipolar and schizophrenic patients：a comparative study [J]. Comprehensive psychiatry, 2013, 54（6）：665-672.

7. Brohan E, Elgie R, Sartorius N, et al. Self-stigma, empowerment and perceived discrimination among people with schizophrenia in 14 European countries：The GAMIAN-Europe study [J]. Schizophrenia Research, 2010, 122（1-3）：232-238.

8. Brohan E, Gauoi D, Sartorius N, et al. Self-tigma, empowerment and perceived discrimination among people with bipolar disorder or depression in 13 European countries：the GAMIAN-EUROPE study [J]. Journal of Affective Disorder, 2011, 129（1-3）：56-63.

9. Corrigan PW. Mental Health Stigma as Social Attribution：implications for research methods and attitude change [J]. Clinical Psychology Science and Practice. 2000, 7（1）：48-67.

10. Yang L H. Application of mental illness stigma theory to Chinese societies：synthesis and new directions [J]. Singapore Medical Journal, 2007, 48（11）：977-985

11. Carter R, Satcher D, Coelho T. Addressing sogma Through social Inclnsion [J] American Journal of Public Health, 2013, 103 (5) 773.

12. Dinos S, stevens s, serfaty m, et al. stigma: the feelings and experiences of 46 people with mental illness. British Journal of Psychiaty, 2004, 184, 176-181.

13. Ritsher J B, Phelan J C, Internalized stigma predicts erosion of morale among Psychiatric ontoatients [J]. Psychiatry Res, 2004, 129 (3): 257-265.

14. Rüsch N, lieb k, Bohus m, et al. self-stigma, empowerment, and perceived cegitimacy of discrimination among women with mental illness. Psychiatric serrices, 2006, 57 (3), 399-402.

15. 高士元, 费立鹏, 王向群等, 精神分裂症病人及家属受歧视状况 [J]. 中国心理卫生杂志, 2005, 19 (2): 82-85.

16. 周朝当. 浅析羞耻感与强迫症(附1例报告)[J]四川精神卫生. 2007 (01): 54.

17. 李娟, 李洁. 精神障碍病耻感研究新进展[J]. 精神医学杂志, 2014, 27 (3): 232-234.

18. Amria Y, sharat, Laila H, et al. A cross-sectional study of the relationships between illness insight, internalized stigma, and suicide risk in individuals with schizophrenia [J]. International Journal of Nursing Studies, 2012, 49 (12): 1512-1520.

19. MOJTABAI R. Mental illness stigma and willingness to seek mental health care in the European Union [J]. Social Psychiatry Epidemiology, 2010, 45 (7): 705-712.

20. 周英. 精神病患者遭受的社会歧视、感知的病耻感及影响因素的研究 [D]. 广州：南方医科大学，2012.

21. 高士元. 费立鹏，不同人群对精神病的态度，中国心理卫生杂志，2001，15（2）：107-109.

22. Angermlyer MC，Matschinger H. Public attitudes to people with depression：have there blen any changes over the last decade [J]. Journal of affective disorders，2004，83（2）：177-182.

23. 王福玲. 世界医学会《赫尔辛基宣言》涉及人类受试者的医学研究的伦理原则 [J]. 中国医学伦理学，2016，29（3）：544-546.

24. 中华人民共和国国家卫生和计划生育委员会. 涉及人的生物医学研究伦理审查办法 [EB/OL]. （2016-10-12）. http：// www.gov.cn/gongbao/content/2017/content_5227817.htm

25. 蒋辉，陈诺琦. 对《涉及人的生物医学研究伦理审查办法》的解读 [J]. 医学与哲学（A），2017，38（11）：5-9.

26. 张东军，杨世昌.《精神卫生法》背景下精神科医生应注意的职业伦理问题 [J]. 四川精神卫生，2014，27（6）：563-565.

27. 鲁瑞萍，刘玉，侯月梅. 医院伦理委员会建设探讨 [J]. 中国医学伦理学，2011，24（2）：255-256.

第二部分
各　论

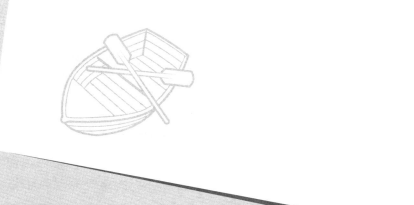

第七章　物质使用或成瘾行为所致障碍研究的伦理审查

第一节　物质使用或成瘾行为所致障碍的国内外研究进展

物质又称精神活性物质或成瘾物质、药物，是指能够影响人类心境、情绪、行为、改变意识状态，并有致依赖作用的一类化学物质[1]。人类使用这些物质来取得或保持某种特殊的心理、生理状态。精神活性物质可以分种类很多，依据药理特性分为以下七类几种：阿片类药物，如海洛因、美沙酮等；中枢神经系统兴奋剂，如苯丙胺、可卡因等；大麻类物质，主要成分为四氢大麻酚；中枢神经系统抑制剂，如酒精、苯二氮䓬类等；致幻剂，如麦角酸二乙酰胺、仙人掌毒素等；挥发性有机溶剂，如丙酮、乙醚等；烟草，有效成分为尼古丁。2018 年国家卫生健康委组织专家对世界卫生组织最新修订的《国际疾病分类第十一次修订本》（international

Classification of diseases 11th revision，ICD-11）进行了编译，并要求自 2019 年 3 月 1 日起各级各类医疗机构应当全面使用《国际疾病分类第十一次修订本（ICD-11）》中文版进行疾病分类和编码。其中，ICD-11 中文版关于依赖综合征的诊断标准如下：依赖综合征是由于精神活性物质的重复或连续使用而引起的该类物质使用调节紊乱。其特征是强烈的使用物质的内在动力，表现为控制使用能力受损，对使用的重视程度高于其他活动，以及在受到伤害或负面后果的情况下仍坚持使用。这些经历往往伴随着一种主观的强烈或渴望使用该类物质的感觉。依赖的生理特征也可能存在，包括对该类物质作用的耐受性，停止或减少使用该类物质后的戒断症状，或反复使用该类物质或药理上类似的物质以预防或减轻戒断症状。依赖的特征通常在至少 12 个月期间是明显的，但如果该类药物连续使用（每天或几乎每天）至少 1 个月，就可以做出诊断。

由于精神活性物质的使用会改变人的精神状态，严重影响使用者的身体健康，造成巨大的社会经济负担，故而很多精神活性物质被定义为非法物质，比如海洛因、大麻、苯丙胺等，但是不同国家或地区定义的非法精神活性物质不尽相同。另外也有一些生活中常见的合法精神活性物质，如酒精、烟草等。非法精神活性物质与合法精神活性物质在科学研究中有一些不同，因为非法精神活性物质的研究必定涉及法律问题或监禁人员等特殊群体。因此本节将按照合法精神活性物质和非法精神活性物质的分类方式进行分别描述。目前针对精神活性物质所致的精神和行为障碍的研究非常多，大多研究按照不同种类的精神活性物质展开分别的研究。每种精神活性物质的研究领域主要包括流行病学情况、病因或危险因素、临床表型特征、成瘾机制、客观诊断、治疗措施、复发影响因素与预防措施等。

一、烟草、酒精等常见的合法精神活性物质

1. 流行病学

2014 年世界卫生组织颁布的《酒精使用与健康状态报告》显示 [3]：2010 年调查显示全球 15 岁及以上人群中，酒精有害使用（有害使用与滥用的概念类似，是一种适应不良行为。在 DSM-IV 中称为滥用，而在 ICD-10 称为有害使用，有害使用强调生理和心理伤害，而滥用同时关注社会、法律和职业方面的影响）和酒精依赖患者合计高达 4.1%，人均消费酒精 6.2L，平均每人每天 15g 纯酒精，酒精使用量以欧洲和美洲最为严重。全世界每年有 330 万人因有害使用酒精死亡，占所有死亡数的 5.9%，远高于 HIV/AIDS（2.8%）、暴力（0.9%）、结核（1.7%）。酒精有害使用与 200 多种疾病有关，造成严重的经济损失，如果用残疾调整生命年来衡量，由酒精导致的全球疾病和损伤负担比例为 5.1%。饮酒已经成为中国的一种文化，在中国古代诗词歌赋中均有体现。现在，每逢佳节或亲朋聚会时，饮酒必不可少。目前中国饮酒者已超过 5 亿人，人均酒精饮料消费每年递增 13%。Phillips 等 [4] 在一项包括 4 个省的研究中发现，酒精相关障碍的终生患病率是 9.0%（酒精滥用占 4%，酒精依赖占 5%）。2019 年北京大学第六医院黄悦勤教授等 [5] 在《Lancet Psychiatry》杂志上发表我国 2013 至 2015 年全国精神障碍流行病学调查结果，研究显示成年人酒精使用障碍的终生患病率为 4.4%，12 个月的患病率为 1.8%。

2017 年世界卫生组公布的《全球健康报告》显示 [6]：2015 年全球 11.1 亿人在吸烟，男性明显多于女性，尽管全球吸烟趋势下降，但是在世界卫生组织地中海区和非洲有增加趋势。中国是世界

上最大的烟草生产国、消费国和受害国。2016 年《中国控烟观察报告》显示：中国有 3.16 亿吸烟者，7.4 亿人生活在二手烟的环境中。中国每年因烟草疾病死亡者超过 100 多万，二手烟导致的死亡人数达 10 万。吸烟问题在全球也是一类健康危险因素，被全球关注。

2. 病因和发病机制

物质使用相关障碍的病因和发病机制非常复杂，一般认为是生物学因素、心理、社会等多种因素相互作用的结果。生物学因素包括在遗传高危因素的基础上，反复使用精神活性物质后出现神经递质适应性改变，从而引起生理结构发生异常。物质依赖成瘾的解剖结构基础在于奖赏环路的适应性改变，包括情绪、记忆、学习等相关脑区和皮层，其中脑内最为主要的奖赏环路为中脑边缘多巴胺能系统，中枢兴奋性精神活性物质导致多巴胺（dopamine，DA）释放增加，引起欣快感，逐步形成心理依赖，其他精神活性物质的成瘾还会涉及谷氨酸能系统、γ-氨基丁酸能系统（GABA）、阿片受体等。例如关于酒精依赖的病因学研究发现，酒精依赖有家族聚集性，其遗传性可能在 50% ~ 60%，全基因关联研究（Genome-wide Association studios，GWAS）研究发现，ADH、SERINC2、KIAA0040、NRD1 和 HTR7 等基因在酒精依赖的发病中起重要作用，随着精准医学的发展，个体间的遗传差异研究得到快速进展，目前认为 ADH1B*2 和 ALDH2*2 基因可以降低个体发展为酒精依赖的风险。影像学研究发现，腹内侧前额叶、前扣带回、右额下回和脑岛与兴奋性精神活性物质依赖有关；物质依赖的家族遗传性研究发现，边缘 - 纹状体异常与习惯学习、冲动有关。心理社会因素包括人格缺陷、不良行为的习得、社会态度、人际关系等。尤其是非法精神活性物质，不同国家对非法物质的定义不同且监管力度不同，因此东南亚金三角地区毒品滥用或依赖的发病率明显高于周边其他地区。

3．临床特征

酒精、烟草相关障碍的临床表现依据不同的亚型而不同，例如急性酒精中毒和酒精依赖综合征的临床表现相差很大，急性酒精中毒为急性病程，临床表现较为急而短，多由于短时间内大量饮酒造成；而酒精依赖综合征患者为长期大量饮酒，慢性病程，持续时间较长，戒断症状明显。酒精和烟草对人体最大的危害是造成大脑的慢性损害，长期慢性大量使用往往会形成依赖综合征，甚至造成明显认知功能下降以及其他精神障。目前针对物质依赖临床特征方面的研究不仅局限于行为和心理学，还在心理学和行为学的基础上结合新型研究技术进步，探索这些行为和心理表现背后的神经机制、分子机制和遗传特点，比如目前研究常用的技术手段包括功能磁振、事件相关电位、脑电生理、GWAS 等方式。目前有关临床特征方面的研究包括临床表型特征（认知、冲动、潜伏心理渴求等），例如目前研究认为酒精依赖患者工作记忆受损、认知决策功能下降、冲动控制能力受损、心理渴求存在潜伏现象等。

4．诊断

目前酒精、烟草相关障碍的诊断标准主要参考世界卫生组织颁布的 ICD-10 或美国精神病学会颁布的《精神障碍诊断与统计手册》第 5 版（Diagnostic and Statistical Manual of Mental Disorders 5th, DSM-5）。这两种诊断系统均缺乏相应的客观诊断指标，因此目前关于诊断的研究多集中于发现诊断特异性的客观生物标记物，有望提高诊断标准的一致性和敏感性。例如，目前研究发现酒精依赖的患者平均红细胞容积增加、糖缺乏性转铁蛋白增高，但是这些生物标记物灵敏度和特异度并不高，有待探索新型有助于诊断的客观生物标记物。

5. 治疗

酒精相关障碍中最为常见类型为酒精依赖综合征，酒精依赖综合征的治疗分为急性脱毒期和慢性维持期治疗。脱毒期的目标为打断患者的饮酒模式、缓解酒精戒断症状、预防严重并发症和严重戒断症状的发生。治疗方式包括苯二氮䓬类药物为主的替代治疗、躯体并发症处理、支持治疗和电解质紊乱的处理、B 族维生素的补充、叶酸的补充等。脱毒期治疗过后进入维持期治疗，维持期治疗的目标为维持戒酒状态、降低复发率。维持期治疗包括药物治疗、心理治疗和社会干预。目前研究已经发现了多种能够有效改善酒精依赖综合征（Alcohol dependence syndrome，ADS）症状的化合物，它们大多通过作用于 GABA 受体、甘氨酸转运体、磷酸二酯酶类、阿片受体和神经肽受体，以调节神经中枢奖赏通路结构和功能，从而有效减轻酒精依赖综合征 [7]（表 7-1）。尽管治疗药物种类繁多，作用机制各不相同，但是由于药物本身局限性、依从性差、经济问题等，酒精依赖的戒断后的复发率仍较高，难以维持长期戒酒状态。基于上述问题，酒精依赖维持期降低渴求药物不断创新，希望研发出副作用小、疗效好、廉价的新型治疗酒精依赖的药物。

表 7-1　ADS 治疗药物

药物分类	药物名称
FDA 批准的药物	纳曲酮、阿坎酸、戒酒硫
抗惊厥药物	丙戊酸、托吡酯、普瑞巴林、加巴喷丁、奥卡西平
抗精神病药	喹硫平、阿立哌唑
抗抑郁药	度洛西汀、文拉法辛
其他药物	巴氯芬、昂丹司琼、纳美芬、羟丁酸钠、美他多辛、伐尼克兰

在药物治疗的基础上，进行心理治疗与社会干预可以有效改善患者预后。酒精依赖患者心理治疗与社会干预包括个体心理行为干预、家庭治疗、社会干预。目前研究证明，戒酒者匿名互助会（Alcoholics Anonymous，AA）能够降低酒精依赖复发率，促进患者康复。针对尼古丁依赖患者治疗，《2007 版中国临床戒烟指南》提出，对于愿意戒烟的吸烟者采用 5A 法进行治疗，即"询问（Ask）、建议（Advice）、评估（Assess）、帮助（Assist）和安排随访（Arrange）"。在帮助吸烟者戒烟的方法中指出，针对吸烟者存在的高复发性的尼古丁依赖，鼓励戒烟者使用戒烟药物。尼古丁依赖的药物治疗包括尼古丁替代疗法（Nicotine Replacement Therapy，NRT）、抗抑郁药物和尼古丁乙酰胆碱受体部分激动药，包括尼古丁咀嚼片、尼古丁贴片、尼古丁含片，NRT 的有效率是安慰剂的 2 倍。安非他酮（zyban）以往作为一种抗抑郁药，在中国被批准用于治疗吸烟成瘾的安非他酮是悦亭。安非他酮戒烟的确切机制不明，可能的机制为直接作用于成瘾通路的神经末梢，增加脑内 DA 和去甲肾上腺素（Noradrenaline，NA）含量，消除吸烟的渴望、减轻戒断症状，可以与 NRT 联合应用。伐尼克兰（varenicline）是一种高选择性 α4β2 受体部分激动药，具有激动药和拮抗药双重活性，其与中脑腹侧背盖区尼古丁乙酰胆碱 α4β2 受体结合可以导致多巴胺释放，可缓解对尼古丁的渴望与戒断症状；并可阻断尼古丁与受体的结合，减少伏隔核释放多巴胺，从而降低吸烟的奖赏效应[8]。

6. 复发预防

尽管药物治疗和心理治疗均可以降低酒精依赖的复发，但是研究发现，酒精依赖患者戒断后 1 年内复发率高达 60% 以上，因此促进酒精依赖复发因素的研究变成热点。既往针对酒精依赖的复发因素研究很多，主要包括环境因素、个体特点、遗传学因素、酒精依赖自身特点、神经影像方面。环境因素分为社会环境与家庭环境两个方面。针对于影响酒精依赖复发的社会环境，多数研究显示：负性生活事件、不良的人际交往、社会支持网络不健全、缺乏稳定的职业、经济地位低、教育水平低均促使酒精依赖的戒断后复发。家庭环境因素的研究发现，家庭关系不和睦、酒精依赖家族史阳性为酒精依赖复发的危险因素。家庭关系不和睦促进酒精依赖的形成，反过来，酒精依赖进一步促进家庭关系的恶化，从而形成恶性循环。从生物学的角度来讲，酒精依赖家族史阳性的患者是酒精依赖的高危个体，除此之外，酒精依赖的家庭环境对本身高危个体造成的影响也相当严重，尤其针对戒断期的患者而言。另外，不同地区文化、习俗差异较大，有些地区饮酒成为一种必不可少的文化或节日习俗，这种饮酒文化或习俗也促使酒精依赖戒断后的复发。因为在这样的环境下，酒精相关线索暴露更容易，进而引发强烈的饮酒渴求，患者出现复饮的可能性更大。相反，有些宗教信仰的民族（回族）存在禁止饮酒习俗，这种环境对于酒精依赖患者长期维持戒断状态是一种有利因素。匿名戒酒会是目前被公认的可以有效降低酒精依赖复发的治疗方式之一，这也充分证明，在互相理解的基础上，得到有效的资源可以降低酒精复饮。潜伏心理渴求现象是众多物质依赖复发的重要心理机制之一，即觅药行为在戒断前期逐步增加，戒断 6 个月左右开始逐步下降，这一现象被称为物质依赖的"线索诱导的心理渴求潜伏现象"（Incubation of Cue-Induced Craving）。北京大学陆林教授团队率先在国际开展物质依赖的潜伏心理渴求的研究，研究发现酒精依赖患者存在线索暴露后的潜伏心理渴求现象[9]。因此，避免暴露于酒精相关线索之下，从而维持较低心理渴求有利于酒精依赖患者长期维持戒断状态。在吸烟成瘾人群中研究发现，给予非条件性刺激（是指人吸烟后进入机体的尼古丁）后，在再巩固时间窗内口服普萘洛尔可以消除吸烟相关的记忆，降低多种吸烟相关线索诱发的心理渴求，有望降低复吸率。个体特点：即使患者处在相似／相同的环境中，不同的酒精依赖也表现出不同的预后，这体现出酒精依赖的个体差异性。大量研究显示，高龄是酒精依赖复发的危险因素。酒精依赖的高龄患者出现并发症相对较多，如肝硬化、胰腺炎、周围神经病变等，预后多较差。性别对酒精依赖的预后的影响不同研究存在差异，有的研究显示女性可以减少复发，有的研究显示女性更易复发。不良人格特点与儿童期创伤是酒精依赖预后的不利因素。反社会行为、社会适应不良促进酒精依赖的复发，反社会型人格和边缘人格冲动性强，物质滥用的比例较高，容易发展为酒精依赖，一旦形成酒精依赖，自我控制能力进步下降，更易出现复饮。治疗依从性与酒精依赖的复发密切相关，良好依从性（包括药物治疗和心理咨询）可以降低酒精依赖的复发率。目前 FDA 批准的用于治疗酒精依赖维持治疗的药物结合规律的心理治疗（如认知行为治疗、动机增强治疗、夫妻行为治疗等），可以有效降低酒精依赖的复发率。在酒精依赖的基础上存在其他精神活性物质（尼古丁、致幻剂、可卡因等）滥用或依赖患者，更容易复发。这可能与多种物质依赖之间存在相似或共同的成瘾机制有关。酒精依赖患者除存在多种物质滥用或依赖的风险外，常常合并多种其他精神障碍，例如抑郁症、焦虑症、双相情感障碍等。这些共病的精神障碍往往对患者预后产生不利影响。研究发现抑郁、焦虑是酒精依赖复发的危险因素，并且复发率和抑郁、焦虑程度呈正相关。睡眠障碍、长期慢性疼痛也是促使酒精依赖复发的高危因素，因为患者很有可能通过饮酒的方式来缓解这些问题，反过来加重酒精依赖的复发。遗传学因素：目前研究发现 BDNF 基因的 rs6265 多态性与酒精依赖复发有关，Val/Val 基因型可以预测治疗后复发和治疗后多长时间复发，尤其在酒依赖家族史阳性的患者中更显[10]。也有研究发现 GABRA2 基因的 rs279858多态性与酒精依赖的复发有关，在心理治疗期间或治疗后，G 基因可以增加复饮的发生率。有研究发现 CC 基因型在 T102C HTR2A基因多态性中可以预测酒精依赖的复发，结果证明 CC 基因型与酒精依赖的高复发率有关[11]。GATA4 的基因多态性与酒精依赖的复发有关，AA 型患者可以激活酒精相关的杏仁核，从而降低 90 天内重度饮酒复饮率，同时灰质改变也可以预测重度复饮[12]。有研究发现 5-HTTLPR 基因多态性与酒精依赖复发有关，结果显示含有 S 等位基因的 5-HTTLPR 基因可能导致酒精依赖的高复发[13]。GRIN2C 基因的 rs689730 多态性和 GRIK1 基因的 rs2832407 多态性通过调节线索诱导的大脑相关脑区的激活影响酒精依赖的复发，含有上述两种基因型的患者可能增加线索诱导的渴求强度，从而促进酒精依赖的复发。在多巴胺转运体（DAT）神经元和表达多巴胺 D1 受体（D1R）的神经元中 NMDAR 亚单位 GluN1 和 AMPAR亚单位 GluA1 影响酒精依赖复发[14]。神经影像特点：随着影像技术的不断发展，如功能磁共振（fMRI）、正电子发射型计算机断层显像（PET）等，逐步提高探索酒精依赖复发的神经影像学标记物的水平。研究发现戒断期的酒精依赖患者在线诱导下内侧前额叶（mPFC）过度激活增高与高复发有关。其他与线索反应有关的脑区有前扣带回（ACC）、眶额叶（OFC）、腹侧纹状体（VS）、杏仁核和腹侧被盖区（VTA），这些脑区可能与酒精依赖的复发有关。有研究发现对于个体预后因素的指标而言，影像学指标优于临床指标。功能磁共振显示双侧大脑的腹侧被盖区、右侧大脑的腹侧纹状体、左侧大脑的眶额叶与右侧大脑的内侧前额叶皮质中的灰质体积可以预测酒精依赖的复发。酒精依赖疾病本身特点：酒精依赖的严重程度对复发的影响可能存在双重作用。多数研究主要通过成瘾严重程度指数（ASI）、酒精使用障碍筛查量表（AUDIT）、谷丙转氨酶（ALT）、谷草转氨酶（AST）、平均红细胞体积（MCV）等指标评估酒精依赖的严重程度。有研究发现酒精依赖的严重程度越重复发概率越高，然而也有研究发现酒依赖的严重程度越重复发概率越低，严重的酒精依赖促使患者主动求治、治疗动机增强，同时存在酒精的耐受性降低，故戒断后再次复饮的概率减低。酒精依赖既往治疗的次数或戒断的次数、首次发病的年龄均与酒精依赖的复发有关，研究发现既往戒断次数越多、发病年龄越晚的患者预后相对较好，有利于患者保持操守。

二、苯丙胺、阿片类等非法精神活性物质

1. 流行病学

2016 年《世界毒品报告》显示全球有近 2900 万人存在毒品使用障碍，其中从 2006—2014 年全球吸毒人员总数呈逐年增加趋势，由 2006 年的 2.08 亿吸毒人员逐步增加 2014 年的 2.47 亿人 [15]。中国国家禁毒委员会办公室发布的《中国毒品形势报告》显示我国 2015 年吸毒人员总量保持平稳。截至 2015 年底，全国现有吸毒人员 234.5 万名（不含戒断三年未发现复吸人数、死亡人数和离境人数），其中，滥用海洛因等阿片类毒品人员 98 万名，占 41.8%；滥用合成毒品人员 134 万名，占 57.1%；滥用其他毒品人员 2.5 万名，占 1.1%。

2. 临床特征

不同类型的非法精神活性物质临床表现大体可以分为：精神症

状、神经症状、躯体症状。不同非法精神活性物质的临床表现各有差异，如苯丙胺类物质使用后首先出现兴奋、愉悦，数小时后出现全身乏力、倦怠、精神沮丧；阿片类中毒表现为呼吸抑制、意识障碍、瞳孔缩小、心血管症状等伴随症状。

3．诊断

参考合法精神活性物质。

4．治疗

苯丙胺类物质使用障碍的治疗多为对症处理，同时给予心理、行为矫正治疗。可卡因使用障碍的治疗重点在于维持操守，药物治疗通常不是首选。但是依赖程度严重或心理治疗无效者需要考虑药物治疗联合心理治疗。药物治疗可考虑多巴胺激动剂，能减少可卡因的使用或消除戒断症状并减少对可卡因的渴求，例如金刚烷胺、溴隐亭等。阿片类使用相关障碍，处理中度与戒断症状，例如美沙酮或丁丙诺啡替代阿片类药物递减法，或可乐定纳曲酮脱毒法。大麻使用相关障碍，目前尚无特异性针对大麻戒断或依赖的药物，主要采取对症治疗缓解大麻使用相关的躯体损伤及精神症状。心理治疗是必不可少的治疗方式之一，如动机激励访谈可以提高患者的治疗动机。除了传统的心理治疗和药物治疗之外，其他新型治疗手段也在不断出现。随着功能神经外科的发展，深部脑刺激（Deep brain stimulation，DBS）已经在物质依赖治疗方面展开研究，动物实验应显示出较好的疗效，有待大样本的人体研究。另外生物制剂（包括疫苗、单克隆抗体、酶）在物质依赖治疗方面也在不断探索，希望通过调节药代动力学过程发挥作用，从而阻止成瘾物质进入大脑。随着对物质依赖成瘾机制的深入研究，2012 年北京大学陆林教授团队在海洛因成瘾的小鼠身上开展降低药物渴求和复发的试验，研究发现通在一定条件下唤起小鼠的成瘾记忆，然后在某一时间窗内对成瘾记忆进行消退，从而降低海洛因依赖的复发率[16]，此研究为临床治疗成瘾患者提供一种新思路。

第二节　物质使用或成瘾行为所致障碍患者参加科学研究的目的与意义

科学研究是科学发展、科技进步的基础，医学发展自然也离不开科学研究。在成瘾医学的发展中需要不断开展精神活性物质的科学研究，由动物实验到人体研究不断推进成瘾医学的步伐。精神活性物质的不合理使用甚至非法使用不仅严重影响身体健康，而且造成巨大的社会经济损失。因此从事精神活性物质的科学研究不仅有助于受试者了解疾病、减轻痛苦，也有助于患病群体将来得到更好的医疗帮助，从而推动成瘾医学的发展，促进人类健康、社会安定。

一、对受试者而言科学研究的目的和意义

科学研究尤其是涉及人体的医学研究多具有一定的不确定性。虽然在进行临床研究多具备动物实验的基础，但是由于受试者的个体差异、科学研究结果的不确定性等不可预测因素，受试者在参加科学研究时存在一定的风险。因此，在进行临床科学研究之前，往往需要设定入组标准和排除标准，在保证科学性的基础上，遵循不伤害原则，将受试者意外伤害的风险降至最低。科学研究的最终目的是促进科学发展、促进人类健康，因此大部分科学研究往往获益

大于风险。医学伦理中要求患者利益最大化，科学研究同样需要受试者伤害降到最低、利益最大化。这是伦理审核原则的核心。卫生部颁布的《涉及人的生物医学研究伦理审查办法（试行）》对此有明确规定。精神活性物质使用障碍患者在参与科学研究中的存在获益与风险平衡问题，例如新药研究中患者可能获益：①可以提前接受未上市的新疗法。接受新药物治疗的患者有可能在临床试验中获得治愈、延长生存或减轻痛苦等疗效；②如果在临床试验中没有被分到新疗法的试验组中，患者可能接受现有的标准疗法。而标准疗法可能和新疗法一样好，甚至比新疗法更好；③大多数临床试验都是免费提供试验药物或治疗的。如果能减免费用，将会大大减低患者的经济负担；④患者能够受到相关医疗团队密切的关注和监测。可能面临的风险：①新药物或疗法不一定比现有的药物、疗法好；②即使新药物或疗法对一部分受试者有效，但不一定对所有患者都有效；③新药物或疗法可能有无法预料的、严重的甚至危及生命的副作用；④临床试验要比普通看病花费更多的时间和精力。有时需要经常去试验点，在医院停留的时间长，有时还需要联合用药。因此患者参与科学研究需要权衡利弊，争取做到风险最低，获益最大。

二、对患病群体而言科学研究的目的与意义

在有些科学研究中，虽然参与科学研究的受试者本人并未受到伤害，但也并不能短时间内直接获益，因此这种科学研究招募受试者的难度相对于受试者可以直接获益的科学研究大很多。这种科学研究的目的和意义也许不在于受试者本人，更多的在于患病群体，这种获益可能需要很长时间才能显现，并且针对患病群体而言意义

更大。在临床医学中，我们常常需要了解或探索每一种疾病的流行病学、病因学、发病机制、临床表现、诊断与治疗。然而这些方面的研究倾向于对一种疾病或一类疾病的认识，只有充分深入的探索这种疾病，才能为患有该疾病的人消除病痛。但是参与这种科学研究的受试者很难在短时间内获益，这也就造成科学研究的困难。例如，在进行一项酒精依赖患者复发预测模型建立的研究中，受试对象为符合条件的酒精依赖戒断患者，在进行完成基线评估后，在真实生活环境下随访一段时间，随访酒精依赖患者复发与否，并据此发现酒精依赖患者的复发影响因素，结合多种预后因素建立复发预测模型。在这项研究中，参与研究的酒精依赖患者并不能直接从研究中获得利益，但是研究结果（建立复发预测模型）针对于大量的酒精依赖群体而言具有重大意义。利用复发预测模型可以早期识别酒精依赖复发高危人群，从而针对这些高危人群进行相应的干预，有效降低酒精依赖的复发率。

三、对成瘾医学和人类健康而言科学研究的目的与意义

成瘾医学是专门研究各种物质（药物）成瘾及行为成瘾的病因、发病机制、临床特点、发展规律、危害，以及如何预防、治疗与控制为目的的一门新兴学科。成瘾医学涉及范围广泛，涉及精神病理学、心理学、药理学、内科学、神经生物学、社会学、教育学及犯罪学等多门学科，是一门交叉性的新兴学科。目前国内成瘾医学还不是一门独立的学科，为精神病学二级学科。精神活性物质的科学研究不仅促进患者健康，而且对于成瘾医学发展同样有重要的意义。精神活性物质科学研究涉及各种精神活性物质相关障碍的病因机制、临床表现、诊断与治疗等，成瘾医学在这些研究的基础上

不断发展，为解决精神活性物质相关障碍问题提供理论基础，为培养成瘾医学人才提供保障。成瘾医学的发展在很大程度取决于精神活性物质的科学研究的进展，而人类健康的发展却又离不开成瘾医学发展。精神活性物质的科学研究努力解决精神活性物质相关障碍问题，以期降低物质依赖的发生率和复发率，减轻精神活性物质对人体健康的损害和社会经济负担，促进社会和谐安定。

第三节　物质使用或成瘾行为所致障碍患者参加科学研究面临的伦理问题

科学研究需要在符合伦理规范的条件下进行，尤其是涉及人体试验的医学研究，精神活性物质的科学研究也不例外。人体试验在医学科学研究中有着极其重要的地位。任何医学新理论与新方法，在大量的临床应用之前，无论经过何种成功的动物实验，都必须再做临床人体试验。只有经过人体试验证明确定有利于某种疾病的诊断、治疗的方法才能推广应用。因而人体试验无疑对于医学的发展具有重大意义。也正因为对医学的发展和人类健康起了很大的作用，到达造福人类的目的，因此伦理学上赋予了人体试验以积极肯定的评价。但是，如果人体试验缺乏伦理规范，可能给人类带来过无法估量的灾难。二战期间，德、日法西斯利用战俘和平民进行惨无人道的人体试验，致使几百万人无辜死亡。二战后世界各地也时有滥用人体试验的报道，1997年4月美国披露在非洲部分国家进行9项有关艾滋病药物 AZT 疗效试验，有1.2万妇女参加了试验，其中有相当一部分是艾滋病毒感染者。由于没有向所有参加试验的非洲孕妇提供具有抑制艾滋病母婴传播的 AZT 或减少或仅服安慰剂，致使大约1000名新生儿感染艾滋病。显然，这些人体试验，由于背离医学目的和违反伦理规范，损害受试者利益，是为伦理学所坚决否定的。国际社会对此也已作出了诸多积极举措，先后制定了《纽伦堡法典》《赫尔辛基宣言》《人体生物医学研究的国际准则》《关于对人体进行生物医学研究的国际原则建议案》等文件，为人体试验确立了世界各国应当普遍遵循的道德原则。既然人类的医学不能离开人体试验，那么理性社会及科学实验者就有责任对人体试验作出正确的伦理评价和选择，使人体试验符合医学目的的正当性、实验行为的规范性以及尊重与维护受试者权利的伦理价值要求，真正达到造福人类的崇高目的。科学研究中设立的伦理原则是为保护受试者权益、促进人类健康发展的保障。科学研究中常见的伦理原则包括尊重患者的知情同意权、自主选择权、隐私权、生命健康权，弱势人群的特殊保护原则，科学性与不伤害原则等。

一、知情同意权

知情同意是最重要的伦理原则，在法律上是双方共同的保护伞。受试者知情同意权，又称受试者"知情选择权"或"自我决定权"，是指通过研究者进行告知，让受试者了解自身情况、拟采取的试验措施以及这些措施可能会给其自身带来的医疗风险或获益，并在此基础上让患者自主决定是否接受或拒绝参与研究的权利。知情同意需要一系列的过程，其中包括研究者与受试者进行关键问题的商讨、作出决策等。研究者和受试者之间的互相平等、彼此信任、通力合作是进行沟通、协商的基础。在这种基础上，受试者有自主选择他们自身所期望的、符合他们切身利益方案的权利。决定选择或形成同意必须由受试者自愿作出（严重精神障碍等不能正确的判断者除外），以此来获取有效的同意。受试者知情同意权由知情权和同意权两部分内容组成，知情权强调的是受试者有权利从研究者那里获取并相应地的理解与试验有关的信息，包括研究目的、研究过程或流程、研究过程中可能的获益或风险等。精神活性物质相关障碍患者病情的严重程度不同，理解力可能受到不同程度的影响，研究者在进行临床研究之前，首先评估受试者的知情能力，如果受试者知情能力没有受损，研究者可以仅与受试者本人进行研究中的相关问题讨论。如果受试者知情能力轻度受损，但并不影响患者的理解能力，最好研究者与受试者家属及受试者本人一同探讨研究中的相关问题。如果受试者知情能力严重受损，研究者必须与受试者家属及本人进行研究中的相关问题讨论。同意权强调的是受试者在充分知情的基础上且具备同意能力的前提下有权自愿作出接受或拒绝实验的意思表达。因此，一个完整的知情同意权须包含以下四个构成要素[17]：

1. 研究者主动向受试者告知研究相关信息

精神活性物质相关障碍的人体研究开展之前需要制定完备的研究方案和试验流程，在研究正式开始之前，研究者必须告知受试者研究的相关信息和注意事项。这些告知的信息必须详细记载于知情同意书上，其内容包括但不限于研究目的和研究方法，入组标准与排除标准，受试者所需要完成的研究内容及流程，试验结果对受试者之可预期的合理利益，试验可能产生的副作用或潜在危险，可供受试者选择的其他治疗方法或说明等。此外，受试者的所有资料将严格保密，受试者在同意前有机会全面询问，试验过程中受试者可随时选择退出，这些都属于研究者须告知信息的范围。知情权是持续存在的，除了试验前要将必须告知的信息传达外，在试验进行过程中，研究者也要对试验的进展、变化和受试者身体的现实情况如实告知，即使是试验结束后，研究者也有义务将该研究的应用情况和其他进展及时反馈给受试者。

2．受试者对信息的理解

在理解试验相关信息时，受试者往往会受到诸如性别、年龄、智力、语言、受教育程度、社会阶层等特殊因素的制约，对信息的理解产生偏差，从而做出不当的选择。从根本上说，研究者须确保所揭示的信息能够让受试者对试验中可能发生的相关危险及副作用有足够的认知，要保证受试者能理解其所告知的信息。所以研究者应根据受试者的理解能力的不同来确定具体告知信息的方法。若试验风险或不确定性增加，研究者相应的告知说明义务也将同时增加，若受试者有任何不清楚的地方，都可以随时咨询研究者，研究者负有真实、耐心、全面解释的义务。

3．受试者要具有同意的能力

同意的能力是知情同意的基础，是受试者理解试验信息并据此自愿采取行动的前提条件。通常情况下，对人体医学试验同意能力的界定要远高于常规医疗行为。鉴于限制民事行为能力人或无民事行为能力人的理解能力受到限制，对人体医学试验的性质把握不充分，而试验又经常有出现变动情况和风险的可能，所以，人体医学试验应尽量避免在他们身上进行。此外，同意的表达需要由受试者自己签字，伦理委员会同时也应予以严格的审查、监督。

4．受试者的自愿同意

自愿的同意是指受试者是在自由意志的支配下，自由地选择其是否参加试验，不受任何人不正当的影响或强迫。

精神活性物质使用障碍患者在参与科学研究时需要注意以下几点：

（1）精神活性物质使用障碍患者往往存在认知功能和执行功能受损，因此首先需要评估患者的知情同意能力，了解患者能否理解研究的相关内容以及能否独自作出决定；

（2）评估患者的疾病严重程度，制定好出现各种意外时的应对措施，避免在研究过程中发生严重意外；

（3）避免利用不恰当的利益诱导患者参与科学研究，避免过度强调获益而忽视研究可能带来的风险。

二、监禁人员的隐私保护和自主选择权

许多关于毒品成瘾的研究需要招募吸毒人员，而这些吸毒人员因为触犯律法而处于被监禁的条件下，活动和言论自由往往受到限制。因此监禁人员参与科学研究有着更为特殊的伦理要求，以保护此类弱势群体的合法权益。我国《侵权责任法》第 2 条明确规定隐私权为一项独立的民事权利，同法第 62 条又规定，医疗机构及其医务人员应当对患者的隐私保密。《执业医师法》《传染病防治法》等多项法律条文规定医务人员要保护患者的隐私。泄露患者隐私或者未经患者同意公开其病历资料造成患者损害的，应当承担侵权责任。患者隐私权主要指患者对于其不为或不愿为他人知晓的包括其病历、身体隐秘部位在内的个人信息、个人秘密在不违背社会公共利益的前提下，享有的不被他人知悉，禁止他人干涉的一种权利。但是，患者隐私权应如何界定缺乏明确法律条文加以说明。患者隐私权侧重于患者的健康状况、既往病史、病历资料、身体私密部位及医疗自主等方面权利的保护。若患者的隐私权不能得到有效

的保障或者说其隐私权遭到侵犯，那么将给患者带来生活中和工作中一些不必要的麻烦，基于此患者享有的不愿意被他人知晓秘密的权利。纵观患者隐私权的定义，患者隐私权的内容可以概括为 [18]：①患者身体的生理特征、生殖器官、身体缺陷或者健康状况等影响其社会形象、地位、从业的特殊疾病；②患者以往的疾病信息、患者个人的私生活信息、婚姻信息、情感；③患者的家族疾病信息、生活情况、情感信息；④患者的病历隐私等。患者对上述权利享有不受他人侵犯的权利，一般情况下，在权利行使上，由患者本人自主行使，若其他任何人需要利用患者的隐私需要征得患者的本人同意，否则就会侵犯患者的隐私权，进而需要承担一定的法律责任。非法精神活性物质使用者往往会受到法律的制裁，譬如吸毒人员一旦被公安机关发现，很可能会被监禁从而执行强制戒毒。对于这些监禁人员来说，他们既符合法律层面上的违法犯罪者，又多符合医学上定义的精神活性物质使用障碍患者。这种精神活性物质使用障碍患者符合医学上的患者，自然也就享有患者的隐私权。但是，这类患者有一定的特殊性，他们因触犯法律处于被监禁状态下，丧失人身自由，这类患者相对于一般患者来说处于更加弱势的地位。当对这类患者进行科学研究时，我们如何做好保障这类患者的隐私权显得更为重要。首先这类患者的隐私权不仅仅局限于医疗相关过程中，还必须要考虑患者的其他方面的隐私权的信息，比如患者的名誉、家庭、社交等方面的隐私信息。为保证这类患者的充分享有隐私权，我们在对这类患者进行科学研究时，必须做到不诱导或胁迫患者告知自己与研究无关的隐私信息。如果在研究中发现涉及法律相关的隐私信息，在不危害自身或他人生命健康安全的情况下，研究者应该做到为患者保密。在进行监禁人员的科学研究中，为保证患者隐私权，研究方案必须严格试验数据的保密规定：①研究人员需要与参与科学研究的监禁人员在平等、自主的基础上签署数据保密协议；②研究方案中限制可以接触研究数据的人员，严禁与囚禁人员有明确利害关系人员接触他们的资料，例如机构的管教人员和服刑劳教人员无权接触研究资料，需要设立专门人员负责试验资料的存放与保管；③涉及容易引起社会歧视性疾病（如吸毒、同性恋等）的临床研究，需要将患者个人信息实行数字编码代替，明确编码的含义，有特定的保密性编码程序，既保证受试者真实身份，又保证其身份的保密性。

　　所谓自主决定就是指由本人根据自己的思考，对各类事项进行评判并做出选择，完全不受他人的控制和支配。顾名思义，患者的自主决定权则是指患者对与医疗有关的问题有自主决定的权利。在临床医疗活动中，患者有权对自己的病情状况、医生的治疗方案和风险等一切信息进行充分了解并在此基础上决定是否同意医生采取治疗行为，并选择具体的治疗方案。宪法规定国家尊重和保障人权。保障患者的自主决定权即是保障了患者对自己的身体进行自由支配的权利，是对人格尊严的尊重，是保障人权的重要体现。由于使用非法精神活性物质而被监禁的人员同样享有我国宪法保障的人权，同样具有自主选择权。他们可以自由选择是否参与科学研究，并不受任何因素的干扰。但是，因为他们触犯法律失去自由，获得信息的途径大大减少，信息不能及时更新，这样自然会影响到他们做出争取的判断。另外，因为他们失去人身自由，很多权利难以得到障碍，在这种前提下开展科学研究也就很难保障患者的自主决定权。因此，为确保被监禁人员充分行使自己的自主选择权，我们对这类患者进行科学研究时，需要向患者本人详细交代研究的相关信息，争取做到患者本人及家属意见达成一致。另外，必须保证监禁人员可以及时联系到研究者，在研究过程中监禁人员可以无条件的随时退出科学研究。最后，科学研究中坚决反对监禁人员因拒绝参与科学研究而受到不公平的待遇，坚决抵制胁迫或利益诱惑等手段强制监禁人员参与科学研究。为了确保知情同意过程符合"完全告知，充分理解，自主选择"的原则，特别是尊重服刑劳教人员"自主选择权"的原则，知情同意的过程可以考虑采取以下措施[19]：①伦理委员会可以派人现场监察知情同意过程，也可以通过随机访谈，确认受试者充分知情并自主选择参加试验；②知情同意的过程可以有管教人员在场看管服刑劳教人员，目的是为了保护研究者，但管教人员绝对不能参与招募和知情同意的过程，或对该过程施加任何影响；③服刑劳教人员参加临床试验不能与假释或提前释放相联系，应事先明确告知每一个服刑劳教人员参加研究对其假释没有任何帮助，以免影响其对风险的判断和自主选择；④服刑劳教人员参加临床试验后可能在生活条件、医疗、食物质量上获得改善，但这种改善的优势不能显著削弱他们对试验风险的权衡，也不削弱他们在有限选择情况下对这些优势的价值判断。

保护精神活性物质使用障碍患者的隐私权和自主选择时需要注意以下几点：①精神活性物质使用障碍属于精神疾病，社会对于精神疾病的歧视不可避免，因此首先需要保护患者个人信息，避免研究过程中泄露，给患者造成不必要的麻烦；②对于非法精神活性物质成瘾患者自愿参加科学研究，在不危及他人生命和公共安全的条件下，不能泄露患者非法物质使用的相关信息；③充分评估患者自主选择能力，尤其对于监禁人员，需要评估患者能否实现真正的自主选择，避免威逼利诱而违背患者意愿。总之，对于涉及服刑劳教人员的临床研究，伦理委员会应考虑如下要点[20]：①相对于服刑劳教人员日常的生活条件、医疗、食物质量、娱乐设施和收入机会，参加研究的利益并不显著影响他们对研究风险和利益的权衡；

②服刑劳教人员参加临床研究所涉及的风险与普通受试者所承担的风险相当；③受试者的选择方法对所有服刑劳教人员来说是公平的，并且不受因禁机构管教人员或其他服刑劳教人员的干涉；④研究告知信息以服刑劳教人员群体能理解的语言表达；⑤假释委员会在决定假释或减刑事宜时不会考虑服刑劳教人员是否参加研究，并且事先明确告知每一个服刑劳教人员参加研究对其假释或减刑没有任何帮助；⑥对于研究结束后需要有长期跟踪随访的研究，应该充分考虑跟踪随访对他们的影响，特别考虑特定受试者服刑时间的长短，并告知受试者将来的跟踪随访问题。

三、监禁人员在科学研究中的法律问题

1998 年，美国学者 Allen M· Hornblum 出版了 *Acres of Skin* 一书，揭露了在 20 世纪 50 ～ 70 年代宾夕法尼亚州霍姆斯堡监狱使用被监禁者作为受试者进行的一系列人体试验，该书的出版在美国社会引起了很大反响。而在 1961 年，《赫尔辛基宣言》就规定："羁押于监狱、惩戒所和教养所中的人（所谓的被限制自由者）不应被作为受试者参与人体试验"。这是因为，处于监禁环境中的人，其知情同意权很容易受到限制或者剥夺。即使给予其充分的告知和"自由"的决定权利，他们仍有可能因为一些在正常情况下看来微不足道，对他们来说却极其珍贵的机会原因，如获得额外的放风时间、改善膳食、降低劳动强度、获得减刑假释机会等，自愿忍受对身体的损害而参与试验。美国共同规则的第三部分（C 部分）特别对被监禁者作为受试者参与人体试验做出了规定，为了避免被监禁者基于金钱或者减刑假释的不当利诱，共同规则规定："试验者不得向被监禁者提供过高的报酬，以免使其受到不当诱惑而忽略了对

试验风险的判断。同时，试验者必须明确告知受试者，参与试验不会使其更容易的获得假释。"此外，共同规则还将允许被监禁者参与的医学人体试验的范围限定在："研究被监禁者的作为一个群体所具有特别状况（例如对于肝炎或者其他在监狱中特别流行的疾病的疫苗试验，以及对于酗酒、滥用药物和性侵犯等社会即心理学问题的研究）；对改善受试者的健康和福利具有预期和合理可能性的创新和常规治疗这两种试验在进行前，都应当经咨询狱政、医院和伦理学专家并公布于联邦，公布由公众讨论后由卫生和福利部部长批准方可进行"这两种可进行试验的类型，由于规定的过于宽泛而受到批评。

《奥维多宣言》附加议定书第 20 条（对被剥夺自由的人试验）所规定的可以以被监禁者为受试者进行的试验范围要小得多，该条规定："当法律允许对被剥夺自由地人进行试验时，如果该试验对于其健康没有直接利益，则只有符合下列特殊条件时试验方得进行：①类似效果的试验在没有被剥夺自由的人参与的情况下无法进行；②试验的目的在于为其他被剥夺自由的人提供利益；③试验只含有最小的风险和负担"，也有国家的立法禁止被监禁者参与一切人体试验，如立陶宛《人体试验法》第 5 条第 2 段规定："不得对于受监禁或者其他被羁押的人进行医学试验"。

我国有文献报道使用服刑劳教人员作为受试对象的研究，伦理委员会可以批准的研究类别为：①研究囚禁的原因、效果和过程，以及犯罪行为，并且研究不大于最小风险，也不给受试者带来任何不便；②对服刑劳教人员被囚禁行为的研究，并且研究不大于最小风险，也不给受试者带来任何不便；③对显著影响服刑劳教人员群体的疾病的研究（如肝炎、酗酒、毒瘾等，这些疾病在服刑劳教人员群体中更为普遍），并且同时获得国家有关管理部门的批准；

④涉及可能让服刑劳教人员受试者受益的治疗性研究。如果这种治疗性研究包含了非治疗性对照组、或包括了未获准上市的试验药物，还必须同时获得国家有关管理部门的批准。

四、风险控制与科学性平衡

科学研究追求研究的科学性，实验过程必须符合一定的科学原则，这样才能得出经得起科学考验的结论。但是，现实中的科学研究不仅要考虑研究的科学性，还要考虑研究的可行性、伦理的规范性等。在任何科学研究中都强调"不伤害原则"，这也是人体研究的得以开展的前提。在研究过程中很可能遇到科学性与风险控制的平衡问题，换句话说，就是如何实现科学研究既能保障受试者安全，又能达到研究的科学性。就风险控制和研究的科学性而言，我们首先要考虑受试者的风险控制因素，譬如，验证孕期饮酒对胎儿的影响时，我们首先考虑的是孕妇能否进行该项研究，如果对胎儿出现不良后果怎么办，这项研究能否通过伦理审核，而不是如何进行严密的科学设计。当然，多数科学研究的风险控制和科学性并非处于完全对立的矛盾面。这样的科学研究就需要我们在保证受试者安全的前提下进行科学的研究设计，争取做到科学性与安全性最佳平衡。

第四节　案例分析

案例1：如何实现酒精依赖研究的科学性和风险平衡？

北京某精神专科医院正在开展一项名为"酒精依赖患者

在不同戒断时期线索诱导心理渴求变化规律"的研究。这项研究的招募广告张贴在医院物质依赖病房的患者宣教与招募信息栏中，住院患者及家属均可看到招募信息。在招募信息中简要介绍本项研究的目的和内容，纳入与排除标准，风险控制与获益、研究人员的联系信息等。

　　张三（化名）是一名因酒精依赖住院治疗的患者，他看完招募信息后想参与这项研究。于是他联系到研究人员，研究人员详细向他告知研究的相关事项，并对他的情况做了初步评估，研究人员觉得张三基本符合受试者条件，同意张三按照试验流程进步完善评估。但是，张三在与研究人员的沟通过程中发现，实验过程中需要酒精依赖患者在某一个戒断期暴露于酒精气味之下，然后完善头颅核磁检查与量表测验等。因为张三多次住院戒酒，已经具备一定的酒精依赖的相关知识，他知道如果在戒断期再次接触酒精很可能会出现复饮行为，这样他住院治疗的目的—完全戒酒就会很难实现，并且即使未出现复饮行为，也很可能会增加他的住院时间。研究者告诉他，如果不暴露于酒精之下又很难达到线索诱导的目的，因此他对于这问题感到非常疑惑。另外，他想了解自己在参与这项研究中可以获得哪些好处，与风险相比他能否获益更多。

分析

1. 酒依赖患者参与本项科学研究的风险性如何评估？

　　本项研究的受试者为酒精依赖戒断期的患者，研究目的为不同戒断期线索暴露后的心理渴求变化。在这样研究中可能的主要风险包括：戒断症状导致的躯体风险、线索暴露后复饮、线索暴露后增加住院时间、头颅 MRI 过程中的风险。在进行研究之前，首先检索相关文献或总结既往研究的经验，全面考虑研究过程中的风险内容，并针对每一项风险，设立完备、标准的评估流程和评判标准，最后所有研究者需要按照预定的研究标准开展详细的评估。例如，戒断症状导致的躯体风险的评估，本研究中采用临床机构酒精依赖戒断评估量表修订版（CIWA-Ar），只有戒断症状评分满足一定条件的患者才可以入组，这样可以降低严重戒断症状引起的躯体风险。线索暴露后复饮的风险评估需要参照其他文献报道中的评估方法，当风险较小且又不可避免时，尽量采取措施将可能的风险降至最低，暴露后进行放松训练。至于头颅 MRI 过程中的风险，需要咨询影像学专家，严格执行检查过程中的禁忌证，避免对患者造成不必要的风险。

2．如何实现风险控制和科学性的平衡？

张三在本项研究中的疑惑为：既不想增加酒精暴露后的复饮率或延长住院时间，又不想违背研究者线索暴露（酒精）的条件。张三的疑惑可以概括为风险控制和科学性的平衡问题，这也是很多科学研究所要面临的问题。针对酒精线索暴露后可能增加复饮或延长住院时间的问题，本研究采用有效地干预手段，如针对降低心理渴求的放松训练，让酒精暴露后的受试者进行现场放松训练，放松训练结束后再次评估受试者的心理渴求程度，直到受试者的心理渴求恢复至酒精暴露以前的水平。这样的研究设计既可以保证研究的科学性，又可以降低受试者的风险，最终达到风险控制与研究科学性的最佳平衡。

3．如何平衡受试者在研究中的获益和风险？

张三在本项研究的风险已经在前面提及，通过研究设计已将风险降至最低，但是张三在研究中又可以得到哪些好处呢？本研究中张三可以享受免费的专业认知功能测验、免费的头颅核磁检查，若发现脑部疾病可以及时告知受试者。另外，本研究的最终结果有助于发现酒精依赖戒断后心理渴求的变化规律，协助判断哪一时间段酒精依赖患者最易复发，为采取针对性的干预措施奠定基础。这一研究成果可以帮助反复复饮的张三识别复饮高发时期，并结合医疗干预降低复饮率。

案例 2：海洛因滥用患者有知情同意能力吗？

李洋（化名），男性，1988 年出生，自幼学习成绩不好，初中毕业后在外打工、练摊，后开了家水果店。21 岁结婚育一子一女，均体健。2016 年在朋友家中烫吸海洛因被抓，被社区戒毒 3 年。

因既往烫吸海洛因，该患者在停用海洛因后逐渐出现情绪低落，高兴不起来；睡眠差，每晚睡眠约 3 小时，早醒；白天疲乏无力，爱发脾气。平素服用艾司唑仑 4 mg 每晚，但效果差。

2016 年患者妻子带患者门诊就诊时，看到医院公告栏张贴的一个招募通知：介绍一种新的药物，试验治疗海洛因所致的睡眠障碍。患者母亲带患者咨询了门诊主任，门诊主任建议患者妻子与招募通知上提供的药物临床试验机构电话联系。熟悉研究流程和该药物临床试验的医生来到门诊，与患者及其妻子在门诊的另外一个诊室进行咨询。研究医生阅览了患者的病历，向患者妻子和患者本人介绍了该新药临床试验的内容，并告知他们该项药物临床试验已经获得了国家食品药品监督管理局的批准，并且通过了医院伦理委员会审查，批准在本医院开展该项药物临床试验。患者妻子和患者本人向研究医生咨询了解到：该试验药物尚未上市，目前在临床试验Ⅲ期阶段，这项临床试验的目的是要了解新药对治疗海洛因依赖的睡眠障碍是否有效。患者本人及其妻子表示有意向参加这项临床试验治疗，研究医生将两份知情同意书分别交给患者和患者妻子进行阅读。患者及其妻子针对知情同意书中内容：安慰剂、双盲治疗、随机分组、新药可能的不良反应等进行了询问，研究医生一一作了解答，患者及其妻子对试验疗程和退出处理进行了询问，明确了研究的步骤，表示愿意参加该项药物临床试验。他和妻子、研究医生均签署了知情同意书后，研究医生才开始进行研究相关的检查。李洋通过筛选期的各种检查，符合所有入组标准，不符合排除标准，进入基线研究阶段，李洋随机获得受试者编码，该编码对应分配到临床试验药物组或安慰剂组，进行为期 1 个月的双盲试验治疗。

分析

1. 海洛因滥用患者怎样了解到药物临床试验的招募信息？

所有公开的受试者招募资料均需要获得伦理委员会的批准，获得招募信息的途径如下：招募广告 / 通知：医院的公告栏或网站可以张贴经过本院伦理委员会审查批准的招募广告 / 通知；门诊或住院部存放的招募宣传册；招募平台：药物临床试验微信平台，微信公众号等；门诊或病房医生告知；病友间介绍；其他途径：国家批准的其他招募方式。

2．研究医生进行知情同意的过程需要注意哪些问题？

研究医生获得知情同意的过程需要注意以下几点：

（1）获得知情同意书的情境要注意可能给潜在受试者带来的压力，进行知情同意的场所需要保护潜在受试者的隐私。

（2）获得知情同意书者需要注意受试者承受的压力，如果潜在受试者与医生有依赖关系，或有被迫表示同意的可能，在获得其参与研究项目的知情同意时，医生必须特别谨慎。在这种情况下，知情同意可以由一位合适的、有资质的、且完全独立于这种关系之外的研究人员来获取。

（3）获得知情同意书者需要注意潜在受试者的精神状态，并给予其足够的时间进行考虑。

（4）潜在受试者可以寻求家人或亲戚朋友的建议。

（5）研究者需要耐心、全面的回答潜在受试者提出的所有问题。

3．李洋可以独自签署知情同意书参加该项临床试验吗？

海洛因依赖患者需要有完整的知情同意能力才能独自签署知情同意书参加临床试验。海洛因滥用患者可以出现感知觉异常、思维障碍、意志和情感障碍等症状，以上任何一项出现问题需要法定监护人同时签署知情同意书才能参加临床药物试验。Appelbaum 和 Roth 制定出知情同意能力的四条法律标准，被广泛应用于研究领域：①列出选择的依据；②对内容真实的理解；③理性的处理信息；④鉴别所处情境的研究性质。

我国目前引入了麦克阿瑟临床研究知情同意能力评估工具（MacCAT-CR），从 4 个维度对受试者的知情同意能力进行评估：理解度、鉴别度、推论能力、表达选择。海洛因滥用患者知情同意能力是否完整尚需要临床医生进行判断。如果海洛因滥用患者知情同意能力相关的 4 个维度有一个存在缺损，那么就会认为该患者的知情同意能力是不完整的，需要获得患者本人的意愿同意和法定监护人的知情同意。李洋四项维度完整，所以根据上述原则，可以本人进行知情同意书的签署。

4．海洛因患者不签署知情同意书可以参加临床药物试验吗？

如果潜在受试者不具备知情同意的能力，医生必须征得其法定监护人的知情同意。这些不具备知情同意能力的受试者决不能被纳入到对他们没有获益可能的研究之中，除非研究的目的是为了促进该受试者所代表人群的健康，同时研究又不能由具备知情同意能力的人员代替参与，并且研究只可能使受试者承受最小风险和最小负担。当一个被认为不具备知情同意能力的潜在受试者能够表达是否参与研究的决定时，医生在征得其法定监护人的同意之外，还必须征询受试者本人的同意。受试者的异议应得到尊重。李洋假使知情同意能力缺损，但是他可以表达是否参加临床试验的决定，所以李洋需要签署知情同意书表达参加意愿后才能参加该项临床药物试验。有时，患者或其法定监护人因为文盲或者视力受损无法签字，这时需要公平见证人（独立于临床试验、不受与试验有关人员的不公正影响的个人），向患者或其法定监护人提供知情同意书和其他书面资料，并证明研究人员已经和患者、其法定监护人沟通了研究内容，并充分解答了问题，患者本人及法定监护人表示同意参加本项临床试验，并且这一过程需要进行正式记录。李洋初中毕业，非文盲或视力残疾，可以签字表示自己参加试验的意愿，签署知情同意书后，李洋才能被纳入该临床试验中。因为精神疾病较为特殊，有些临床药物试验是针对兴奋激越患者的，或者无法获得研究对象的知情同意，这些情况下，患者知情同意困难，需要伦理委员会会议讨论，何时、如何进行知情同意。

5．所有海洛因滥用患者都可以参加这项药物临床试验吗？

每项药物临床试验都有试验目的，本例中涉及的试验目的就是为了明确这种新药治疗海洛因滥用患者睡眠障碍的疗效，试验的设计者也会基于此研究目的，制定严格的入组标准、排除标准、退出标准以证临床试验达到目的。本试验需要睡眠障碍症状（临床表现为入睡困难、早醒、睡眠维持障碍，白天疲乏无力或不适感）明显的海洛因滥用患者。所以，符合入组标准的海洛因滥用患者才能参加该项药物临床试验。符合入组标准后，如果患者躯体条件差，比如有严重的心脏病，无法耐受试验药物，那么就符合了排除标准，也不能参加研究。如果患者参加了研究，但是并不能按临床试验的要求服药，例如：经常不服或者乱服用试验药物，达到一定的程度，研究者会请受试者退出该项药物临床试验，因为让受试者退出临床试验，进行常规的治疗，对患者的疾病的控制可能是最好的选择。本例中，李洋符合所有入组标准，不符合排除标准，纳入到研究中，在随后的试验药物治疗中，遵守治疗方案，可以按临床试验要求服用研究药物。

（孙洪强　陆　林）

参考文献

1. 胡建，陆林. 中国物质使用障碍防治指南 [M]. 北京：中华医学电子音像出版社，2015：2.

2. 世界卫生组织. ICD-10 精神与行为障碍分类 [M]. 范肖冬，汪向东，于欣，等译，北京：人民卫生出版社，1993：59-60.

3. WORLD HEALTH ORGANIZATION. Management of substance abuse unit. global status report on alcohol and health [M].

Geneva: WHO Press, 2014: XIII-XIV.

4. PHILLIPS M R, Zhang J, Shi Q, et al. Prevalence, treatment, and associated disability of mental disorders in four provinces in China during 2001-05: an epidemiological survey [J]. Lancet, 2009, 373 (9680): 2041-2053.

5. Huang Y, Wang Y, Wang H, et al. Prevalence of mental disorders in China: a cross-sectional epidemiological study [J]. The Lancet Psychiatry, 2019, 6 (3): 211-224.

6. World Health Organization. World health statistics 2017: monitoring health for the SDGs, Sustainable Development Goals [M]. Geneva: WHO Press, 2017: 76.

7. AKBAR M, EGLI M, CHO Y E, et al. Medications for Alcohol Use Disorders: An Overview [J]. Pharmacology & Therapeutics, 2018, 185: 64-85.

8. 刘晓芳. 尼古丁依赖的药物治疗: 指南与经验 [J]. 临床药物治疗杂志, 2011, 9 (6): 25-28.

9. Li P, Wu P, Lu L, et al. Incubation of alcohol craving during abstinence in patients with alcohol dependence. Addict Biol 20: 513-522.

10. WOJNAR M, BROWER K J, STROBBE S, et al. Association between Val66Met brain-derived neurotrophic factor (BDNF) gene polymorphism and post-treatment relapse in alcohol dependence [J]. Alcoholism-Clinical and Experimental Research, 2009, 33 (4): 693-702.

11. JAKUBCZYK A, WRZOSEK M, LUKASZKIEWICZ J, et al. The CC genotype in HTR2A T102C polymorphism is

associated with behavioral impulsivity in alcohol-dependent patients [J]. Journal of Psychiatric Research, 2012, 46（1）: 44-49.

12. ZOIS E, VOLLSTÄDT-KLEIN S, HOFFMANN S, et al. GATA4 variant interaction with brain limbic structure and relapse risk: A voxel-based morphometry study [J]. European Neuropsychopharmacology, 2016, 26（9）: 1431-1437.

13. PINTO E, REGGERS J, GORWOOD P, et al. The short allele of the serotonin transporter promoter polymorphism influences relapse in alcohol dependence [J]. Alcohol & Alcoholism, 2008, 43（4）: 398-400.

14. EISENHARDT M, LEIXNER S, LUJAN R, et al. Glutamate receptors within the mesolimbic dopamine system mediate alcohol relapse behavior [J]. Journal of Neuroscience, 2015, 35（47）: 15523-15538.

15. UNITED NATIONS OFFICE ON DRUGS AND CRIME. World Drug Report 2016 [R/OL]. http: //www.unodc.org/wdr2016/.

16. XUE Y X, LUO Y X, WU P, et al. A memory retrieval-extinction procedure to prevent drug craving and relapse [J]. Science, 2012, 336（6078）: 241-245.

17. 侯雪梅. 人体医学试验中受试者知情同意权研究 [J]. 西部法学评论, 2015, 5: 51-58.

18. 高玉玲. 医疗行为中患者隐私权保护存在的问题和对策 [J]. 中国卫生事业管理, 2003, 12: 738-739.

19. 汪秀琴, 熊宁宁, 刘沈林, 等. 临床试验的伦理审查: 服刑人员、劳教人员 [J]. 中国临床药理学与治疗学, 2006, 7:

837-840.

20. PENSLAR R L. Protecting Human Research Subjects：Institutional Review Board Guidebook ［M］. Washington D C：United States Govt Printing Office，1993：https：//www.genome.gov/10001752/.

第八章 睡眠与睡眠－觉醒障碍研究的伦理审查

第一节 睡眠与睡眠－觉醒障碍研究的概况

一、概述

睡眠是一个以中枢神经系统、血流动力学、通气和代谢因素动态波动为特征的活跃生理状态，人类睡眠是一种复杂的行为和电生理现象。有关睡眠的研究已有 100 多年的历史，但 20 世纪 60 年代开始才分出睡眠医学这一学科。1937 年 Loomis 首次描述了非快速眼动（Non-rapid eye movement，NREM）睡眠；20 世纪 50 年代初，Aserisky 和 Kleitman 发现了快速眼动（Rapid eye movement，REM）睡眠，并证明其与做梦有关，人类整夜睡眠存在周期性，即 NREM 与 REM 睡眠交替出现。随后，睡眠研究成为热点，1968 年 Rechtschafen 和 Kales 出版了基于脑电图（electroencephalography，EEG）、肌电图（electromyography，EMG）

和眼电图（electrooculogram，EOG）的睡眠分期细则和图谱。1972年斯坦福大学开始在整夜睡眠监测中应用呼吸循环传感器，并于1974年将其命名为多导睡眠监测（Polysomnography，PSG），并成立了睡眠中心。至此，睡眠医学的基本概念和格局已成雏形，此后睡眠医学发展迅速。世界著名杂志 Science 主编 Bloom 教授曾预言，睡眠及其基础研究将是 21 世纪神经科学的至关重要的领域之一。

人的一生睡眠模式随年龄不同而不断变化，睡眠总时间随年龄增长而减少，新生儿每天睡眠时间可以超过 16 小时，6 个月时便减少到 12 小时左右，而正常成人的睡眠时间大约为 7 ～ 8 小时。另外，每个人的睡眠需求是不一样的，有研究发现：平均睡眠时间为 7 小时的成人死亡风险最低，而睡眠时间超过 8 小时或者少于 6 小时的成人，死亡风险都增高。陆林院士团队研究[1] 发现：睡眠时间与抑郁症存在双向相关性：睡眠时间短于 5 小时和 5 ～ 6 小时 / 晚不但会增加抑郁症的发病风险（OR=1.69，95%CI 1.36 ～ 2.11；OR=1.48，95%CI 1.19 ～ 1.84），还会增加抑郁症复发的风险（OR=1.44，95%CI 1.12 ～ 1.86；OR=1.32，95%CI 1.00 ～ 1.74）；相应的，抑郁症更可能造成睡眠缩短的风险（RR=1.20，95%CI 1.02 ～ 1.43）。

睡眠对人体代谢和认知功能有重要的意义，睡眠期间大脑中的细胞"缩水"了 60%，这种收缩给细胞之间创造了更多的空间，允许脑脊液更自由的通过，便于脑组织清除 Aβ 等代谢废物。NREM 期慢波睡眠被认为是强化个体复杂记忆的神经元素，同时也是各元素之间的联系；REM 主要由快波组成，是特殊记忆的联系。研究表明：慢波睡眠期承担神经反馈的核团和 REM 期基因相关的神经重塑对睡眠中记忆的巩固起重要作用。陆林院士团队研究[2] 发现：睡眠剥夺在默认模式网络中（default mode network，

DMN），对功能连接产生分离效应，背侧 DMN 功能连接与基本的认知缺损有关。

睡眠与睡眠 - 觉醒障碍和精神障碍有较高的相关性。睡眠时间与抑郁症存在双向关系：睡眠时间短于 5 小时和 5 ~ 6 小时 / 晚会增加抑郁症的发病风险；抑郁症患者睡眠时间也往往短于健康对照 [1]。Meta 分析发现：睡眠紊乱增加抑郁症的发病风险（RR=1.92），持续的睡眠紊乱增加老年人群抑郁症的发生（RR=3.90）、复发（RR=7.70）、加重（RR=1.46）的风险。睡眠 - 觉醒障碍对痴呆的发生产生影响，与基线时无睡眠障碍的受试者相比，报告睡眠障碍者发生所有类型痴呆的风险显著升高：失眠障碍增加阿尔茨海默病的发生，睡眠呼吸障碍对血管性痴呆和阿尔茨海默病等的发生均相关。同时，痴呆患者可以表现出特异性睡眠症状或障碍：快眼动睡眠行为障碍已经成为路易体痴呆的诊断标准之一；睡眠生物节律的紊乱在阿尔茨海默病的患者中显著异常 [3]。痴呆患者发生睡眠障碍的风险也会增加，研究发现：阻塞性睡眠呼吸暂停（Obstructive sleep apnea，OSA）作为一种常见的睡眠疾病，约 50% 的痴呆患者在被确诊痴呆后的某个时期会出现 OSA，同时 OSA 会加速痴呆进程、损害痴呆预后 [4]。

二、睡眠 - 觉醒障碍的诊断变迁

近几十年，睡眠 - 觉醒障碍的诊断标准在逐步完善，目前国际上存在着四种诊断系统，即美国《精神障碍诊断与统计手册》（Diagnostic and Statistical Manual of Mental Disorders，DSM）、《国际疾病分类》（International classification of diseases，ICD）、国际睡眠障碍分类（The International Classification of Sleep Disorders，ICSD），

其对睡眠障碍的诊断略有差异。

在美国《精神障碍的诊断与统计手册》第 4 版（DSM-IV）中，将睡眠障碍分为 3 类：原发性睡眠障碍（Primary Insomnia）、精神障碍相关的睡眠障碍（Sleep Disorder Related to Anot}ler Mental Disorder）和与内科疾病相关的睡眠障碍（Sleep Disorder Related to a General Medical Condition）。在 DSM-5 中，删除了 DSM-IV 中的原发性睡眠障碍，表明 DSM-5 不再力图寻找共患疾病之间因果关系，而向依据数据制定诊断标准的方向转变。美国《精神障碍诊断与统计手册》第五版 [5] 睡眠－觉醒障碍分类十大类：失眠障碍、嗜睡障碍、发作性睡病、与呼吸相关的睡眠障碍、昼夜节律睡眠－觉醒障碍、非快速眼动睡眠唤醒障碍、梦魇障碍、快速眼动睡眠行为障碍、不安腿综合征以及物质和（或）药物所致的睡眠障碍。DSM-V 更强调睡眠障碍患者个体主观感受和社会功能受损情况。

《国际疾病分类第十一次修订本（ICD-11）中文版》（以下简称 ICD-11 中文版）与 ICD-10 不同，将睡眠－觉醒障碍独立列为第 7 章，与第 6 章精神、行为或神经发育障碍并列编排，成为单独的疾病体系。ICD-11 中文版将睡眠－觉醒障碍分为失眠障碍，过度嗜睡障碍，睡眠相关呼吸障碍，睡眠－觉醒昼夜节律障碍，睡眠相关运动障碍，异态睡眠障碍。

国际睡眠障碍分类（ICSD）是睡眠专业人士关注较多的诊断标准。2015 年 sleep 杂志发表一篇文章，该研究于 2012 年 9 月在香港纳入 2011 名受试者，完成了 DSM-IV、DSM-5、ICD-10、ICSD-2 失眠障碍诊断相关资料的收集，评估不同诊断标准下的患病率差异，2.6% 的患者同时符合所有 4 种诊断标准，6.7% 的患者同时符合 DSM-IV、DSM-5 和 ICSD-2 标准，5.4% 的患者同时符合 DSM-IV 和 ICSD-2 的标准。2015 年国际睡眠障碍分类第三版（The International Classification of Sleep Disorders - Third Edition，ICSD-3）[6] 出版，将睡眠分为七类，主要是失眠（慢性失眠、急性失眠、其他失眠障碍）、睡眠相关呼吸障碍、过度嗜睡（发作性睡病、Kleine-Levin 综合征）、昼夜节律睡眠障碍、异态睡眠（快眼动睡眠行为障碍、觉醒障碍）、睡眠相关运动障碍（不宁腿综合征、周期性肢体运动障碍）、其他睡眠障碍。失眠障碍及睡眠相关呼吸障碍较常见，下面将详细介绍。

迄今为止，失眠障碍的诊断缺乏客观、特异的评价标准。原发性失眠常通过病史、临床表现和问卷进行确诊，并非必须进行 PSG 评价，但若怀疑合并其他睡眠疾病，如睡眠呼吸障碍、睡眠周期性肢体运动障碍等的失眠患者应进行 PSG 监测以确定诊断。故仍需对失眠障碍进一步研究出有客观诊断价值的指标，以提高诊断的客观性。

美国睡眠医学会提出，阻塞性睡眠呼吸暂停低通气综合征（obstructive sleep apnea hypopnea syndrome，OSAHS）即为上气道完全阻塞、气流消失超过 10s 同时伴有明显的胸腹呼吸运动或食道内压波动。OSAHS 的诊断需通过 PSG 监测获取的 AHI 大于 5 作为 OSAHS 的客观标准，因而 PSG 技术成为诊断 OSAHS 的金标准，但研究表明 AHI 与临床症状、生活质量及发生事故的危险之间的相关性并不强烈，故需综合多种临床资料分析该疾病。因 OSAHS 患者睡眠中的呼吸暂停事件和低通气事件导致了缺氧和微觉醒，而缺氧和微觉醒会破坏正常睡眠结构，从而导致白天嗜睡、困倦。Epworth 嗜睡量表主要评估受试者日间嗜睡程度，可在一定程度上预测患者病情严重程度，协助诊断。

三、睡眠－觉醒障碍的治疗

睡眠－觉醒障碍治疗已取得一定进展，针对不同的疾病，目前常用的治疗方法有手术治疗、药物治疗、心理治疗、物理治疗等。

失眠是最常见的睡眠障碍，失眠主要包含以下治疗方法：心理治疗、药物治疗和物理治疗。心理治疗最常用的是认知行为疗法（cognitive behavioral therapy of insomnia，CBT-I），包括睡眠卫生宣教、认知疗法、睡眠限制和刺激控制等，是首选的标准治疗方法。失眠药物治疗：①在病因治疗、认知行为治疗和睡眠健康教育的基础上，若效果欠佳，可酌情给予镇静催眠药；②个体化：用药剂量应遵循个体化原则，从小剂量开始给药，一旦达到有效剂量后不要轻易调整药物剂量；③给药原则：按需、间断、足量，每周服药 3 ~ 5 天而不是连续每晚用药；但抗抑郁药不能采用间歇疗程的方法；④疗程：应根据患者睡眠情况来调整用药剂量和维持时间。

OSAHS 的治疗主要是为了提高生活质量、减少生产和交通事故的发生，降低患者病死率、减少心脑血管疾病的发生。常用治疗方法包括长期行为干预、持续正压通气（continuous positive airway pressure，CPAP）、口腔矫治器及外科治疗。美国睡眠医学会总结：① CPAP 的疗效明显优于其他治疗，判断其有效的标准是 AHI 恢复正常范围，最低血氧饱和度 > 90%；②悬雍垂腭咽成形术和口腔矫治器疗效是可靠的；③无明显全身疾病的轻中度患者，不能使用 CPAP 治疗者，且确实存在手术可以解决的解剖学狭窄，可考虑手术治疗；④中重度患者和年老体弱、有严重冠心病、脑血管疾病、上呼吸道软组织明显塌陷，而无明显解剖学狭窄因素者，首选 CPAP 治疗；⑤存在多个阻塞平面或个体差异明显的，应强调综合治疗。不排斥任何安全和有助于提高疗效的治疗方法。

发作性睡病主要是对症治疗，以药物治疗为主，辅以精神心理治疗。药物治疗：① 改善日间嗜睡：治疗日间嗜睡的药物首选新型中枢兴奋药莫达非尼，次选哌甲酯缓释片（利他林）；②抗猝倒：抗猝倒药物主要为抗抑郁剂，包括三环类抗拟郁药如氯米帕明、选择性 5- 羟色胺再摄取抑制剂如氟西汀、5- 羟色胺和去甲肾上腺素再摄取抑制剂如文拉法辛等；③羟丁酸钠：该药可治疗发作性睡病的所有症状，但其药理机制尚不清楚。

快速眼动睡眠行为障碍（REM sleep behavior disorder，RBD）的治疗方法包括非药物治疗和药物治疗两部分。非药物治疗是指保证安全的睡眠环境，推荐方法包括在地板上放置床垫、将家具边角用软布包裹、对玻璃窗进行安全性保护、睡前移去潜在的危险物品，如利器、玻璃、水杯水壶等，建议患者的同床者与患者分室居住，直到患者 RBD 症状得到有效控制。药物治疗中，证据最多的是氯硝西泮，可使 80% ~ 90% 的 RBD 患者获得满意疗效；褪黑激素是第二个常用的治疗 RBD 药物，其不良反应较少，该药对于治疗合并（路易体痴呆、帕金森病、多发性硬化）的 RBD 有明确疗效。

第二节　睡眠－觉醒障碍研究的伦理审查原则

睡眠－觉醒障碍的科学研究领域较广，涉及较多的新技术与新方法：睡眠监测设备、可穿戴设备、治疗仪器等，治疗方法种类较多：药物治疗、心理治疗（CBT-I、正念治疗等）、物理治疗（经颅磁刺激、生物反馈等）、中医治疗（针灸等）、芳香疗法等等，无论是睡眠－觉醒障碍的基础研究，还是临床研究，都需要我们遵循如下的国际指南、宣言和国内的规范与要求。

一、涉及人的健康相关研究国际伦理准则

国际医学科学组织委员会（Council for International Organizations for Medical Science，CIMOS）是由世界卫生组织和联合国教科文组织于 1949 年创办的一个国际性非政府组织，1982 年 CIOMS 发布了人体生物医学研究国际伦理指南 [7]（International Ethical Guidelines for Biomedical Research Involving Human Subjects），分别在 1993 年、2002 年、2016 年进行修订，目前的 2016 年版本为第四版。2016 年的修订主要是将 2002 年第三版伦理指南的涉及范围从生物医学研究扩大到健康相关的研究。虽然目前适用范围进行了拓宽，但是仍旧是有限的，目前的范围是由涉及人健康相关研究的经典定义构成的，包括：观察性研究、临床试验、生物样本库和流行病学研究等。

人体生物医学研究国际伦理指南一般原则包括以下内容：

1. 伦理公平性

涉及人健康相关研究的伦理公平性指的是产生保护和增进人类健康的新知识和新方法具有研究的科学性和社会价值。患者、健康专家、研究者、政策制定者、公共卫生官员、药物公司等，均需依赖于研究结果对个体和公共健康、保健、有限资源的利用情况做出判断，调整行动。因此，研究者、申办方、研究伦理委员会和健康部门，必须确保研究的科学性，并且有前期的研究基础，通过研究很可能会获得有价值的科学信息。虽然科学和社会价值是研究公平性的基础，研究者、申办方、研究伦理委员会和健康部门首先需要遵守道德规范，以确保所有的研究都以支持人的权利，尊重、保

护、公平的对待受试者和开展研究的地区为前提，科学和社会价值不能凌驾于法律之上，参加研究的受试者不能接受错误的治疗，研究的地区需要公平的对待。

2．健康权利优先

在资源匮乏的地区或人群中计划进行研究时，申办方、研究者和相关的公共卫生部门必须确保研究会有益于增进该地区的健康状况，社区和人群的健康权利要优先于研究的开展。

3．平衡获益与负担

申办方、研究者、政府部门、研究伦理委员会和其他相关部门必须确保研究的获益与负担是平衡的，参加研究的社区、个体和分组必须符合科学原则，不能因为他们的经济水平低、容易被操控就被纳入研究。

4．风险最小化

为了判断受试者参加研究的风险，必须要明确研究的科学性和社会价值，在邀请潜在的受试者参加研究之前，研究者、申办方和研究伦理委员会必须确认受试者的风险是最小化的，并且与潜在的风险、研究的科学和社会价值之间进行了平衡。

其他原则请参见参考文献[7]。

二、《赫尔辛基宣言》[8]

世界医学会制定《赫尔辛基宣言》（declaration of helsinki），是涉及人类受试者的医学研究伦理原则，涉及人类受试者的医学研究，包括对可确定的人体材料和数据进行的研究。与世界医学会的授权一致，该《宣言》主要针对医生。但世界医学会鼓励其他参与涉及人类受试者的医学研究的人员采纳这些原则。

1．一般原则

世界医学会的《日内瓦宣言》用下列词语约束医生："患者的健康是我最首先要考虑的。"《国际医学伦理标准》宣告："医生在提供医护时应从患者的最佳利益出发。"

2．风险、负担和获益

在医学实践和医学研究中，绝大多数干预措施具有风险，并有可能造成负担。只有在研究目的的重要性高于受试者的风险和负担的情况下，涉及人类受试者的医学研究才可以开展。所有涉及人类受试者的医学研究项目在开展前，必须认真评估该研究对个人和群体造成的可预见的风险和负担，并比较该研究为他们或其他受影响的个人或群体带来的可预见的益处。必须考量如何将风险最小化。研究者必须对风险进行持续监控、评估和记录。只有在确认对研究相关风险已做过充分的评估并能进行令人满意的管理时，医生才可以参与到涉及人类受试者的医学研究之中。当发现研究的风险大于潜在的获益，或已有决定性的证据证明研究已获得明确的结果时，医生必须评估是继续、修改还是立即结束研究。

3．弱势的群体和个人

弱势群体和个人是指那些特别脆弱的群体和个人，他们更容易受到胁迫或者额外的伤害。所有弱势群体和个人都需要得到特别的保护。仅当研究是出于弱势人群的健康需求或卫生工作需要，同时又无法在非弱势人群中开展时，涉及这些弱势人群的医学研究才是正当的。此外，应该保证这些人群从研究结果，包括知识、实践和干预中获益。

2013 年的《赫尔辛基宣言》在科学要求和研究方案、研究伦理委员会、隐私和保密、知情同意、安慰剂使用、试验后规定、研究的注册、出版和结果发布、临床实践中未经证明的干预措施等方面均给出了指南。

其中睡眠－觉醒障碍研究大多为前瞻性研究，未知的领域较多，所以临床实践中未经证明的干预措施的原则需要更好的掌握：对个体的患者进行治疗时，如果被证明有效的干预措施不存在或其他已知干预措施无效，医生在征得专家意见并得到患者或其法定代理人的知情同意后，可以使用尚未被证明有效的干预措施，前提是根据医生的判断这种干预措施有希望挽救生命、重建健康或减少痛苦。随后，应将这种干预措施作为研究对象，并对评估其安全性和有效性进行设计。在任何情况下，新信息都必须被记录，并在适当的时候公之于众。

三、《涉及人的生物医学研究伦理审查办法》

《涉及人的生物医学研究伦理审查办法》是为保护人的生命和健康，维护人的尊严，尊重和保护受试者的合法权益，规范涉及人的生物医学研究伦理审查工作制定的。由中华人民共和国国家卫生和计划生育委员会（更名为：中华人民共和国国家卫生健康委员会）于 2016 年 10 月 12 日发布，自 2016 年 12 月 1 日起施行，内容包含七章五十条。其中总则中的前四条，将医疗卫生机构涉及人的生物医学研究伦理审查的目的、适用范围、生物医学研究的范畴、伦理审查应该遵循的原则进行了明确的规定，内容如下：

第一条　为保护人的生命和健康，维护人的尊严，尊重和保护受试者的合法权益，规范涉及人的生物医学研究伦理审查工作，制定本办法。

第二条　本办法适用于各级各类医疗卫生机构开展涉及人的生物医学研究伦理审查工作。

第三条　本办法所称涉及人的生物医学研究包括以下活动：

（一）采用现代物理学、化学、生物学、中医药学和心理学等方法对人的生理、心理行为、病理现象、疾病病因和发病机制，以及疾病的预防、诊断、治疗和康复进行研究的活动；

（二）医学新技术或者医疗新产品在人体上进行试验研究的活动；

（三）采用流行病学、社会学、心理学等方法收集、记录、使用、报告或者储存有关人的样本、医疗记录、行为等科学研究资料的活动。

第四条　伦理审查应当遵守国家法律法规规定，在研究中尊重受试者的自主意愿，同时遵守有益、不伤害以及公正的原则。

根据上述内容，在医疗机构开展的睡眠－觉醒障碍涉及人的生物医学研究时，应该严格的遵守《涉及人的生物医学研究伦理审查办法》，保护受试者的权益。另外，该办法颁布的部门为法制司，并且在第六章－法律责任部分，对医疗卫生机构、伦理委员会、研究者违反《涉及人的生物医学研究伦理审查办法》的行为作出了处罚的规定，在第四十九条明确阐述"违反本办法规定的机构和个人，给他人人身、财产造成损害的，应当依法承担民事责任；构成犯罪的，依法追究刑事责任。"

四、《人类遗传资源管理条例》列入国务院立法计划

《人类遗传资源管理条例》在第一章总则中明确规定：人类遗传资源是指含有人体基因组、基因及其产物的器官、组织、细胞、核酸、核酸制品等资源材料及其产生的信息资料。并且，在以下条款中针对人类遗传资源做出了明文规定：第四条 开展人类遗传资源的收集、保藏、研究开发、国际合作等活动，应当遵守公认的伦理原则，保护资源提供者的安全和个人隐私。开展人类遗传资源收集、保藏、研究开发、国际合作等活动的单位应当设立伦理委员会，对本单位开展的开发利用人类遗传资源的活动进行审查和监督。

睡眠－觉醒障碍中有许多具有遗传倾向，例如：发作性睡病，不宁腿综合征，OSAHS 等，研究者会针对上述障碍开展遗传学的研究，可能不仅需要取患者的生物样本，而且还要采集家系的生物样本进行研究，那么就符合人类遗传资源的范畴，应该遵循伦理的原则，尤其是开展国际合作，首先需要取得遗传办公室的批准，进而依据《人类遗传资源管理条例》合法开展。

综上所述，睡眠－觉醒障碍的科学研究应当遵守国家法律、国内的伦理规章、遵循国际的指南和宣言，在保护受试者权益的前提下，实现研究的科学价值和社会意义。

第三节　睡眠与健康伦理学

睡眠是涉及健康的基本生命活动之一，睡眠伦理属于健康伦理学的范畴。健康伦理学是以人类健康与自然、社会、心理等因素之道德关系为研究对象，以揭示健康道德的本质及发展规律为目的的

一门伦理学分支学科。健康伦理学是研究健康道德的科学，从伦理学的角度对健康与发展的关系加以论证。健康伦理学是在医学伦理的基础上发展起来的，可以看做是医学伦理从微观向宏观的延伸，它是把原来探究医学与疾病的关系、行为规范问题的研究引申为"社会"与"人群健康"的伦理研究。以睡眠为例，睡眠问题的日益增多，与科技的飞速发展、信息社会的激烈竞争及生活方式的改变息息相关，如何协调其中的关系，是健康伦理学面临的重大问题。科学研究发现，NREM 睡眠与身体机能的恢复密切相关，REM 睡眠与认知功能（注意、记忆和执行功能）联系紧密，睡眠的昼夜节律性影响多种激素的分泌、代谢功能等，睡眠是影响人群健康的基本要素，良好睡眠是保证健康的重要因素，需要得到全社会的重视，然而睡眠现状却令人忧心。研究表明，近 60% 以上的中学生睡眠不足 7 小时，然而青少年的实际睡眠需要为平均 9 小时；由于电子设备的快速发展，成人的睡眠时间被占用、压缩明显；倒班工作者缺乏科学的管理睡眠的知识，健康受到慢性侵蚀；精神活性物质的应用，例如酒精、咖啡因等长期、过量摄入，对睡眠造成难以逆转的损伤；人口老龄化，老年人睡眠改变，缺乏科学的调整方式。

　　综上所述，睡眠问题在现代社会越来越突出，国家、医学工作者和群众需要遵守健康伦理学的如下原则：科学、有效原则；人本、和谐原则；无伤、有益原则；社会、整体原则；参与、互动原则；互尊、互信原则；公平、公正原则对睡眠健康的现状给以关注，从健康伦理学的角度改善人们的睡眠情况。首先，需要国家的重视，吴孟超院士指出，把医学发展与社会发展联系起来，从政治、经济、文化这些基本社会层面，促进人民健康，提倡健康睡眠至关重要。其次，要有医学科技发展的推动，我国第一个睡眠 973

计划支撑的以陆林院士为首席科学家的科研团队着力于研究睡眠的发生机制以及睡眠障碍病因和干预等多个方面，将大力推动睡眠医学的发展。再次，需要以通俗易懂的科普方式，向大众进行睡眠健康教育，让人们了解健康睡眠的重要性。如陆林院士等编写的科普书《睡眠那些事儿》从七个方面阐述了睡眠相关知识，包括睡眠的基本概念、睡眠的作用和影响因素、常见睡眠障碍、睡眠与躯体疾病的关系、睡眠调整技巧和应对策略，并且提供了一些可以自测的简单量表。此外，利用健康讲座、微信公众号、媒体平台等多种方式向大众进行宣教，是睡眠医学工作者的重要任务之一。从人民群众的角度，需要主动普及睡眠相关的知识，主动参加睡眠卫生的教育，践行睡眠健康的责任，规律作息，保证睡眠质量与健康。

第四节　睡眠－觉醒障碍科学研究的伦理分析

睡眠医学为交叉学科，相关的科学研究可能会涉及多学科协作，那么涉及的伦理问题首先是伦理审查的协作。例如：研究妊娠期女性的不宁腿综合征的发病机制，就会涉及妇产科、儿科、睡眠医学科等多个学科。首先，妊娠期妇女是弱势群体，容易受到伤害，需要伦理更多的保护和关注；其次，因为妊娠期妇女不宁腿综合征（restless leg syndrome，RLS）的发生率较高，影响睡眠，威胁胎儿和女性健康，进行科学研究非常有必要，需要研究其病因及发病机制，进行治疗探索；最后，也是最重要的问题就是如何把握伦理原则，在研究设计、实施和质量控制中如何保护受试者，其次才是实现研究的目的。综上所述，针对妊娠期女性不宁腿综合征的发病机制研究的伦理审查就需要睡眠医学科联合妇产科、儿科共同进行为宜，建立伦理审查的协作机制，平衡风险与获益，考虑研究的意义，进行全面分析、判断。

睡眠医学与精神医学关系密切，慢性失眠导致精神疾病的患病风险增加，同时精神疾病患者常存在睡眠结构的紊乱：精神分裂症患者缺少慢波脑电活动，双相障碍患者深睡眠明显减少，抑郁症患者存在 REM 睡眠、睡眠连续性的异常和慢波睡眠减少，创伤后应激障碍患者睡眠异常表现在 REM 睡眠不足上。所以，在精神障碍患者中进行睡眠研究是非常重要的，而精神障碍患者又是另一类重要的弱势群体，因为上述精神障碍患者往往会出现感知觉障碍、情感障碍、认知功能障碍等，经常注意力不集中，警觉性下降，执行功能受损，研究表明认知功能障碍会对患者的知情同意能力造成负面影响，尤其是患者的鉴别能力和推论能力，从而影响患者作出判断的能力，因而伦理审查时，需谨慎对待。另外，精神障碍往往给患者带来较大的精神痛苦，睡眠检查的客观参数多通过 PSG 监测获得，这种传统的检查会给患者造成不适，例如：鼻气流的导管佩戴不适，头部的电极和胸腹带的束缚，可能会加重患者的精神症状。伦理审查时，需要考虑到这些因素的存在，从研究设计、入排标准和风险管控等方面，进行综合考虑。

睡眠－觉醒障碍与精神障碍的共患率较高，众所周知，抑郁症与失眠障碍的共患率十分普遍，抑郁症的序贯治疗（sequenced treatment alternatives to relieve depression，STAR*D）研究结果显示：抑郁症患者伴发各种失眠的比例高达 84.7%，同时，失眠障碍患者中抑郁症的患病率比非失眠障碍者高 3 ～ 4 倍。所以，在精神医学领域进行睡眠－觉醒障碍的研究就会面临更多的挑战，伦理审查的要求较高：一方面需要精神科的睡眠专业医生对研究的内容进行审查，评估研究的科学意义和社会价值所在；另一方面，更要伦理委员会的睡眠科专家侧重评估获益与风险。首先，直接获益是指受试者通过研究可否得到疾病的治疗，间接获益是指研究是否能为医学发展和健康事业作出贡献。从风险角度来看，在精神障碍患者中进行睡眠医学研究，如果精神症状不稳定的情况下，面临的风险就会较大；其次，精神障碍患者经常存在痛苦的体验，那么共患睡眠－觉醒障碍很可能会增加这种体验，这时就需要考虑受试者的自杀风险。事实上，大量研究验证了这种风险的存在，不仅仅是失眠，其他一系列睡眠障碍均与自杀风险的升高相关；当患者已经存在可升高自杀风险的精神症状（如抑郁、焦虑）时，合并睡眠－觉醒障碍可进一步升高自杀风险。除失眠之外，不宁腿综合征是另一种可能升高自杀风险的常见睡眠－觉醒障碍。RLS 患者罹患抑郁、失眠、焦虑、疼痛障碍的风险升高，而这些临床状况均与自杀相关。数据显示，21% ～ 38% 的 RLS 患者存在自杀相关的想法。并且，抑郁患者经常将 RLS 视为自己抑郁、睡眠紊乱及自杀观念的罪魁祸首。那么涉及 RLS 的研究，对研究者就需要有较高的要求，一方面需要诊断 RLS 的临床专业水平，因为大多数精神科医生缺乏睡眠专业的培训和临床实践，RLS 的识别率较低；另一方面，睡眠专业的医生对 RLS 可能带来的自杀高风险缺乏认识。因此，伦理委员会审查时就需要对研究者的资质进行评估，确保研究人员具备相应的临床能力。还需要注意的是：助眠药与自杀关系密切，这些药物本身也可能与自杀观念、计划及企图有关。研究中，使用助眠药对自杀观念及自杀未遂的预测价值高于失眠症状本身。虽然关于使用助眠药何以有可能升高自杀风险，目前尚不清楚，但无论如何，审查睡眠障碍相关研究时，需要注意自杀风险的评估与预防。综上所述，伦理审查在精神障碍患者中进行的睡眠－觉醒障碍科学研究时，需要重视自杀的风险，预防措施中需要制订自杀预案处理流程，药物临床试验需严格按照国家《药物临床试验质量管理规范》的要求进行，伦理审查需要遵循《涉及人的生物医学研究伦理审查办法》的相关规定。

最后，精神科睡眠医学研究伦理审查还需要关注安慰剂和盲法的应用，因为安慰剂效应在睡眠 – 觉醒障碍中也会出现，尤其是失眠障碍患者中。安慰剂效应虽然可以降低治疗无效的风险，但是可能因安慰剂效应较高，造成整个研究的失败，让受试者无谓的承担了诸多的研究风险，而不能获得医学新信息和治疗新方法。因此，为了保证研究的质量，在盲法上面就要进行科学的设计与管理。一方面，医生或研究者往往会在研究中根据疗效或不良事件来猜测受试者研究组的归属，形成主观偏倚，就需要进行客观的盲法评估，以保证研究质量，降低试验失败的风险，也间接降低受试者的风险，这也是伦理审查质量的重要体现。盲法的质量控制主要从以下 5 个方面综合实现：①安慰剂的制作：是盲法实施的主要过程，需要与试验药物的外观、颜色和气味保持一致，并且进行预实验对对安慰剂进行测试，由测试者独立对安慰剂的外观、颜色和气味进行评价，再模拟临床试验进行评价打分，评价安慰剂是否可以实现盲法；②药品编盲：药品随机序列的产生需遵循科学的方法，由不参与临床试验的人员完成编盲，将随机编号和药物编号装入密封不透光信封备用，盲底备份保存，以保证分组隐蔽，也是盲法实施过程中的关键；严格执行揭盲标准操作规程，揭盲的病例终止试验研究，数据不再纳入临床评价的统计分析数据集；③人员分工：盲法的质量与以下几类关键的试验参与人员关系密切：受试者、研究者、评分员、结局评价者和统计分析者，进行盲态统计分析；④盲法的评价：应用 James' BI 指数分析总体的盲法成功情况，Bang 's BI 指数则可用于评价每组的盲法状态，目前 Stata 软件已开发了这两种 BI 指数的计算模块；⑤盲法评估时点：在研究开始之前进行安慰剂合格与否的评价；然后在研究早期针对整个研究流程进行盲法评价，及早发现可能导致泄盲的环节。最后在研究结束时，进行一个整体全面的盲法质量评价。伦理对研究质量的前期管理方式需要进行审查，并且根据数据安全监察委员会的报告，及时进行审查，判断研究/试验是否需要中止/终止，以降低整个试验的风险。另一方面，也需要让受试者了解盲法的定义，有研究提示：在药物临床试验中，患者经常会想当然的认为医生或研究者知道自己服用了哪种药物，因而受试者并不能真正理解盲法的确切含义，从而也影响知情同意能力。

创伤后应激障碍（post-traumatic stress disorder，PTSD）相关的干预研究中，在患者睡眠的某个时期，针对不同应激事件，对患者暴露不同线索，如予以播地震的声音，或者当时情景中的某种气味等等，以期在睡眠中反复暴露消除创伤记忆。该研究在实施过程中，需要注意审查如下的伦理问题：如反复暴露的方式是否会强化恐惧记忆，对受试者的长期心理健康是否会造成影响，睡眠中进行干预对大脑功能是否会产生不良影响。这就需要在 PTSD 患者进行研究之前提交伦理委员会以下的相关资料：前期动物实验的结果，健康受试者或其他非弱势群体疾病患者应用后获得的肯定性研究证据等。伦理审查前主审委员需要仔细阅读上述资料，明确睡眠过程会对多种学习记忆均有重要作用，包括陈述性记忆、非陈述性记忆中的内隐记忆、程序学习、经典条件反射等，即睡眠本身就存在对恐惧记忆的自我处理，存在着对记忆的重新加工、再巩固过程，因而探索该方法有望取得 PTSD 的突破性的治疗进展，具有重要的科学价值和社会意义。同时，伦理审查还需要注意跟踪审查，了解这种干预方法的长期预后问题，避免对受试者的持续损害。

阻塞性睡眠呼吸暂停低通气综合征的病因复杂多样。在诱因方面，研究发现，体重、年龄、内分泌紊乱、呼吸系统疾病、心血管系统疾病、中枢神经系统疾病等均可诱发或加重 OSAHS。人体研究已证实睡眠呼吸疾病与高血压密切有关，横断面研究也提示睡眠呼吸疾病与中风、心梗及心力衰竭相关。在机制方面，上气道解剖狭窄是发生 OSAHS 的解剖基础，上气道局部反射活动对维持上气道开放有重要作用，而上气道塌陷与睡眠时该反射减弱或消失有关；遗传是睡眠呼吸暂停的重要易感因素，其遗传易感基因在不同的种族之间存在差异，其颅面表型结构、体内脂肪的分布与代谢、神经系统对上气道肌肉的控制以及生物昼夜节律的调节等很大程度上受到遗传因素的影响。在动物实验中发现一系列可能与 OSAHS 相关的候选基因，如调节体内脂肪分布的瘦素基因以及调节脂肪代谢的 APOE 基因，前者不仅影响食欲、调节能量代谢，而且能影响与 OSAHS 相关的其他遗传因素，而 APOE 等位基因不仅与 OSAHS 相关，且作为一种独立因素影响老年人的认知功能，这些相关性研究似乎显示出 OSAHS 受到某些基因多效性的影响。睡眠呼吸疾病在不同的种族患病率不同，亚裔、西班牙裔及非裔美国人比高加索裔高，非裔年轻人较高加索裔年轻人的患病率高一倍。可能与不同种族人群的颌面结构、肥胖程度、经济基础、生活习惯有关，也有研究提示雌激素可能是女性罹患 OSAHS 的保护因素。涉及 OSAHS 相关研究的伦理审查，需要重视患者因症状导致的白天嗜睡可能造成的危险性，还需要明确相关基因检测需要注意隐私保护的问题，知情同意中要对上述情况进行明确描述。

第五节　案例分析

建立睡眠－觉醒障碍 A 临床生物样本库：依据睡眠－觉醒障

碍 A 通用数据元及数据采集规范，建立影像判读、认知评价、情感评价、脑电图判读、睡眠评价等脑功能评价核心技术中心，采集睡眠－觉醒障碍 AXXX 例，初步建立资源共享数据库；数据库资源优先保证项目组使用，项目结束后主要用于共享科学研究，不对国外开放。开发睡眠－觉醒障碍 A 数据管理软件一套，实现公共数据标准化整合，包括被试的家族史、个人史、既往史、现病史、治疗过程、共病情况以及相关量表的评估，被试的个人身份信息、临床诊疗信息以及样本相关信息等，在保障数据安全管理前提下提高数据利用效率，对注册用户开放在库病例资源实时多重条件检索，建立数据挖掘平台。

案例 1：涉及人的生物医学研究样本库建立应该依据的规定与指南

2011 年《中国医药生物技术协会生物样本库标准（试行）》颁布，中国医药生物技术协会生物样本库分会组织国内基础、临床、病理、建库技术、法律等领域的专家，共同编制了中国医药生物技术协会生物样本库的标准。该标准分为两个部分，第 1 部分：生物样本库设施与保障；第 2 部分：肿瘤生物样本操作规程。将生物样本库的建立过程提出了规范化的要求。

2017 年由学术论坛发布了《生物样本库样本 / 数据共享伦理指南与管理规范》，该指南阐述了生物样本库涉及的基本伦理原则，详细界定了不同样本 / 数据的类型，从样本 / 数据的采集、管理（包括安全性管理、共享过程管理、出境管理）、国际合作、知识产权、利益分享等环节制定了明晰的管理流程与规范。

　　另外，医疗卫生机构建立生物样本库，应制定相应的生物样本库建立的管理规定、管理的组织构架、人员构成、统一的生物样本库运行和应用流程。需要明确规定伦理委员会、科学委员会和生物样本库管理部门人员的职责和任务。还要建立监督管理体系，防止出现生物样本或数据信息的泄露。

案例2：伦理委员会的职责

　　首先，伦理委员会需要审查生物样本库建立的过程，尤其是知情同意的过程，因为受试者参加建库并没有明确的直接获益，提供生物样本的积极性可能不高，需要客观面对，不能进行虚假或夸大的宣传，甚至利诱患者参加取样。

　　其次，生物样本库建立的知情同意范围

　　生物样本库建立的知情同意范围是非常重要的，需要伦理委员会进行谨慎审查，因为生物样本库的建立，并没有具体可见的研究内容，应该属于泛知情同意的情况。那么，就会面临较多的伦理挑战：将来的什么样的研究可能应用生物样本库，未来研究是否需要进行再次的知情同意。本研究需要符合以下的伦理审查要求：未来应用该生物样本库的研究资料必须先通过科学委员会的审查，然后再进行伦理委员会的审查，如果涉及隐私或较大风险，需要联系受试者，进行再次的知情同意。目前知情同意的范围中，需要把未来研究可能出现的知情同意情况进行罗列，让受试者进行初步选择，并书面告知受试者，他/她可以随时撤回知情同意，并告知撤回知情同意书的方法和联系人，联系方式。

　　最后，生物样本库建立时执行知情同意的人员因为建立生物样本库，需要签署知情同意书，因为尚无具体的研究方案，知情同意的执行者选择采样护士、主管医生、还是生物样本库的管理人员？本研究伦理委员会要求由研究医生进行知情同意。

案例3：生物样本库的共享问题

1．生物样本是否共享

首先生物样本库的生物样本是否可以共享，需要负责人进行明确的规定，并写入建库的方案当中，本研究数据不与国外共享，伦理委员会审查后要求：建立的睡眠－觉醒障碍A生物样本库的生物样本不允许共享，不能出国。

2．生物样本库数据共享范围

生物样本库的数据共享范围，建议借鉴国外的遗传资源交换数据库的共享管理办法，结合我国遗传管理办公室的规定。本研究伦理审查的要求：如果是国内共享，我院伦理委员会审查通过即可执行；国外共享，需要获得国家遗传管理办公室的书面批准，伦理委员会遵守并执行遗传管理办公室的审批意见，做好实践的监管工作。目前本研究中不与国外共享数据，暂不涉及。

3．生物样本库数据出库的过程管理

本研究中，伦理委员会要求生物样本库的负责人与生物样本库管理者协商，建立数据出库的流程，提交伦理委员会审查，确保出库过程无信息、样本泄漏的风险。伦理委员会要求研究团队需要参加生物样本库建立与管理的培训，并要重视生物样本库建立需遵循的伦理原则，科学建库，遵循伦

理原则使用，为推动睡眠－觉醒障碍的科学研究，作出重要的贡献。

本章就睡眠与睡眠－觉醒障碍的科学研究进展进行了分析，提出睡眠相关伦理问题需遵循健康伦理学的原则，健康睡眠、睡眠医学研究发展迅速，涉及伦理的审查应遵循国际指南、宣言、国内规范，以期在睡眠－觉醒障碍的科学研究中实现科学和社会价值，与国际接轨。

（孙洪强　陆　林）

参考文献

1. SUN Y，SHI L，BAO Y，et al. The bidirectional relationship between sleep duration and depression in community-dwelling middle-aged and elderly individuals：Evidence from a longitudinal study [J]. Sleep Medicine，2018，52：221-229.

2. Chen W H，Chen J，Lin X，et al. Dissociable effects of sleep deprivation on functional connectivity in the dorsal and ventral default mode networks [J]. Sleep Medicine，2018，50：137-144.

3. Kristine Y，Falveyh Tina CM. Connections between sleep and cognition in older adults [J]. Lancet Neurology，2014，13（10）：1017-1028.

4. Emamian F，Khazaie H，Tahmasian M，et al. The association between obstructive sleep apnea and alzheimer's disease：a meta-

analysis perspective [J]. Frontiers in Aging Neuroscience, 2016, 8: 1-8.

5. 美国精神医学学会. 精神障碍诊断与统计手册 [M]. 张道龙译. 北京：北京大学出版社，2014.

6. Ito E, Inoue Y. The international classification of sleep disorders, American Academy of Sleep Medicine. Includes bibliographies and index [J]. Nihon rinsho. Japanese journal of clinical medicine, 2015, 73 (6): 916-923.

7. Council for International Organizations of Medical Sciences, World Health Organization. International ethical guidelines for biomedical research involving human subjects [M]. Geneva: Council for International Organizations of Medical Sciences, 2016.

8. Human D. Declaration of Helsinki [J]. Lancet, 2001, 357 (9251): 236.

第九章　精神分裂症项目的伦理审查

第一节　精神分裂症科学研究进展概述

精神分裂症（schizophrenia）是一种病因和发病机制未明的常见重性精神障碍，临床表现复杂化、诊断主观化、治疗经验化等问题尤为突出；该病影响到全球约 1% 的人群，致残率高，疾病负担沉重[1]。一个多世纪前，精神分裂症成为一类独立的疾病单元，截至今日，揭示该病的病因、病理机制、寻求长期有效治疗策略一直是精神科关注的热点问题之一。

精神分裂症的临床核心特征包括：阳性症状（妄想、幻觉，与现实脱轨）、阴性症状（意志减退、情绪表达减少、社交退缩）、认知功能受损等。阳性症状可通过治疗缓解与复发，而阴性症状与认知症状更倾向于迁延为慢性，并造成社会功能受损。精神分裂症通常发病于青春期晚期或成年早期，部分存在较长的前驱期。尽管个别患者在前驱期内即表现出认知及社会功能受损，但临床上发现相当一部分精神分裂症患者起病较为突然，且发病前个体的社会功能水平良好。

近年来，随着神经科学、基因组学、临床流行病学等相关学科的快速进步，精神分裂症的诊疗迎来了新的机遇与挑战。

一、遗传学研究

1. 基因多态性（polymorphism）

首先，根据 20 世纪 60 年代遗传流行病学的发现，精神分裂症受多基因调控。全基因组关联性研究已确定了超过数百个单核苷酸多态性（single nucleotide polymorphisms，SNPs）与精神分裂症患病风险关联 [2-5]。基因组研究还确定了 10 多个与精神分裂症高风险相关的罕见拷贝数变异（copy number variations，CNVs）。

鉴于精神分裂症患者繁殖能力降低的事实，最近有一种新兴的观点认为，自然选择效应使得与疾病个体高风险相关的等位基因在人群中非常罕见，而与个体低风险相关的等位基因则普遍存在，这是遗传漂变与平衡选择的共同结果 [6]。

2. 基因多效性（pleiotropy）

精神障碍的遗传风险具有高度多效性，即一个基因可影响多个看似无关的临床表型。研究表明，精神分裂症与双相障碍或抑郁症及孤独谱系障碍、双相障碍与抑郁症、注意缺陷多动障碍与精神分裂症或抑郁症，均存在重叠的风险基因型。某些常见（人群中发生率＞1%）的 SNPs 及基因组插入和缺失（inserts/deletions，INDELs）等罕见（人群中发生率＜1%）变异均与多种遗传结局相关，这与临床中各种精神障碍边界模糊的现象是一致的。

3. 罕见变异（rare variation）与 6 号染色体及 22 号染色体

罕见突变、拷贝数变异（CNVs）、单核苷酸多态性（SNPs）、插入/缺失（INDELs）在编码突触蛋白中发挥了重要的作用，包括突触后致密物蛋白（post-synaptic density，PSD）及若干电压依赖性钙通道蛋白。大规模全基因组关联研究也发现，常见的基因变异型可参与编码谷氨酸受体与多巴胺 D2 受体蛋白。

最引人注目的是，研究发现精神分裂症与主要组织相容性复合体（major histocompatibility complex，MHC）密切相关，人类 MHC 基因位于 6 号染色体，该位点以与免疫功能密切相关著称，但也包含大量不参与免疫功能的基因[7]。初步数据表明，MHC 区域外所富集的与精神分裂症相关的位点也可能参与获得性免疫，为精神分裂症与炎症的关联现象提供了理论基础。

人类 22 号染色体长臂 22q11.2 区域的 1.5 ~ 3Mb 微缺失，容易导致该染色体区域内 COMT、PRODH、ZDHHC8、DGCR8 等基因功能受损或缺失，并进一步造成分子或细胞功能改变、神经环路损害等，最终会造成行为和认知功能的异常。文献报道，22q11.2 染色体区缺失携带者中，约有 25% 的概率会导致精神分裂症，伴发育障碍、心脏缺陷以及面部特征；而 22q11.2 区 1.5-3Mb 重复，反过来则可降低精神分裂症的患病风险，但会显著增加孤独症的患病风险。UCLA 大学 Carrie Bearden 教授团队进一步对 143 名被试行脑 MRI 扫描，发现 66 名 22q 微缺失、21 名微重复携带者及 56 名无突变者；影像遗传学分析发现，22q11.2 微缺失者存在精神病性症状，大脑灰质较厚、表面积较少；22q11.2 微重复者存在孤独症症状，大脑灰质变薄、表面积增加[8]。

大多数精神分裂症相关遗传学发现尚未能应用于临床。精神分裂症的基因拷贝数变异 CNVs 发生率约为 5%，因此染色体微阵列分析（chromosomal microarray analysis，CMA）有望应用于诊断。

二、环境因素与流行病学研究

过去数十年里，人们普遍认为，精神分裂症无论何时、何地、何种性别，终生患病率均为 1% 左右，似乎暗示着环境因素对其发病并无重要作用。然而，2008 年 McGrath 等却打破了这一观点，他们的分析显示，每 10 万人中每年约有 15 名男性患病、10 名女性患病，时点患病率约为 0.46%，终生患病率约为 0.7%；若纳入妄想障碍、短暂精神病性障碍、其他精神病性障碍，上述数字则升高 2 ～ 3 倍[9]。McGrath 等还发现了无法归因于诊断及方法差异的精神分裂症危险因素，结合遗传学进展，为该病的病因机制研究打开了新的窗口。

近年来，神经发育异常假说一直是精神分裂症的主要模型。该假说认为，胚胎早期即可能持续出现影响个体神经发育的风险因素，包括母亲应激、产妇感染、营养不良、胎儿宫内发育迟缓、产科并发症等；然而，一些研究发现，社会经济因素、童年期创伤以及移民经历（第一及第二代）也可能与精神分裂症相关。

此外，晚冬或早春出生、城市出生或长大、父亲年龄偏大（40 岁及以上）、母亲年龄偏小（20 岁及以下）、青春期使用大麻、脑损伤、癫痫、自身免疫性疾病、严重感染等因素也与较高的精神分裂症发病率存在显著关联，风险比多为 1.5 ～ 3.0 之间。然而，目前仍无法确定其中的因果关系，因而对这些关联的解读仍需谨慎[10]。

若干与精神分裂症相关的环境因素，特别是直接影响早期大脑发育的危险因素，也与一系列其他神经发育不良结局相关，如智力障碍、孤独症、注意缺陷多动障碍、癫痫等。这一结果类似于罕见

CNVs 研究的发现。许多精神障碍在基因缺陷及环境因素上均表现出临床结局的重叠性，提示精神分裂症可能由于遗传或环境因素引起的脑发育中断所致，或者二者均起作用。因此，未来的流行病学研究需仔细观察与特定暴露相关的临床结局，不应局限于现有的诊断范畴。

总之，若干影响早期神经发育的危险因素导致了精神分裂症的发生，生物及社会心理等环境因素也影响了疾病的发生、发展。迄今为止，有助于预测精神病发生的仅有家族史一项，未来的基因组学与大规模流行病学研究将有望引领新的一级预防方法。

三、病理生理学研究

脑影像学及神经病理学研究致力于发现精神分裂症受累脑区及环路的结构或功能改变。已有研究发现，精神分裂症的部分临床症状与特定神经生物学基础有关，如前额叶皮质结构即功能异常与特定认知功能障碍。有报道称，患者多个脑区及环路的灰质及白质体积出现轻微减少，尤其是颞叶灰质体积，既往认为该现象可能与抗精神病药物疗效显著相关；然而，近年的研究发现，即使是未接受抗精神病药治疗的患者，也表现出一定程度的脑组织体积减小。

鉴于精神病理学与认知功能受损的复杂性及异质性，目前尚未发现与精神分裂症确切相关的神经解剖学或脑功能异常。以下假说在一定程度上解释了精神分裂症的部分神经病理机制。

1. 谷氨酸能障碍

精神药理学及脑影像学研究表明，多巴胺能神经传递功能障碍主导了幻觉与妄想等精神病性症状；然而，精神病性症状并非精神分裂症所独有，部分情感障碍或器质性精神障碍也存在精神病性症状，多巴胺功能障碍也难以全面解释精神分裂症的其他临床特征。

研究表明，谷氨酸能神经元功能障碍可能参与了精神分裂症认知损害的神经生物基础。现有一种假说认为，谷氨酸能障碍与大脑皮质及海马小清蛋白阳性中间神经元（parvalbumin-positive interneuron，PVIs）障碍有关，而后者对（N-methyl-D-aspartic acid receptor，NMDA）受体阻断敏感；NMDA 受体功能缺陷可引起 PVIs 下调，进而使锥体神经元 γ 频段振荡活动减少，最终导致了认知功能缺陷 [11]。

2．突触功能维持

至少两种与神经突触（synapse）有关的机制参与了精神分裂症的形成。第一，突触功能的维持依赖于大量分子通路，而这些途径受到多种环境因素的影响；第二，炎症、氧化应激等过程也可影响突触的形成与维持。例如，小胶质细胞（在脑中介导免疫反应）参与突触修饰，特别是青春期参与突触的修剪与清除。此外，MHC-Ⅰ类分子及补体系统也与突触可塑性有关 [7]。

四、疾病管理与结局研究

1．药物治疗

目前，几乎所有抗精神病药均通过阻断多巴胺 D2 受体（DRD2 dopamine receptor D2，DRD2）发挥疗效，其中氯氮平疗效最为突出，因为其不但可阻断 DRD2，还作用于其他神经递质受体，如 5 羟色胺 2A 受体（5-hydroxytryp-tamine receptor 2A，HTR2A）。然而，尽管氯氮平对于约 60% 的难治性精神分裂症患者有效，但由于其引发中性粒细胞减少症的风险较高（1% ~ 3%），在许多国家，氯氮平仅允许用于对其他抗精神病药均无应答的患者，且需持续进行血药浓度监测。

抗精神病药通常在改善幻听及妄想等阳性症状方面具有疗效，是急性期及长期治疗中的主力军，但对于精神分裂症的其他重要临床症状，如阴性症状及认知障碍则无明显作用，而这些症状正是构成患者功能受损的重要原因。

证据显示，长期抗精神病药维持治疗虽可有效预防精神病症状的复发，但伴随着诸多令人烦恼的副作用，如体重增加、运动障碍、镇静。此外，尚有大量患者经治疗后，即便是阳性症状也无充分改善，个体应答状况异质性颇高。

2．心理治疗

抗精神病药是主要的治疗手段，心理治疗则可进一步提高治疗依从性、促进康复。因此，多学科协同、多机构协作是必要的。许多发达国家已为首次精神病发作及发作 3 年内的患者提供了早期干预服务，深受患者及家属欢迎。英国国家卫生与保健优化研究所（National Institute for Health and Care Excellence，NICE）指南已推荐心理治疗用于精神分裂症治疗，建议所有患者在抗精神病药治疗的同时接受认知行为治疗（cognitive-behavior therapy，CBT）及家庭干预。

此外，躯体健康管理也是必要的，如改善饮食、运动、戒烟、预防药物滥用、监测心血管及代谢风险等。在许多国家，由社区、初级及次级医疗机构的心理健康专家组成了多学科小组，持续为患者提供医疗服务。

3．结局与死亡率

过去 10 年中，前瞻性研究显示精神分裂症患者的结局并非想象中糟糕，约 20% ~ 50% 的患者取得了不错的结局。虽然大多数患者最终在医院外独立生活，但许多仍需要机构或亲属的支持。

此外，精神分裂症的全因死亡率大大升高，如自杀相对风险增高了 12 倍，终生风险约为 6.5%，但死亡率中更多为自然原因，特别是心血管疾病，造成预期寿命减少约 10 ~ 20 年。造成死亡率升高的原因还包括吸烟及其他生活方式因素、未经诊治的躯体疾病、药物治疗副作用等 [12]。

五、目前精神分裂症研究尚未解决的问题及机遇

1．遗传学研究

过去几年中，基因组研究已开始揭示精神分裂症复杂的遗传机制，统一了若干生物学结论。未来的研究重点为进一步确定风险等位基因，以及与个体高风险相关的罕见变异，这将有助于建立疾病的细胞及动物模型。体细胞突变已被证实与某些神经发育障碍有关，另一研究重点在于确定这些突变在何种程度上导致了精神分裂症；为实现这一目标，脑组织深度测序是必要的。

基因研究中表现出的广泛多效性挑战了现有疾病的分类范畴，但仍需更大样本研究提供更详细的临床及内表型数据。基因诊断的另一益处在于有望减少精神分裂症的污名化等社会影响，为患者及家庭带来更多的心理安慰。

遗传研究及生物信息学分析需解决的关键性问题，在于确定遗传风险具体是何时、何处、如何影响大脑的发育及功能的。直接从患者获取基因工程细胞，如诱导多功能干细胞及神经元细胞，为体

外研究神经机制提供了契机。新的基因工程方法，如被称为"基因编辑器"的规律成簇间隔短回文重复序列（clustered regularly interspaced short palindromic repeat sequences，CRISPR）系统可向人类干细胞中添加风险等位基因及基因组合。

多能干细胞可分化为多种神经细胞，包括各种亚型神经元（如谷氨酸能及多巴胺能神经元）及神经胶质细胞。尽管仍不确定这些分化细胞是否可发挥成熟神经网络的功能，但来源于患者的神经元细胞至少可用作疾病易感性研究，若易感性可作为治疗靶点，还可应用于药物筛选研究。

2．动物模型研究

与人类脑成像技术相结合的动物模型（特别是啮齿类动物）研究，对于从神经回路水平上解决病理机制是重要的。啮齿类基因模型通常仅包含一个特定突变，而精神障碍的遗传为多基因调控，限制了动物模型的有效性。对此，CRISPR 系统则可实现引入多个遗传变异位点。此外，动物模型研究应关注行为变化关联的神经环路特征，特别是从发育早期至成年期疾病发作过程中的病理轨迹。鉴于环境应激源在精神分裂症中的关键作用，在细胞及动物模型中研究基因—环境的相互作用也显得愈加重要。

3．药物研发

开发具有较少副作用的新型抗精神病势在必行，尤其是代谢副作用。研究者正在努力开发对阳性、阴性及认知症状均有效的新型化合物，机制是通过干扰甘氨酸转运体 1 及 α7 烟碱型乙酰胆碱受体，对谷氨酸及乙酰胆碱神经传导进行调节。药理遗传学可通过与其他生物标记物相结合，确定哪些患者可能对药物具有不同的应答模式，识别可能出现特定副作用的个体。发展中的分层医学更可实现对特定亚组的患者开展针对性的药物治疗。

4．精神分裂症遗传咨询的临床应用与意义

遗传流行病学研究为精神分裂症的遗传咨询提供了重要的依据[13]（图 9-1），精神分裂症的患病率在一般人群中约为 1%，随着血缘关系增进患病率递增，三级亲属共患率约 2%，二级亲属共患率 2%～6%，一级亲属共患病约 6%～17%；患者的同卵双生子或夫妻共患精神分裂症者的子女共患率接近 50%；大量研究表明，精神分裂症由多对微效基因协同并与环境共同作用导致的多因素复杂疾

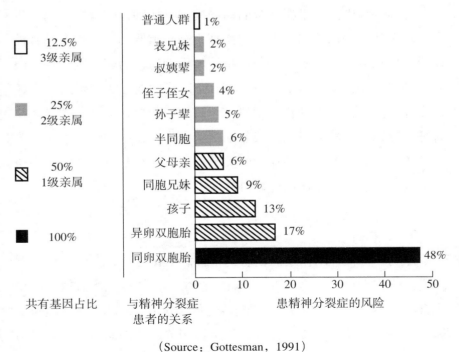

（Source：Gottesman，1991）

图 9-1　精神分裂症的遗传流行病学证据

病；估计其遗传率约 80%，即在精神分裂症发病过程中，遗传因素和环境因素分别起到 80% 和 20% 的作用。

目前市场上开展的基因公司检测对个体化治疗的意义应如何看待或解读呢？

有关药物代谢酶检测结果的可靠程度相对较高，对临床个体化治疗有较好的辅助价值。如依据荷兰皇家药剂师协会药物遗传工作组的推荐[14]，肝药酶 CYP2D6 弱代谢基因型携带者，使用阿立哌唑治疗精神分裂症时，需要降低最大治疗量至 10mg/d，使用氟哌啶醇时则需减少临床治疗剂量 60%；CYP2D6（Cytochrome P4502D6，CYP2D6）超快代谢型携带者接收上述抗精神病治疗时则需选择替代药物。

有关药物靶标基因检测则视情形考虑：首先，采用选择性 5-羟色胺再摄取抑制剂（selective serotonin reuptake inhibitor，SSRIs）以及锂盐疗效预测，结果相对可靠；依据 GeneSight 基因检测产品分析多种 CYPs 代谢酶基因、5-HT 受体基因及转运体（SSRIs 类药物阻断靶点），靶向治疗组有效率是常规治疗组的 2.3 倍（HAMD 减分率 > 40% v.s. 10-23%）[15]；GADL1 之于锂盐疗效有较好的预测价值[16]；但考虑到抗精神病药疗效及不良反应的个体化效应预测的话，结果仅供参考，如 MC4R、FTO、ANKK1、HTR2C 之于代谢综合征，DRD2、RGS4 等之于抗精神病药的疗效等。

涉及精神疾病的精准诊断，尤其是考虑到单基因对精神分裂症的致病效应时需谨慎解读，如 ZNF804A，VRK2，CACNA1C 等之于精神分裂症，SIRT1，BDNF 之于抑郁症，COMT 之于人格障碍，WWC1 之于应激障碍。

鉴于以上因素对精神分裂症患者的临床遗传咨询需告知的关键信息见表 9-1。

表 9-1 对精神分裂症患者的临床遗传咨询时需告知患者及其家属的关键信息

遗传因素与环境因素（生活经历）共同导致精神疾病发生

目前尚不能完全控制父母传递给孩子的基因

任何人都有罹患精神疾病的遗传易感性，但个体化差异较大

精神疾病遗传易感性较高个体在特定环境影响下才发病

精神疾病并非完全由遗传决定，不存在单一因素导致个体患精神疾病

患者并非遗传了精神疾病本身，只是遗传了精神疾病的易感性

精神保健建议：良好的睡眠、营养、社会支持，应对应激措施，不使用成瘾药品；目前尚无"完美养育"类预防精神疾病策略

应激是一种主观感觉，并非总呈负面效应（如计划妊娠也可能是一种应激，但不能纳入导致精神疾病易感性的创伤）

精神疾病并非道德沦丧，患精神疾病也不是任何人的过错

（Inglis et al., Prenatal Diagnosis 2017）[17]

第二节 精神分裂症患者参加科学研究面临的伦理问题

医学的进步或发展离不开医学相关研究，而临床医学研究在较大程度上依赖于人体实验。精神分裂症的临床研究是以精神分裂症患者为研究对象，以疾病的诊断、治疗、预后、病因和预防为主要研究内容，以精神心理科医疗服务机构为主要研究基地，由临床研究人员及相关学科人员共同参与组织实施的科学研究。

精神分裂症作为一种常见的重性精神障碍，临床上常表现为幻觉、妄想、淡漠、退缩、认知功能损害等特征，患者多因自知力缺乏或受症状支配而显著影响其知情同意能力。

一、精神分裂症患者参加科学研究面临的伦理问题的研究进展

近年来的有关精神分裂症患者参加科学研究面临的伦理问题的

研究进展有以下几方面：精神分裂症患者与非精神分裂症患者的决定能力之间存在显著差异；精神分裂症患者的同意能力可以通过干预措施得到改善；精神分裂症患者的知情同意能力评定工具开发；精神分裂症患者参加科学研究的风险等级及获益评价等。

1. 精神分裂症患者与非精神分裂症患者的决定能力存在显著差异

研究表明，由于精神分裂症患者的精神功能状态受损，影响了他们的知情同意能力，使得患者在疾病干预过程中其知情同意权利难以通过自身的能力得以实现。多项研究表面，精神分裂症患者参与科学研究的知情能力与决定能力要均显著低于正常人；对老年精神分裂症患者个体认知能力与决定能力构成之间的关系进行研究表明，对信息的理解与症状严重程度和总体精神状况相关，但与年龄等社会因素关联性不大。年龄与症状不宜成为评定精神分裂症患者决定能力主要因素，医疗人员应对认知障碍以及阴性症状保持敏锐性。麦克阿瑟与卡彭特的研究都发现，患者精神状况的综合状态以及认知损害都与患者的决定能力存在关联。

2. 精神分裂症患者的同意能力可以通过干预措施得到改善

如建立完善的知情同意能力评定程序，精神分裂症研究对象是能够理解知情同意信息中的重要部分。研究发现，即使在初级阶段，通过多次重复展示，患者对公开信息的认知度将会得到明显提高。研究结果表明决定能力评估的重要性，以及理解同意的原初困难的潜在可变性。在知情同意研究中，通过设计合理的干预方案来提高患者的决定能力有助于精神疾病的治疗。

3. 精神分裂症患者的知情同意能力评估工具的开发取得显著进展

目前关于精神分裂症患者的知情同意能力评定工具的开发共有以下几种：麦克阿瑟临床研究能力评估工具（Mac Arthur Competence Assessment Tool for Clinical Research，MacCAT-CR）、麦克阿瑟治疗能力评估工具（MacCAT-TT）、加利福尼亚理解能力评定量表（California Scale of Appreciation，CSA）、签字同意测评工具（Evaluation to sign consent，ESC）等。麦克阿瑟临床研究能力评估工具（MacCAT-CR）这种综合性测评工具很合适于那些能力损伤较严重的试验者[18]，CSA 与 ESC 这样的简明测评工具在日常临床应用中却更加易为接受。

二、精神分裂症患者参加科学研究的伦理特殊性及应遵循原则

精神分裂症患者若需参加科学研究或临床试验，可能面临的伦理问题会有一定特殊性，如患者的知情同意能力评估、代理同意及权益保护、安慰剂和非干预研究方法的应用等问题，往往使得精神科医生、研究者面临"两难"的困境。如何更好地保护这些弱势人群的权益，降低患者参加临床试验的潜在风险，已成为医学伦理审查工作的关键。本文就以下问题进行阐释：如何更好地保护这些弱势群体的权益？怎样降低他们参加临床试验的风险？如何提升研究者的伦理审查能力？

1. 精神分裂症患者参加科学研究需履行知情同意的原则

知情同意原则是临床试验中需要普遍遵循的首要原则，精神科亦然。2013 年颁布实施的《中华人民共和国精神卫生法》明确提出精神心理与行为障碍患者参加临床试验需签署知情同意书。2017年 10 月 1 日起执行的《中华人民共和国民法总则》也对精神心理

与行为障碍患者的知情同意与代理知情同意做了相应规定。但是，对于精神心理与行为障碍领域的临床试验而言，履行知情同意有其特殊性或困难之处。如：应如何了解患者是否有能力签署知情同意书？知情同意能力应主要从哪几方面进行合理评估？

一般而言，知情同意能力首先是一个属于法律范畴的概念，多由司法相关部门来判断，主要包含4方面内容：①具备列出选择依据的能力；②具备对研究或临床实践内容能真正理解的能力；③具有理性处理信息的能力；④具有鉴别所处情境性质的能力。当然，上述概念和内容也被广泛用于研究领域。在临床试验或医疗实践过程中，患者或患者的知情同意能力常需医务工作者进行评估。目前，在精神医学领域应用较广泛的知情同意能力评估工具有麦克阿瑟知情同意能力评估量表（MacCAT-CR）。作为一种操作性较强的评估工具，MacCAT-CR已在全球多个国家广泛应用，并已拓展到疼痛、肿瘤、传染病、老年和儿科等领域。

2. 精神分裂症患者参加临床试验时接受安慰剂和盲法均需符合伦理原则

临床试验过程中，安慰剂和盲法的广泛应用一直是备受医学伦理学者关注与争议的问题。从科学的角度出发，采用安慰剂有助于明确试验药物的疗效和不良反应，以及是否对目标人群有预期作用等。从伦理角度而言，安慰剂的应用可减少患者的纳入数量，避免让更多患者暴露于研究中，加速药物的研发，并减少风险。反对者则依据伦理不伤害的原则，认为可选择科学的设计和统计学方法，而无需或最小化安慰剂的应用。

在临床试验中，安慰剂和盲法是科学性的方法，但如何保护安慰剂对照试验中的患者？如何保障患者的权益？成为伦理与人文领域需要重视的问题。首先，需要评估安慰剂和盲法应用的风险。试验之前对患者及家属进行充分、明确的告知，对有疑问的地方要解释清楚，尊重患者的知情权和同意权。最后，对于参加安慰剂对照研究的患者，在退出或完成研究后，应予以关注，进行随访，尽可能地提供后续优化治疗，最大限度减少风险，体现人文关怀。

3．非干预性研究中也应充分考虑保障患者权益

在精神科临床研究中，有时需进行非干预性研究（不干涉患者日常诊疗，仅观察性收集记录患者的相关数据）。与干预性研究相比，非干预性研究似对患者的影响较小，但对患者隐私保护、保密原则的应用、造成心理创伤的可能性，以及免签知情同意书和集体知情同意的标准等都是伦理委员会需充分重视的问题。

在非干预性研究中，有些是符合最小风险研究的标准，如应用病案资料和数据进行 10 年来精神分裂症患者药物治疗的种类与剂量的变化研究。该研究为非干预性，不必溯源个体身份，而是对患者信息进行编码，数据分析根据编码进行分类；不涉及个体比较，是对患者群体资料进行分类分析。即便如此，研究者仍需签署保密协议，对查阅的病案资料和数据保密，并制定切实可行的研究流程和保密措施。

4．精神分裂症患者参加科学研究的风险等级评估

患者从签署参加临床研究的知情同意书起，就暴露在各种风险中。研究者发起的临床研究的风险主要来自研究药物的风险、研究操作的风险、研究团队资质及组成不当、不良事件处置不当所引起的伤害等。患者自身的风险来自于年龄、性别、基础疾病、心理健康水平、社会压力等。研究药物是否足够安全、前期研究基础是否

充足、随访的程序与频率是否合理；研究操作尤其是侵入性操作是否必要，是否涵盖所有可能检查出对患者的伤害；研究团队组成是否合理、研究者是否具有足够的经验，研究内容中若出现跨专业内容，是否有相关专科医生；不良事件的发生率如何，应激预案是否充分，处置是否得当，都将导致患者是否会直接暴露在临床研究的风险中。

按照密歇根大学公布的患者风险等级划分，患者风险一般包括身体生理伤害、心理精神伤害、隐私侵犯与个人信息资料泄露及福利或经济侵犯，风险分为 4 级，不大于最小风险、低风险、中等风险及高风险（表 9-2）。

表 9-2　患者风险等级划分（密歇根大学公布）

风险等级	潜在社会心理伤害	潜在隐私/法律风险	潜在经济风险	潜在健康/生理风险
不大于最小风险	一般定义：研究中能遇见的风险或不适发生的可能性和程度不高于患者在日常生活、常规体检或心理学检查检验中的风险或不适 对于儿童而言，最小风险进一步定义为：一个正常健康儿童日程生活可能遇到的风险；或一个正常健康的、居住在安全环境中的儿童，其日程生活或常规生理、心理风险发生的可能性与其日程生活无异，或等同于健康人在常规医疗、口腔科或心理检查中遇到的风险			
低风险	风险高于上一级但低于下一级，归属于本级			
中等风险	主观的不悦感，无害的一过性或短短时间的行为反应，例如：感到悲伤、害怕、心事重重或紧张；睡眠的轻度改变，人际关系的轻微改变	社会名誉的暂时或中度损害（或呈健康/生理、经济、精神心理任一方面的暂时或中度损害），例如：研究结果的发表导致患者难堪或不适	暂时的或中度的经济支出或损失，例如：短时间的误工导致劳务报酬减少	暂时的、可逆的或中度的不适感（持续超过 24 小时）、功能障碍、身体伤害或听听，例如：对器官或身体的伤害

风险等级	潜在社会心理伤害	潜在隐私/法律风险	潜在经济风险	潜在健康/生理风险
高风险	研究期间出现明显的痛苦，或其他造成伤害的负面影响，或是负面影响超过数日，例如：抑郁症状、冲动性行为以及人际关系的重大改变或社会名誉的重大影响	社会名誉遭受严重的或长期的损害（或健康/生理、经济、精神心理任一方面遭受严重的或长期的损害），例如：研究结果的发表导致患者丧失了保险等生活保障，带来社会污名或民事刑事惩罚	严重的和/或持续性的经济损失，例如：永久的残疾导致事业或财产丧失	死亡、严重的疼痛和/或身体或器官永久的功能障碍

IRB Council 2017[19]。

5. 精神分裂症患者参加科学研究尤其需要鼓励监护人共同参与

因精神分裂症的特殊性，患者就诊往往有家属或其他监护人陪同。虽然有行为能力的患者知情过程不需要家属陪同，既往经验提示，监护人可更好地帮助患者理解知情同意的内容，协助保护患者的权益。此外，如参与临床研究的过程得到家属的认可和支持，则更容易在试验过程中有更高的依从性。所以，只要有监护人，也建议监护人共同参与知情过程，对于监护人的提问，也应给予充分的解答。但需特别提示：知情同意书上的法定监护人签字的位置是不能由朋友或同事取代的。

需要注意，精神分裂症患者知情同意能力常常受到疾病诊断和症状严重程度的影响，精神分裂症患者的知情同意能力损失较抑郁障碍等其他精神障碍患者更为严重。目前尚缺乏对"知情同意"能力判断的公认标准。近年来，有学者开始应用评估工具对精神障碍患者知情同意能力进行评估研究并针对提高患者知情同意能力进行干预，发现精神分裂症患者进行教育性干预后，理解能力、评判能力、推理能力有所提高。目前国内外的临床研究并没有规定对精神疾病患者必须采用评估工具评定患者具有知情同意能力后才能允许进入临床研究，而是研究者根据各自经验评估患者对知情同意书的理解能力。然而，根据国内的相关研究[20]，精神分裂症患者的知情同意能力缺失和受损的比例高达 26.0% 和 47.0%，整体低于健康对照组，并且精神症状是其知情同意能力受损的危险因素。此类患者对知情同意书的理解能力不容乐观。鉴于此种情况，对于症状较重的精神分裂症急性期患者，为更好保护患者权益，建议患者的法定监护人也需要参与到知情同意的过程中，辅助患者做出最终的选择。

医学伦理委员会对针对急性期精神分裂症患者的临床研究要求研究者应充分尊重患者的意见，只有本人不反对，且其法定监护人表示同意，并签署书面文件后方可进入研究。非自愿住院的精神分裂症患者本人同意参与某项临床研究时，其法定监护人也需完全同意，患者和法定监护人双方均签署书面文件后，才能进入研究。对于其他情况应根据伦理委员会批准的研究方案规定执行。但是只要有陪同人员，建议陪同人员共同参与知情同意过程，并听取陪同人员的意见。

第三节 案例分析

随着临床研究的数量和规模不断提升，有关受试者保护的问题对传统的医学伦理审批提出了新的挑战。以下几个典型的临床研究案例，涉及研究目的、知情同意、研究损害赔偿等实践伦理内容，对其中涉及的伦理问题进行分析并提出相应的对策，供临床研究者、机构伦理委员会及决策部门参考。

根据我国国家食品药品监督管理总局（China Food and Drug Administration，CFDA）2003 年版《药物临床试验质量管理规范》（Good Clinic Practice，GCP）要求，临床试验入选前，"患者及家属签署知情前，声明已阅读有关研究资料，所有疑问都得到满意答复，完全理解有关医学研究的资料及研究可能产生的风险和受益；确认已有充足时间考虑"。

案例：精神分裂症患者如何获得知情同意？

某女，42 岁，已婚，汉族，大学学历，目前无业。一般情况：仪表整洁，言行举止得体，年貌相仿，接触交谈被动合作，意识清晰。时间、地点、人物定向准确。近 3 个月逐渐出现言语性幻听，常凭空听到耳边多名不认识的人在骂她，为此患者常夜间也隔空对骂，严重干扰了邻居的日常休息。存在频繁的被害妄想，坚信有人要害自己，不敢吃家人准备的饭菜，只相信自己从超市买回的密封食材，亲自加工后才敢进食，体重明显下降。情感反应不协调，对幻听及妄想缺乏相应内心体验。注意、记忆、智能等粗查未见显著异常，自知力缺乏。辅助检查：血常规、生化全套、激素水平、心脑电图未见显著异常。入院诊断：精神分裂症。家属要求使用新型抗精神病药治疗，但患者本人不承认有病，坚决拒绝服药及其他治疗，拒绝签署知情同意书，并试图从窗户跳出病房。由于患者体型较肥胖，医生建议其尝试某代谢副反应较轻的新药临床试验，患者家属担心潜在风险拒绝参加。医生在征得患者丈夫及父母同意后，对患者采用了强制住院及常规治疗策略。半年后，患者幻觉妄想消失，病情基本稳定，对病情有较好的认识，愿意接受治疗，但并发了较严重的代谢综合征，因此拒绝服药再次复发住院。其间患者及其家属听说该院在开展代谢综合征不良反应发生率较小的药物，积极寻求新药治疗，研究医生向患者及其家属详细解释某新药获益与潜在风险、研究目的和方案等，患者及家属同时签署知情同意，参加了该新药临床试验。

分析

在发病阶段，有些精神分裂症患者自知力受损，如采用干预性治疗手段，可能会违背患者意愿，如治疗不及时又容易延误病情影响预后。此时应区别对待，理论上，在告知患者及家属获益与风险的前提下，尽量取得双方的知情同意，才可进入临床研究。只有在极少数情况下，如现有治疗手段难以满足患者治疗需求，不得不换用获益大于风险的新型治疗手段，同时征得代理人同意时，才可进入试验，否则尽量考虑延迟知情同意方案。

此处有个概念即"代理人同意"。作为知情同意有例外情况，如有些患者处于昏迷状态、智力不全或严重精神症状、年龄过小等。在此情形下，患者不可能真正知情和做出理智的判断和决定，往往需要代理人或监护人同意。那么作为代理人谁有权代表患者来选择？谁是患者的最佳利益的判断者？一般而言，代理人应该是患者至亲、近亲及法定监护人，包括由患者本人在有能力时任命或委托的合法代理决策者。对代理人的要求一是本人要有行为能力，能够进行理智的判断；二是与患者不存在利益或感情的冲突，即能够真正代表患者利益。

亲属中的父母、配偶、子女、兄弟姐妹等都可成为患者的代理人，但一般首指与患者最为密切和亲近者，如配偶间的代理、相对未成年孩子的父母代理、老人生病有时由成年子女做出决定等。亲属成员的确定和选择是重要的，应注意主次。亲属代理同意可以是亲属中某个人做出，也可以是亲属成员集体做出决定而由其中一人作为代表决定，这两种形式在我国都存在，但其伦理学的意义则有区别，前者容易走向家长主义，后者则更民主一些。在医生向患者和亲属说明有关临床研究的获益、潜在危险性和可能发生的其他情况等信息之后，由患者亲属为患者做出同意或不同意这种治疗的决定。亲属代理同意毫无疑问应以能真正代表患者的最佳利益为前提。

（岳伟华）

参考文献

1. 陆林．沈渔邨精神病学 2018（第 6 版）[M]．北京：人民卫生出版社，2018.

2. Schizophrenia Working Group of the Psychiatric Genomics Consortium. Biological insights from 108 schizophrenia-associated genetic loci [J]．Nature，2014，511（7510）：421-427.

3. Cross-Disorder Group of the Psychiatric Genomics Consortium. Identification of risk loci with shared effects on five major psychiatric disorders：a genome-wide analysis [J]．Lancet，2013，381（9875）：1371-1379.

4. RIPKE S，O'DUSHLAINE C，CHAMBERT K，et al.

Genome-wide association analysis identifies 13 new risk loci for schizophrenia [J]. Nature Genetics, 2013, 45 (10): 1150-1159.

5. Brainstorm Consortium, ANTTILA V, BULIK-SULLIVAN B, et al. Analysis of Shared Heritability in Common Disorders of the Brain [J]. Science, 2018, 360 (6395): pii: eaap8757.

6. POWER R, KYAGA S, UHER R, et al. Fecundity of patients with schizophrenia, autism, bipolar disorder, depression, anorexia nervosa, or substance abuse vs their unaffected siblings [J]. JAMA Psychiatry, 2013, 70 (1): 22-30.

7. SEKAR A, BIALAS A R, DE RIVERA H, et al. Schizophrenia risk from complex variation of complement component 4 [J]. Nature, 2016, 530 (7589): 177-183.

8. REES E, KIROV G, SANDERS A, et al. Evidence that duplications of 22q11.2 protect against schizophrenia [J]. Molecular Psychiatry, 2014, 19 (1): 37-40.

9. MCGRATH J, SAHA S, CHANT D, WELHAM J. Schizophrenia: a concise overview of incidence, prevalence, and mortality [J]. Epidemiologic Reviews, 2008, 30 (1): 67-76.

10. BRODY H. Schizophrenia [J]. Nature, 2014, 508 (7494): S1.

11. KEGELES L S, Mao X, STANFORD A D, et al. Elevated prefrontal cortex γ-aminobutyric acid and glutamate-glutamine levels in schizophrenia measured in vivo with proton magnetic resonance spectroscopy [J]. Archives of General Psychiatry, 2012, 69 (5): 449-459.

12. OWEN M J, SAWA A, MORTENSEN P B. Schizophrenia [J].

Lancet, 2016, 388 (10039): 86-97.

13. GOTTESMAN I I. Schizophrenia genesis: The origins of madness [M]. New York: WH Freeman/Times Books/Henry Holt & Co, 1991.

14. SWEN J J, NIJENHUIS M, DE BOER A, et al. Pharmacogenetics: from bench to byte-an update of guidelines [J]. Clinical Pharmacology & Therapeutics, 2011, 89 (5): 662-673.

15. Health Quality Ontario. Pharmacogenomic Testing for Psychotropic Medication Selection: A Systematic Review of the Assurex GeneSight Psychotropic Test [J]. Ontario Health Technology Assessment Series, 2017, 17 (4): 1-39.

16. CHEN C H, LEE C S, LEE M T, et al. Variant GADL1 and response to lithium therapy in bipolar I disorder [J]. New England Journal of Medicine, 2014, 370 (2): 119-128.

17. INGLIS A, MORRIS E, AUSTIN J. Prenatal genetic counselling for psychiatric disorders [J]. PRENATAL DIAGNOSIS, 2017, 37 (1): 6-13.

18. WANG X, YU X, APPELBAUM P S, et al. Longitudinal informed consent competency in stable community patients with schizophrenia: A one-week training and one-year follow-up study [J]. Schizophrenia Research, 2016, 170 (1): 162-7.

19. IRB Council. Guideline for using magnitude of harm in categorizing risk level [EB/OL]. (2017-07-02). https: // research.medicine.umich.edu/office-research/institutional-review-boards-irbmed/guidance/guidelines-using- magnitude-harm-categorizing-risk-level.

20. 王雪芹，于欣，唐宏宇，等. 麦克阿瑟临床研究知情同意能力评估工具简体中文版在精神分裂症患者中的信度和效度研究［J］. 中华精神科杂志，2015，48（1）：17-22.

第十章　心境障碍项目的伦理审查 ▬▬▬ ▪

第一节　心境障碍分型与研究进展

一、概述

随着近年来关于心境障碍的科学研究的大量开展，有关遗传和家系的研究结果均提示抑郁障碍（Major depressive disorder，MDD）与双相障碍（Bipolar disorder，BD）是异质性疾病，其临床特征、治疗选择和预后均存在巨大的差异，因此2013年美国精神障碍诊断与统计手册（第5版）（Diagnostic and Statistical Manual of mental disorders fifth edition，DSM-5）将第四版修订版（DSM fourth edition，text revision，DSM-Ⅳ-TR）中"心境障碍"拆分为"MDD"和"双相障碍与其他相关障碍"两个独立的章节。在这两个独立章节中，分别增加了"物质/药物所致"以及"躯体疾病所致"心境障碍的诊断，并且增加了新的特征说明（如焦虑性痛苦、具有混合特征等），用于标识某些需要注意的临床特征。

二、抑郁障碍

抑郁障碍（MDD）以显著而持久的心境低落、兴趣减退、认知功能受损及睡眠、食欲紊乱为主要临床特征，是心境障碍的主要分型之一。MDD 作为一个独立的疾病单元，其病理生理机制、临床症状及治疗具有一定的共同特点，但仍是异质性较大的一大类疾病。流行病学研究 [1] 提示 MDD 的终生患病率为 5.2% ～ 16.2%，女性与男性患病率的比率约为 1.5 : 1。其发病高峰期在青少年中晚期至 40 岁左右，发病年龄的中位数在 20 岁左右。MDD 容易复发和慢性化，并常残留一些疲劳、睡眠、认知症状，严重者可出现自杀观念和行为。我国大陆地区及台湾地区的研究均发现 MDD 是引起自杀的主要原因。MDD 对患者本人和家庭，以及整个社会都造成了严重的负担。世界卫生组织预测，到 2020 年 MDD 将成为仅次于缺血性心脏病的第二大致残性疾病。未来 50 年内，MDD 将成为最严重的公共健康问题之一。

三、抑郁障碍的研究进展

DSM-5 不再把居丧反应作为抑郁障碍的排除标准；并对"抑郁障碍"进行了扩充，加入了新的抑郁障碍类型，如破坏性情绪失调障碍、月经前期烦闷障碍（见于 DSM-IV-TR 的附录 B）、持续性抑郁障碍（包括慢性抑郁症和恶劣心境）等。未来 MDD 研究的关键任务是，打破 DSM-5 中抑郁障碍宽泛分类体现的异质性，进一步细分为具有特定生物学的既定疾病实体。MDD 亚型的有效确立，有望带来特定的更好治疗结果，这也是生物学研究的终极目标。

鉴于 MDD 在全球普遍存在，该领域的最高优先事项之一是在低收入国家（仅有 < 10% 的 MDD 患者得到充分治疗）实施有效治疗。目前 MDD 的治疗主要依靠药物治疗，其中选择性五羟色胺再摄取抑制剂（selective serotonin reuptake inhibitors，SSRIs）是一种新型的抗抑郁药物，其治疗 MDD 的疗效已经得到大量研究及临床证据的支持。但当 SSRIs 治疗 MDD 疗效欠佳时，是否加量一定能带来疗效的显著提升，是否会带来更大的副作用从而影响患者的治疗依从性，之前的证据仍不一致。一项最新发表的荟萃分析表明 [2]，研究者检索了文献库中评估 SSRI 类药物治疗 MDD 的疗效的随机对照试验，旨在澄清 SSRIs 治疗 MDD 的量效关系。结果显示，与低剂量相比，高剂量 SSRIs 在治疗 MDD 时具有明显的优势，且治疗脱落率不升反降。因此，该研究支持现行 MDD 治疗指南有关"疗效不佳时考虑加量"的建议是合理的。在药理学研究中，影响谷氨酸能系统的抗抑郁药，如氯胺酮，目前正受到严格的科学审查。作为一种安全的非药物治疗手段，光照治疗长期以来主要用于季节性抑郁的治疗，而治疗非季节性 MDD 的证据较为有限。一项随机双盲安慰剂及伪治疗对照设计的试验表明 [3]，无论是单独治疗，或与氟西汀联用，光照治疗均可显著改善非季节性重性 MDD 的症状。

然而，就 MDD 的病原学和病理生理学而言，许多问题仍未得到解决。例如，MDD 中免疫系统究竟是如何失调的？环境影响如何与导致 MDD 的基因组相互作用？ MDD 流行病学患病率的性别差异机制，以及 MDD 与其他躯体疾病间的关联机制等重要问题。MDD 对人类影响不容小觑，对其病因和病理生理学不断探索以减轻 MDD 巨大负担的努力值得为之付出。

四、双相障碍

双相障碍（BD）是一种临床常见的重性精神疾病，以抑郁与躁狂反复发作为主要临床表现。双相障碍的临床特征更为复杂，病程演变多形，诊断治疗困难，预后转归不良，自杀风险比抑郁症更高。近年来，一直受到精神科医师及科研人员的高度重视及广泛关注。一项最新的研究发现[4]，有 19.6% 的重度抑郁患者实际符合双相障碍的诊断标准。将诸多因素考虑在内，双相障碍的终身患病率可能增至 5% ~ 6%。双相情感障碍是一种终生的发作性疾病，常会导致功能和认知障碍，并降低生活质量。在 2010 年世界卫生组织（World Health Organization，WHO）发布的疾病负担调查的结果中显示，双相障碍是排名第十八位的致残性疾病。双相障碍相关的医疗花费巨大，对患者本身的社会功能产生巨大的影响，对患者的照料者也带来了严重的经济压力及情感负担。

五、双相障碍的研究进展

在 DSM-5 中，为了提高某些障碍诊断的准确性或便于早期发现、确保患者得到更好的照料，某些症状标准被删除或者适当降低。躁狂和轻躁狂的 A 项诊断标准将"活力或精力增加"作为核心症状之一，将轻躁狂发作的持续时间标准修订为 4 天，那些症状上符合轻躁狂症状标准而病程仅有 2 ~ 3 天的患者，诊断并入"其他特定的双相相关障碍"。而双相抑郁的诊断标准并发生太大的变化。然而，临床实践中双相障碍的准确诊断存在困难，因为最常见的抑郁发作与单相抑郁类似。目前尚无双相障碍特定的生物学标记，因此，临床评估仍然是关键环节。

众多研究表明，双相障碍患者存在抑郁症状的时间是躁狂症状存在时间的 3 倍以上，且对患者工作及生活产生更严重的损害。研究发现，自杀或自杀企图绝大部分发生在抑郁发作期。因此，对于双相抑郁的治疗需求显得尤为迫切。目前双相抑郁的治疗原则是：以稳定患者的病情，干预其发作性病程为主要方向，以心境稳定剂作为基础治疗，以长期稳定心境的理念代替短期对症处理。双相抑郁的临床治疗也均是以心境稳定剂为主，目前广泛使用的锂盐、抗惊厥药物及非典型抗精神病药的广泛使用也已经取得了一定的效果，然而双相抑郁的治疗仍有众多问题没有解决。

发表于柳叶刀的一篇文章表明 [5]，睡眠节律紊乱是双相障碍发病的一个重要危险因素，可能导致双相障碍的复发。睡眠节律紊乱对双相障碍患者的情绪调节、认知功能、身心健康有不利的影响。另一篇基础实验的结果表明，双相障碍生理节律紊乱和多巴胺能神经元活性异常极有可能导致双相障碍的病理生理改变。综合近期的临床及实验室研究发现，生物节律紊乱与情感障碍之间存在交互作用，其调节机制较为复杂，涉及多个系统的协同作用。时间治疗学是指将生物节律应用于临床治疗中。最新的研究结果支持将时间治疗学广泛应用于医学的各个领域，包括情感障碍等精神障碍的治疗。通过调整昼夜节律可以促进情感障碍患者更好地康复，并改善其日常生活与社交的能力。一项研究进行了为期两周的时间治疗（睡眠剥夺联合光照疗法），发现其抗抑郁效果显著，并且显著降低患者自杀率。

2018 年加拿大心境障碍治疗协作组（Canadian Network for Mood and Anxiety Treatments，CANMAT）和国际双相障碍联盟

（International Society for Bipolar Disorders，ISBD）颁发了最新一版的双相障碍治疗指南，对双相障碍的各个亚型的治疗给予明确的指示。研究发现，抗自杀效应似乎为锂盐所独有，锂盐可成功降低双相障碍混合状态、快速循环、及共病物质依赖患者的自杀风险。另外一项荟萃分析指出，在预防双相障碍复发方面，家庭治疗的疗效显著优于个体治疗。虽然心理治疗对于双相抑郁急性发作的疗效并不理想，但可有效改善躁狂症状、患者的总体社会功能及治疗的依从性，且发现家人参与的心理治疗效果更好。

未来蕴含前景的研究领域包括：新型动物模型、线粒体生物发生、源自双相障碍患者的人类干细胞、光遗传学、蛋白质组学和代谢组学等。希望能够识别代表潜在病理生理过程的客观生物标志物。转化医学领域的进展将增进对病理生理学的理解，辅助改善诊断精确度，特别是早期识别双相障碍。期待在不久的将来，患者可以接受针对其疾病和年龄阶段量身定制的药理和心理综合管理模式。

第二节　心境障碍分型与伦理审查要素

一、抑郁障碍伦理审查常见问题

越来越多的证据表明，抑郁症属于目前人类社会面对的重大疾病中很重要的一个角色，是最常见的精神障碍之一[6]。研究表明，抑郁症的致死风险与吸烟等同，全球疾病负担研究显示，在中高收入国家中抑郁症是造成功能丧失的首要原因。抑郁症的临床研究中需要更多的评估手段，通常采用一些标准化的自评工具[7]。

1. 知情同意能力

抑郁症患者通常被认为存在知情同意能力的损害，表现为理解和推理能力的轻度下降，主要与病情严重程度有关[8]。抑郁症患者通常存在认知和执行功能损害，虽然有的研究者进行了知情同意能力评估，发现非精神病性抑郁患者的决定能力和参与能力保存完好，但是还是可能出现对研究设计和治疗方案的误解，从而损害受试者的利益。那就需要在研究开始前与患者进行详细的知情同意信息告知，以多种形式告知患者获益及风险，使患者明白随机设计与常规治疗的差异，也可以采用视频形式进行告知[9]。

2. 研究设计

任何参与研究或临床试验的研究人员都需要完成相应的科研伦理培训，多中心的研究设计需要平衡各中心入组例数，前期要完成一致性培训。针对参与实验的抑郁症患者的激励措施需要恰当，过高的物质奖励会造成过度的参与压力，合适的激励措施能帮助区分研究和常规治疗。针对研究者招募被试的激励措施需要多种多样，还会产生许多利益冲突。招募抑郁症被试时需要采用多样的方式，以广告的形式会得到一部分同质的研究队列；而筛查的方式可以提高公众对抑郁症的认识，发现潜在的研究受试者，识别未确诊的患者[10]。

3. 风险与获益

在现实临床实践中进行随机对照试验对医学研究和社会都会产生大量有益的结果，但是过程中会牵涉到研究和临床的许多伦理学挑战。长期以来，在临床随机对照试验中采用安慰剂对照都是有争议的。有的生物伦理学家坚持认为，由于有效治疗的存在，安慰剂的使用都是非伦理的，因为这会剥夺患者接受治疗的机会，产生不必要危害的风险。其他伦理学家认为，安慰剂的使用在伦理上是可以接受的，患者不会存在严重危害的风险，而且做了知情同意的告知。当前关于研究伦理的国际指南中指出，即便存在有效干预措施，特定情况下安慰剂是允许使用的。抑郁症的治疗中存在较高的安慰剂效应，而且标准抗抑郁治疗的有效性也是有限的。因此多数专家认为安慰剂对照研究在治疗抑郁症药物研发中能获得可靠地数据，但安慰剂对照组需要进行科学的效度[11]。

抑郁症临床治疗中最大的风险是自杀，大量的既往研究数据表明，抗抑郁药物临床试验中安慰剂组的自杀风险并不会比实验组明显升高。第二个就是症状恶化的问题，通常来讲，在抑郁或情绪波动时期，处于安慰剂组的患者可能会出现一定程的症状恶化。然而，这种恶化一般不会产生严重的不可逆的损害；事实上，目前没有证据提示在精神障碍研究中短期的安慰剂使用会对患者产生持久的损害。因此在临床研究中，除了要进行更严密的观察和临床评估之外，特定的试验方式也是可以考虑的，比如追加试验设计。有的研究也会采取退出试验设计，从患者的获益风险比来讲，更有利于患者[12]。

二、双相障碍与伦理审查要素

双相障碍是严重精神疾病，情绪波动不稳为主要特征，社会功能损害相对较重，遗传风险相对较高。目前针对双相情感障碍，开展了早期干预、药物试验、功能恢复、家系遗传等各种相关研究，而在这些研究中，伦理审查既要考虑到双相情感障碍的疾病特征以及患者的社会心理因素、文化背景，又要重视研究可能造成的损害，如家庭生态的破坏、羞耻感和歧视、标签等。

1. 决策能力

在研究中，尊重患者的自主性以及决策能力不仅是对患者尊严及价值的尊重，也是保护患者福利的最后防线。在签署知情同意书之前，研究者必须评估患者决策能力，患者需能理解及鉴别参与研究的可能风险与获益，并能权衡利弊，如果患者决策能力受损，则需监护人基于患者权益做出决定。处于躁狂状态的患者常表现激越及易激惹、思维奔逸、睡眠需求减少等症状，常伴有自知力缺乏，患者否认异常状态，决策能力受损（波动性明显），常由家属带至医疗机构就诊。此类患者必须经由患者监护人权衡利弊后基于患者权益做出决定[13]。

2. 研究设计

患者的利益优先于科研，保护患者福利是最基本的原则。研究设计也应遵循这一原则。2005 年《英国精神病学杂志》发表的一篇文章介绍了利培酮在躁狂急性发作期的疗效，该研究设计为安慰剂随机对照、多中心研究，最终 80% 的安慰剂组患者为完成氟哌啶醇或氯丙嗪洗脱后进入安慰剂组。不久之后，有研究者对此提出质疑，认为该研究设计违背了"不伤害"原则，躁狂患者在急性期故意停掉了可能有效且廉价的抗精神病药物，反而接受 3 周安慰剂对照，延长了患者实际住院时间，损害了患者权益[14]。

3. 风险与获益

"不伤害患者"是研究的基本原则，应向患者明确、清楚地解释可能的风险及获益，不得隐瞒风险或夸大获益。在双相障碍的早期干预中，风险与获益的权益显得尤为重要，可能的风险包括年轻高危患者的耻感和标签化、早期干预可能的副作用等，而可能的获益包括改善症状、降低致残风险、减少认知损害等[15]。77% ~ 91% 的双相障碍先证者的后代不会罹患双相障碍，而针对这部分人群的早期干预可能会带来更大的风险。所以，尊重患者的独立性以及提供不具耻感的医疗举措可能会有助于平衡风险与获益。

4. 知情同意

只有尊重患者知情同意及拒绝参与研究的权利，才能保证受试者自我保护以防被侵害，因此知情同意是研究伦理中的基础原则。知情同意书需包括以下 8 个基本方面：①研究内容及研究目的；②可预测风险的描述；③可能的获益描述；④告知合理的替代方案；⑤保密原则；⑥损害出现时赔偿的解释；⑦受试者解答疑问的方法；⑧受试者为自愿的声明。在双相障碍遗传基因研究中，静脉穿刺的风险也应被公布，同时因疾病的易波动性，研究也应制定退出标准以及保证患者退出研究后治疗的延续性。

5. 隐私保护

因疾病的耻感等因素，研究中的隐私保护显得尤为重要。因双相情感障碍遗传度较高，目前家系研究相对较多，研究中应做到：①首先尊重先证者的隐私，在联系先证者家属时，因先与先证者明确可向家属披露的疾病信息；②先证者家属的隐私保护也应重视。在一项双生子研究中，成人女性受试者的父亲阅读了研究邮寄给受试者的问卷，该父亲认为问卷问题（家属患病种类、职业、生活状况等）侵犯了自己以及家庭的隐私。伦理委员会规定如果需要家属的详细信息，应与家属签订知情同意书后再询问本人[16]。

6．生物样本安全问题

基因研究从科学角度及伦理角度都是复杂的。双相障碍诊断评估上的差异、先证者家属的误诊、研究可重复性差、种群差异等均增加了基因研究的难度。生物样本涉及个人重要遗传信息，知情同意书中应详细说明生物样本的保密、如何利用等问题，且生物样本的使用应遵循国家标准及相关法律法规。

第三节　案例分析

案例1：国内多中心双相障碍抑郁期非药物干预临床试验

背景：近年来非药物干预在双相障碍抑郁发作治疗中的作用日益受到重视。非药物治疗包括电痉挛治疗（electroconvulsive therapy，ECT）、重复经颅磁刺激治疗（repetitive transcranial magnetic stimulation，rTMS）、光照治疗（bright light therapy，BLT）和心理治疗等。光照治疗抑郁发作、尤其是光谱可调控光源（light emitting diode，LED）治疗双相抑郁的研究目前完全为空白。

简介：某研究机构（申报单位）开发针对双相抑郁急性期治疗的新型光照治疗技术A，拟在某市多家三甲精神专科医院开展A技术治疗轻中度双相抑郁患者的临床疗效与安全性的Ⅲ期临床试验。该申报单位为该多中心试验的参与单位之一（试验中心）。申报单位向本中心伦理委员会递交了研究方案、知情同意书、研究者手册等资料。该试验研究方案中明确规定了该试验双相障碍抑郁发作患者的入组和排除标准，并明确了疾病严重程度要求；以汉密尔顿抑郁量表

（Hamilton Depression Scale，HAMD-17）总分为主要结局指标，抑郁综合征快速调查表（quick inventory of depressive symptomatology selfreported version，QIDS-SR$_{16}$）、Young 躁狂量表（Young mania rating scale，YMRS）、轻躁症状自评量表（hypomania check list，HCL-32）、社会功能缺陷筛选量表（social disability screening schedule，SDSS）、临床总体印象量表（clinical global impression，CGI），以及治疗依从性等评估为次要结局指标。该试验要求每位受试者必须有一位监护人共同参与研究。该试验还将在基线以及多个评估时点采集受试者血样，用以了解其血常规、血生化、甲状腺功能等反映躯体状况的指标。

分析

1. 干预技术

该试验将比较光照治疗联合药物治疗和常规药物治疗（即盲光照治疗），干预组和对照组均要求受试者到研究机构参加不同光源的干预，每周六次。伦理审查专家认为，该研究中要求受试者频繁到研究机构接受光照干预，具有增加受试者视力负担以及躯体疾病负担的风险，而且，也可能影响受试者对干预的依从性。建议在实施方案和知情同意中完善研究方案的入、排标准，补充试验可能给患者带来的获益，补充可能出现的不良反应及处理方法。

基于伦理委员会会议上述审查意见，初次审查意见为"修改后批准"。经过课题组反复讨论，召开研究方案专家咨询会议，对受试者入选标准进行了严格界定，不仅对视力疾病、躯体疾病的严重程度进行了明确规定，而且对存在自杀风险、中度或重度抑郁患者通过规范的量表评估加以排除，降低临床风险。此外，课题组对光照干预措施进行了细化修订，包括对盲光和有效光的单盲设置、照光环境一致化设置以及应用便携式照光设备降低受试者频繁活动的风险。并且，通过每天电话定时提醒的方式，保证干预依从性，并增加对受试者的安全评估。同时，课题组也对知情同意书进行了相应的修改和补充说明。由于研究方案已做相应调整，课题组将修改后的研究方案重新提交审查，经伦理委员会会议审查后通过。

2．知情同意的语言

该试验要求双相患者及其监护人共同签署知情同意书。由于光照治疗是一种新型干预技术，其治疗机制不同于药物的机制，理论解释比较复杂，故知情同意书中较多引用了研究文献的措辞，增加了受试者理解的难度。伦理评审意见：建议精炼知情同意书的语言。因此，研究者充分尊重双相患者的知情同意权，经过课题组反复修改，知情同意书保存了针对光照技术的简洁的科学描述，去除了过多的专业术语和晦涩的文献内容，方便受试者能够理解试验的获益和风险。另外，在受试者的知情同意能力受限时，应由其法定监护人代为行使知情同意权。因此，该试验要求双相患者及其法定监护人共同签署知情同意书，符合我国伦理审查规范。课题组将修改后的知情同意书再次提交审查，经伦理委员会会议审查后通过。

3．生物样本安全性

根据研究方案要求，申报单位的受试者将采集全血血样，并将送至中心实验室进行检测。从研究设计分析，这一内容与光照试验过程中褪黑素的监测关系密切。但由于全血样本中含有人类遗传信息，而检测血样的中心实验室是否可保证生物样本安全性，在研究方案和知情同意书中未涉及。因此，伦理委员会审查认为，应补充保证生物样本安全性的操作措施。

基于伦理委员会会议上述审查意见，初次审查意见为"修改后批准"。经过申报单位的反复讨论，不仅对研究方案和知情同意书的语言文字进行了润色和专业修改，而且对涉及知情同意过程、法律要求以及生物样本运输与管理安全等问题进行了修改和补充说明，再次伦理委员会会议审查后通过。

案例2：双相障碍临床特征的多中心随访观察研究

背景：双相障碍的临床特征复杂，疾病结局多样，症状的残存是影响临床结局的关键因素。

简介：某课题组设计了一项自然观察性试验，拟探索双相障碍症状残存的特点以及对双相障碍患者长期结局的影响。

分析

1. 受试者入组标准

该研究拟在全国多家精神专科医院开展研究，选取16～60岁双相障碍［符合国际疾病分类第10次修订版（international classification of diseases the tenth version，ICD-10）双相障碍诊断，包括抑郁期、躁狂期、缓解期）的患者为研究受试者，存在高自杀风险者需排除。

审查过程中，发现研究方案中对研究受试者入组和排除标准不具体，未明确抑郁以及躁狂严重程度，对躯体疾病的病情未做具体要求。如果受试者躯体疾病较为严重，参与研究可能增加其躯体健康风险。对于明确诊断为抑郁、躁狂发作期的患者，目前治疗指南推荐药物治疗为首选治疗。该研究方案未明确抑郁及躁狂严重程度，可能造成中度或重度患者被延误有效治疗，无法保证受试者的权益。因此，伦理委员会要求修改入组和排除标准。

2．评估工具

该试验将采用系统评估工具 [心境障碍评估表（affective disorder evaluation，ADE）、简明国际神经精神访谈（mini international neuropsychiatric interview，MINI）]，在多个时点评价受试者的症状变化以及临床结局。评估耗时较长，6 次评估，并要求受试者到研究机构进行面对面的评估，每两个月一次。伦理审查专家认为，该研究要求受试者频繁到研究机构接受干预，评估繁琐，可能影响受试者对干预的依从性。建议修改干预的实施方案。

基于伦理委员会会议上述审查意见，初次审查意见为"必要修改后重审"。经过课题组反复讨论，召开研究方案专家咨询会议，对受试者入选标准进行了严格界定，不仅对躯体疾病的严重程度进行了明确规定，而且对存在高自杀风险、中度以上抑郁或躁狂患者通过规范的量表评估加以排除，降低临床风险。此外，课题组对评估工具进行了修订，并采用电子化在线评估方式，简化了评估的繁琐程度；同时，通过课题组人员主动打电话的方式，保证研究的依从性，也增加对受试者的安全评估。同时，课题组也对知情同意书进行了相应的修改和补充说明。由于研究方案已做重大调整，课题组将修改后的研究方案重新提交审查，经伦理委员会会议审查后通过。

（马燕桃）

致谢：朱玥，周天航，党卫民，周书喆，李志营。

参考文献

1. Bland R C, Bland R C. Epidemiology of affective disorders: a review [J]. Canadian Journal of Psychiatry Revue Canadienne De Psychiatrie, 1997, 42 (4): 367.

2. Jakubovski E, Varigonda A L, Freemantle N, et al. Systematic Review and Meta-Analysis: Dose-Response Relationship of Selective Serotonin Reuptake Inhibitors in Major Depressive Disorder [J]. American Journal of Psychiatry, 2015, 173 (2): appi.ajp.2015.1.

3. Lam R W, Levitt A J, Levitan R D, et al. Efficacy of Bright Light Treatment, Fluoxetine, and the Combination in Patients with Nonseasonal Major Depressive Disorder: A Randomized clinical Trial [J]. Jama Psychiatry, 2016, 73 (1): 56.

4. Fiedorowicz JG, Endicott J, Leon A C, et al. Subthreshold hypornaric symptoms in progression from unipolar major depression to bipolar disorder. Am J Psychiaty, 2011, 168 (1): 40-8.

5. Kupfer D J, Frank E, Ritchey F C. Staging bipolar disorder: what date and what models are needed? [J]. The Lancet Psychiatry, 2015, 2 (6): 564-570.

6. SHEEHAN A M, McGee H. Screening for depression in medical research: ethical challenges and recommendations [J]. BMC Medical Ethics, 2013, 14: 4.

7. MCHENRY L. Ethical issues in psychopharmacology [J]. Journal of Medical Ethics, 2006, 32 (7): 405-410.

8. THOMAS H, et al. Depression and decision-making capacity for treatment or research: a systematic review [J]. BMC Medical Ethics, 2013, 14 (1): 54.

9. ALPERT J E, BIGGS M M, DAVIS L, et al. Enrolling research subjects from clinical practice: Ethical and procedural issues in the Sequenced Treatment Alternatives to Relieve Depression (STAR* D) trial [J]. Psychiatry research, 2006, 141 (2): 193-200.

10. AINSLEY J. Depression under stress: ethical issues in genetic testing [J]. The British Journal of Psychiatry, 2009, 195 (3): 189-190.

11. TASHIRO S, YAMADA M M, MATSUI K. Ethical issues of placebo-controlled studies in depression and a randomized withdrawal trial in Japan [J]. The Journal of Nervous and Mental Disease, 2012, 200 (3): 255-259.

12. 徐一峰. 精神卫生伦理审查操作指南 [M]. 北京：人民卫生出版社，2017.

13. GERGEL, T, OWEN G S. Fluctuating capacity and advance decision-making in Bipolar Affective Disorder -Self-binding directives and self-determination [J]. International Journal of Law and Psychiatry, 2015, 40: 92-101.

14. PATEL V. Ethics of placebo-controlled trial in severe mania [J]. Indian Journal of Medical Ethics, 2006, 3 (1): 11-12.

15. RATHEESH A, COTTON S M, DAVEY C G, et al. Ethical considerations in preventive interventions for bipolar disorder [J]. Early Intervention in Psychiatry, 2017, 11 (2): 104-112.

16. PARKER L S. Ethical issues in bipolar disorders pedigree research: privacy concerns, informed consent, and grounds for waiver1 [J]. Bipolar Disorders, 2002, 4 (1): 1-16.

第十一章　精神心理与行为障碍药物临床试验的伦理审查

第一节　精神心理与行为障碍药物临床试验的历史与发展

第一个临床试验和随机思想：英国皇家海军外科医生詹姆斯·林德（James Lind）是利用柑橘类水果和新鲜蔬菜治疗和预防坏血病的第一人。在 1747 年，詹姆斯·林德在船上做了一个试验，他让出现坏血病的船员一部分人每天吃 2 个橘子和 1 个柠檬；其他的船员喝苹果酒和醋。通过试验发现吃橘子和柠檬的人症状好转，其他人病情依然。詹姆斯·林德证明了柠檬汁用于预防坏血病的有效性，他的试验被视为第一个对照临床试验。1753 年出版的《坏血病大全》中，詹姆斯·林德发表了他的试验结果。1863 年，临床试验中使用了安慰剂；1923 年首次出现了随机的临床试验思想。在 1948 年，这个领域发生了一个里程碑式的事件。英国医学研究理事会发表了第一个随机临床试验，确立了链霉素治疗结核病的疗效。此后不久，在 1951 年，宾夕法尼亚大学的 Robert Austrian 教授发表了一个类似的试验，确立了青霉素在治疗肺炎球菌肺炎中的疗效。此后，确立了临床试验在药物研发中的地位。

精神药物的发现开始于 20 世纪 50 年代，Paul Charpentier 合成了吩噻嗪类抗精神病药物——氯丙嗪，法国医生 Laborit 于术前使用氯丙嗪，发现该药可产生一种无意识障碍的淡漠状态，使病人情绪安定。Delay S Deniker 将氯丙嗪试用于精神分裂症取得成效，自此开启了精神药物研发的新纪元。早期的发现均是偶然事件，例如异丙烟肼的抗抑郁作用，医生在使用该药物治疗结核患者的时候发现患者变得高兴，快乐，更有活力。随后的机制研究证实该药物具有减慢 5- 羟色胺（5-HT）、去甲肾上腺素（NE）和多巴胺（DA）降解的作用，称之为单胺氧化酶抑制剂。

药物研发是一个繁杂的过程，耗时费钱。需要经历化合物筛选、临床前研究（药理学、药效学、毒理学、致畸等）、临床研究（Ⅰ、Ⅱ、Ⅲ期临床试验）等过程，所以从研发到最终上市成为临床治疗药物最重要的环节就是临床试验。药物临床试验（drug clinical trial），指任何在人体（患者或健康志愿者）进行的药物系统性研究，以证实或揭示试验药物的作用、不良反应和（或）试验药物的吸收、分布、代谢和排泄，目的是确定试验药物的疗效与安全性。临床试验一般分为Ⅰ、Ⅱ、Ⅲ和Ⅳ期，以及生物等效性试验。Ⅰ期临床试验：初步的临床药理学及人体安全性评价试验。观察人体对于新药的耐受程度和药代动力学，为制定Ⅱ期给药方案提供依据。Ⅱ期临床试验：治疗作用初步评价阶段。其目的是初步评价药物对目标适应证患者的治疗作用和安全性，也包括为Ⅲ期临床试验研究设计和给药剂量方案的确定提供依据。此阶段的研究设计可以根据具体的研究目的，采用多种形式，包括随机盲法对照临床试验，Ⅱ期临床试验通常采用安慰剂对照。Ⅲ期临床试验：治疗作用确证阶段。其目的是进一步验证试验药物对目标适应证患者的治疗作用和安全性，评价利益与风险关系，最终为试验药物注册申请的审查提供充分的依据。试验一般应为具有足够样本量的随机盲法对照试验。Ⅳ期临床试验：新药上市后应用研究阶段。其目的是考察在广泛使用条件下的药物的疗效和不良反应，评价在普通或者特殊人群中使用的利益与风险关系以及改进给药剂量等。生物等效性试验：是指用生物利用度研究的方法，以药代动力学参数为指标，比较同一种药物的相同或者不同剂型的制剂，在相同的试验条件下，其活性成分吸收程度和速度有无统计学差异的人体试验。

药物临床试验起始于 20 世纪 60 年代，大体可以分成三个阶段：第一个阶段是从无管理状态到药物临床试验管理体系逐步形成阶段；70 ~ 80 年代是第二个阶段，临床试验质量管理规范化和法制化逐渐形成阶段；90 年代之后，药物临床试验管理国际统一标准逐步形成阶段。

大量惨痛的历史教训催生了各国政府对药物临床试验的重视和监管，20 世纪最为灾难性的药物所致严重损害的是"反应停"事件。1959 年 12 月，原西德儿科医生 Weidenbach 首先报告了一例女婴的罕见畸形。1961 年 10 月，在原西德妇科学术会议上，有三名医生分别报告发现很多婴儿有类似的畸形。这些畸形婴儿没有臂和腿，手和脚直接连在身体上，很像海豹的肢体，故称为"海豹肢畸形儿"及"海豹胎"。除上述畸形外，尚可引起其他畸形的发生。医学研究表明，"海豹胎"的病因，是妇女在怀孕初期服用"反应停"（沙利度胺）所致。"反应停"于 1953 年首先由西德一家制药公司合成，1956 年进入临床并在市场试销，1957 年获西德专利，这种药物治疗早孕期间的孕吐反应，具有很好的止吐作用，对孕妇无明显毒副作用，相继在 51 个国家获准销售。

　　1956 年反应停进入市场至 1962 年撤药，全世界 30 多个国家和地区（包括我国台湾省）共报告了"海豹胎" 1 万余例，各个国家畸形儿的发生率与同期反应停的销售量呈正相关，如在原西德就引起至少 6000 例畸胎，英国出生了 5500 个这样的畸胎，日本约 1000 余例，我国台湾省也至少有 69 例畸胎出生。只有在美国，由于官方采取了谨慎态度，没有引进这种药，因此，除自己从国外带入服用者造成数例畸胎外，基本没有发生这样病例。"反应停"所造成的胎儿畸形，成为 20 世纪最大的药物导致先天畸形的灾难性事件，至今仍有法律纠纷。"反应停"是第一个被明确为人类致畸的药物。

　　反应停对人与动物的一般毒性极低，如服用 14g 并不使人死亡。但其可选择性地作用于胚胎，对胚胎的毒性明显大于母体，其对胎儿的致畸作用可高达 50% ~ 80%，如在妊娠第 3 ~ 8 周服用，其后代畸形发生率可高达 100%，对人胚胎的致畸剂量为 1mg/kg。

　　在二战期间，纳粹分子逼迫数以千计的犹太人参加了不人道的人体试验，包括了减压和诱导低温研究，在儿童身上进行创伤和烧伤试验，在没有征得受试者同意的情况下进行长期饥饿试验。这样的试验造成了不必要的疼痛、痛苦和死亡，且缺乏足够的科学依据。1932 年到 1972 年在美国的 Tuskegee，对当地 399 名黑人梅毒患者进行了梅毒自然病程的跟踪观察研究，然而在 40 年代已经有了针对梅毒的特效治疗，研究人员隐瞒了这个信息，致使这部分患者失去了有效治疗的机会。综上种种，为了防止类似的情况再次发生，各国均加强了对临床试验的管理和伦理审查。1948 年美国颁布了《纽伦堡法典》，这部法典的中心思想是：①受试者参加试验必须出于自愿；②在参加任何临床试验前，必须知情同意；③必须有实验研究提供科学依据；④不允许对受试者造成肉体或精神上的伤害；⑤在试验进行中任何时间受试者有权退出。该部法典第一次提出了知情同意的概念，一切以受试者的最大利益为出发点，同时这也是第一部规范人体研究的伦理方面的法规。1964 年 6 月在赫尔辛基召开的第 18 届世界医学会联合大会上为规范人体医学研究的伦理准则，特颁布《赫尔辛基宣言》，该宣言在 2013 年进行最新修订，该宣言一直被看做是临床研究伦理道德规范的基石[1]。

美国政府于 1974 年专门任命了国家委员会，以期对如何保护生物医学及行为研究中的人体受试者提出切实可行的建议。其主要任务为明确适用所有人体研究的基本伦理原则，以及如何在研究中贯彻执行。该委员会就以下 4 个方面进行了仔细的考量：①常规医疗与生物医学研究的界限；②评估风险利益在判定人体试验合理性中的作用；③合理选择受试者；④不同研究领域中知情同意书的性质和定义。于 1979 年出台了《贝尔蒙报告》[2]。

《贝尔蒙报告》的概要如下：

①人体研究的伦理原则；

②医疗与医学研究的界限；

③尊重、有益、公平的概念；

④伦理原则如何应用于知情同意（尊重）、评估风险和利益（有益），受试者选择（公平）。

第二节　国际、国内药物临床试验质量管理规范的内容与要求

1964 年，在芬兰由世界医学会整理发布的文件《赫尔辛基宣言》是医学伦理学的基石。这部宣言确定了进行人体临床研究的基

本原则和依据。在这部宣言中第一次规定了应该由一个独立的伦理委员会批准研究方案，宣言还引入了研究者应对受试者的医疗照顾负责的观念。参加者的知情同意应以书面形式报告，而非口头同意，需要签署知情同意书。

当第一次提出赫尔辛基宣言的时候，人们认为在临床研究方面已经可以彻底解决受试者的安全问题，渐渐地对临床试验的安全性放松了警惕。20 世纪 60 年代和 70 年代，发生了三次重大事件。第一个事件是美国 Willow brook 州立学校事件，研究人员给患有智力发育迟滞的儿童接种了肝炎病毒以观察疾病的进程和发现何种方法可以保护人们免患该种疾病。第二个事件是犹太慢性病医院事件，终末期的患者被接种活癌细胞以观察癌症能否以某种方式传播。第三个事件是 Tuskegee 试验，在该试验中从 1930 年—1970 年间阿拉巴马的一组黑人患了梅毒后多年未予以治疗，以观察梅毒的自然病程。这些研究缺乏伦理原则，对受试者没有给予保护，参与临床试验的受试者甚至受到了生命的威胁。这些事件最终使得 FDA 在 1977 年颁布了美国"联邦管理法典"，它们适用于在美国进行的所有临床研究。这个法规提出了一个新的概念，即临床试验质量管理规范的概念，它不仅包括了研究的伦理方面的考虑，也提出了高质量数据的概念，以保证研究结果可靠。20 世纪 80 年代后期到 90 年代是药物临床试验管理规范化快速发展的时期，WHO、日本、加拿大、北欧、欧共体、澳大利亚、新西兰等发达国家先后出台了规范临床试验管理的指导原则，使药物临床试验的质量进一步提高。为了促进各国临床试验规范化的发展，1996 年在日本召开了人用药物注册技术要求国际协调会议第一次会议（International Council for Harmonization of Technical Requirements for Pharmaceuticals for Human Use，简称 ICH）制订出了第一个

ICH 文件，这个文件不仅将美国、欧洲和日本的法规结合在一起，也将北欧国家、澳大利亚、加拿大和世界卫生组织的规范包含在内。ICH-GCP 文件是全球性的临床试验指导原则 [3]。在规范化法规的指导下，力求临床试验既保护受试者的安全，又科学地证明新药的有效性。

药物临床试验是推动人类健康事业向前发展的重要手段。对于每一种新药的上市不管经过多少体外和动物实验，最终依然需要在人体进行临床试验才能最终确定药物的疗效和安全性。通过严格遵循药物临床试验质量管理规范（GCP），得以保证药物临床试验过程规范，结果科学可靠，保护受试者的权益并保障其安全。药物临床试验中要遵循三项原则：伦理原则、科学原则、法律法规。国际上，各国有自己的药物临床试验管理规范。1989 年日本制订药物临床试验管理规范；1989 年加拿大建立以人体为对象的研究的指导原则；1989 年北欧临床试验管理规范指导原则建立；1990 年欧共体医学临床试验管理规范颁布；1993 年澳大利亚临床研究管理规范指导原则问世；1993 年新西兰发布临床试验研究管理规范指导原则。ICH-GCP 是国际通用准则，也是这个行业的最高标准，说它是临床试验领域的"圣经"也不过分。

中国的 GCP[4]，它是中国政府颁布的在中国境内适用的临床试验规范，1999 年由当时的 SFDA 颁布实施，2003 年修订。虽然该 GCP 比较纲领性，不够详细，很多时候碰到具体情况在其中找不到相应的处理办法，所以主要起指导性作用，但随着中国 GCP 从无到有，临床试验的要求和质量正在逐年提高。相信今后它将会不断完善。在大多数情况下，ICH-GCP 的要求比中国 GCP 更加严格，少数情况下也有例外。如伦理保存申办方的资料的年限，ICH-GCP 要求 3 年，中国 GCP 要求 5 年，中国的要求比国际上还要高。

一、ICH-GCP 的基本原则

1．临床试验应按照伦理原则进行，该原则起始于赫尔辛基宣言，并与临床试验质量管理规范（GCP）及相应的规章要求相一致。

2．开始一项临床试验前，对受试者个人与社会可预见的危害与不方便应与预期的利益进行评估，只有在预期利益大于危害时，一项试验才能开始。

3．受试者个人的权益、安全与良好生存是最重要的需加以考虑的，并应优先于对科学的兴趣与对社会的考虑。

4．对一种研究中的新药所获得的非临床与临床资料，应足以支持对该药拟开展的临床试验。

5．应从每名受试者，在其参加临床试验前，获得自愿签署的知情同意书。

6．所有临床试验资料均应妥善地记录、处理与保存，以便从中得出准确的报告，解释与证实。

7．与受试者有关记录的保密应受到保护，这是与规章要求中的有关隐私与保密规定相一致的。

8．研究中的药品应按 GMP 要求生产、处理与保存，并应按照批准了的试验方案中的规定使用。

9．能在确保临床试验各方面质量的具有操作规程的工作系统中实施。

二、《药物临床试验质量管理规范（简称 GCP）》中有关于伦理的要求

中国 GCP 的发展起步较晚，酝酿于 20 世纪 80 年代后期，直至 1998 年由卫生部颁布《药品临床试验管理规范》试行版，1999 年 9 月 1 日颁布实施，2003 年 9 月 1 日由国家药品监督管理局（SFDA）颁布实施《药物临床试验质量管理规范》。目前 CFDA 正在对 2003 年版的 GCP 进行修订。中国 GCP 颁布于 1999 年，但鉴于中国当时的临床试验现状，并没有强制实行，只是鼓励申办方和研究者参照 GCP 的标准实施。2003 年以后逐渐提高对 GCP 实施的要求。为与国际接轨，2017 年 6 月 14 日经国务院批准，正式确认我国 CFDA 加入 ICH，成为其第 8 个监管机构成员，意味着中国药物临床试验迈上一个新的台阶。同时也对中国的伦理审查提出更高的要求。

第一章　总则；主要强调该 GCP 的基本原则和意义，在第 4 条中特别说明：所有以人为对象的研究必须符合《世界医学大会赫尔辛基宣言》，即公正、尊重人格、力求使受试者最大程度受益和尽可能避免伤害。

第二章　临床试验前的准备与必要条件；

第三章　受试者的权益保障；

第八条　在药物临床试验的过程中，必须对受试者的个人权益给予充分的保障，并确保试验的科学性和可靠性。受试者的权益、安全和健康必须高于对科学和社会利益的考虑。伦理委员会与知情同意书是保障受试者权益的主要措施。

第九条　为确保临床试验中受试者的权益，须成立独立的伦理

委员会，并向国家食品药品监督管理局备案。伦理委员会应有从事医药相关专业人员、非医药专业人员、法律专家及来自其他单位的人员，至少五人组成，并有不同性别的委员。伦理委员会的组成和工作不应受任何参与试验者的影响。

第十条　试验方案需经伦理委员会审议同意并签署批准意见后方可实施。在试验进行期间，试验方案的任何修改均应经伦理委员会批准；试验中发生严重不良事件，应及时向伦理委员会报告。

第十一条　伦理委员会对临床试验方案的审查意见应在讨论后以投票方式作出决定，参与该临床试验的委员应当回避。因工作需要可邀请非委员的专家出席会议，但不投票。伦理委员会应建立工作程序，所有会议及其决议均应有书面记录，记录保存至临床试验结束后五年。

第十二条　伦理委员会应从保障受试者权益的角度严格按下列各项审议试验方案：

（一）研究者的资格、经验、是否有充分的时间参加临床试验，人员配备及设备条件等是否符合试验要求；

（二）试验方案是否充分考虑了伦理原则，包括研究目的、受试者及其他人员可能遭受的风险和受益及试验设计的科学性；

（三）受试者入选的方法，向受试者（或其家属、监护人、法定代理人）提供有关本试验的信息资料是否完整易懂，获取知情同意书的方法是否适当；

（四）受试者因参加临床试验而受到损害甚至发生死亡时，给予的治疗和（或）保险措施；

（五）对试验方案提出的修正意见是否可接受；

（六）定期审查临床试验进行中受试者的风险程度。

第十三条　伦理委员会接到申请后应及时召开会议，审阅讨论，签发书面意见，并附出席会议的委员名单、专业情况及本人签名。伦理委员会的意见可以是：

（一）同意；

（二）作必要的修正后同意；

（三）不同意；

（四）终止或暂停已批准的试验。

第十四条　研究者或其指定的代表必须向受试者说明有关临床试验的详细情况：

（一）受试者参加试验应是自愿的，而且有权在试验的任何阶段随时退出试验而不会遭到歧视或报复，其医疗待遇与权益不会受到影响；

（二）必须使受试者了解，参加试验及在试验中的个人资料均属保密。必要时，药品监督管理部门、伦理委员会或申办者，按规定可以查阅参加试验的受试者资料；

（三）试验目的、试验的过程与期限、检查操作、受试者预期可能的受益和风险，告知受试者可能被分配到试验的不同组别；

（四）必须给受试者充分的时间以便考虑是否愿意参加试验，对无能力表达同意的受试者，应向其法定代理人提供上述介绍与说明。知情同意过程应采用受试者或法定代理人能理解的语言和文字，试验期间，受试者可随时了解与其有关的信息资料；

（五）如发生与试验相关的损害时，受试者可以获得治疗和相应的补偿。

第十五条　经充分和详细解释试验的情况后获得知情同意书：

（一）由受试者或其法定代理人在知情同意书上签字并注明日期，执行知情同意过程的研究者也需在知情同意书上签署姓名和日期；

（二）对无行为能力的受试者，如果伦理委员会原则上同意、研究者认为受试者参加试验符合其本身利益时，则这些病人也可以进入试验，同时应经其法定监护人同意并签名及注明日期；

（三）儿童作为受试者，必须征得其法定监护人的知情同意并签署知情同意书，当儿童能做出同意参加研究的决定时，还必须征得其本人同意；

（四）在紧急情况下，无法取得本人及其合法代表人的知情同意书，如缺乏已被证实有效的治疗方法，而试验药物有望挽救生命，恢复健康，或减轻病痛，可考虑作为受试者，但需要在试验方案和有关文件中清楚说明接受这些受试者的方法，并事先取得伦理委员会同意；

（五）如发现涉及试验药物的重要新资料则必须将知情同意书作书面修改送伦理委员会批准后，再次取得受试者同意。

第四章　试验方案

第五章　研究者的职责

第二十四条　研究者应向受试者说明经伦理委员会同意的有关试验的详细情况，并取得知情同意书。

第二十五条　研究者负责作出与临床试验相关的医疗决定，保证受试者在试验期间出现不良事件时得到适当的治疗。

第二十六条　研究者有义务采取必要的措施以保障受试者的安全，并记录在案。在临床试验过程中如发生严重不良事件，研究者应立即对受试者采取适当的治疗措施，同时报告药品监督管理部门、卫生行政部门、申办者和伦理委员会，并在报告上签名及注明日期。

第三十一条　研究者中止一项临床试验必须通知受试者、申办者、伦理委员会和药品监督管理部门，并阐明理由。

第六章　申办者的职责

第三十五条　申办者在获得国家食品药品监督管理局批准并取得伦理委员会批准件后方可按方案组织临床试验。

第四十一条　申办者中止一项临床试验前，须通知研究者、伦理委员会和国家食品药品监督管理局，并述明理由。

第四十三条　申办者应对参加临床试验的受试者提供保险，对于发生与试验相关的损害或死亡的受试者承担治疗的费用及相应的经济补偿。申办者应向研究者提供法律上与经济上的担保，但由医疗事故所致者除外。

第七章　监察员的职责

第八章　记录与报告

第九章　数据管理与统计分析

第十章　试验用药品的管理

第十一章　质量保证

第十二章　多中心试验

第六十六条　多中心试验的计划和组织实施要考虑以下各点：

（一）试验方案由各中心的主要研究者与申办者共同讨论认定，伦理委员会批准后执行；

（二）在临床试验开始时及进行的中期应组织研究者会议；

（三）各中心同期进行临床试验；

（四）各中心临床试验样本大小及中心间的分配应符合统计分析的要求；

（五）保证在不同中心以相同程序管理试验用药品，包括分发和储藏；

（六）根据同一试验方案培训参加该试验的研究者；

（七）建立标准化的评价方法，试验中所采用的实验室和临床评价方法均应有统一的质量控制，实验室检查也可由中心实验室进行；

（八）数据资料应集中管理与分析，应建立数据传递、管理、核查与查询程序；

（九）保证各试验中心研究者遵从试验方案，包括在违背方案时终止其参加试验。

第三节　精神心理与行为障碍药物临床试验伦理审查的标准操作规程

一、伦理审查前提交相关文件

首先，本单位该项目的主要研究者（PI）按照伦理委员会的要求，将清单中所列的相关文件提交伦理委员会办公室，需提交纸质版和电子版，并填写伦理审查申请表，由办公室秘书进行形式审查，不符合要求的退回补充。符合要求的由办公室安排会议审查。所有药物临床试验均需会议审查。

需要提交的药物临床试验伦理审查文件清单包括：

1. 伦理审查申请单
2. 研究方案
3. 知情同意书
4. 研究者手册
5. 病历报告表
6. CFDA 临床试验批件
7. 招募广告

8．药检报告

9．保险证明

……

跟踪审查文件清单：

1．年度总结报告或研究结题报告

2．SAE 报告单

3．重要的医学事件报告单

4．方案违背报告

5．提前终止报告

6．进展报告

二、会议审查过程

会议审查前一周，伦理办公室将审查资料发送到伦理办公室的公共邮箱。每个项目安排 2 位主审委员，负责研究方案、知情同意书及招募广告等的审查。

会议中由主审委员对项目的审查做出汇报，对提出的问题和质疑由参会的项目负责人或代表在会上进行解答，主审提出自己的审查建议，到会的委员进行投票，最后形成决议。分别为：批准、修正后批准、修正后再审、不批准，主审委员完成主审表。会议结束后，由伦理委员会办公室出具审查意见和（或）批件。

注意：伦理委员会的委员存在与所审项目有利益冲突者应采取回避。利益冲突在伦理审查时应高度重视。例如，有一个医疗器械的临床研究，主要研究者的直接领导同时又是这个医疗器械的专利所有者，这就存在着明显的利益冲突，尤其是经济利益冲突，如果产品获得临床使用或更多的临床适应证，器械的专利所有者将获得更大的经济效益，势必会影响主要研究者的公正性。另外还有一种利益冲突在药物临床研究中较常见，就是角色冲突，所有的研究者都是临床医生，他们是唯一最初接触受试者的人群，在选择哪些患者进入研究成为受试者，除符合入排标准外还会考虑患者是否有医疗保险，是否经济上有困难等，这将直接影响受试者的公正性。

三、审查重点

1. 临床试验方案的科学设计与实施

审查原则：

- 符合公认的科学原理，并有充分的相关科学文献作为依据
- 研究方法合乎研究目的并适用于研究领域

主要研究者和其他研究人员是否胜任该项研究；试验方案和研究者手册中是否提供充分了研究背景，以及药物的安全性信息；方案设计是否充分考虑科学性和伦理学；参与单位和研究者是否有相应的资质，在中国目前仍要求只有被 CFDA 查验审核中心认证过并颁发资质证书的医疗机构才有资格进行药物临床试验，研究者应该接受过 GCP 及相关法规的培训。重点关注研究方法的合理性（如随机盲法、安慰剂或空白对照的设置，及测量指标等是否合理），受试者纳入 / 排除标准是否合理，样本量是否合适，研究步骤中采取了哪些控制风险的措施（如筛选、随访、不良事件的处理等），研究者采取的研究步骤是否能避免将受试者暴露于不必要的风险之中等。

2. 研究的风险与受益

审查原则：

- 受试者的权益、安全和健康必须高于对科学和社会利益的考虑
- 受试者的风险相对于预期的受益应合理，并且风险最小化

根据潜在的社会心理伤害、潜在的隐私／法律风险、潜在的经济风险和潜在的健康／生理风险4个维度评估受试者在临床试验中的风险。在每个维度上都有不大于最小风险、低风险、中等风险和高风险四个级别（参见第九章）。

3. 受试者的招募

审查原则：

- 受试者的选择是公正的
  - 考虑到研究目的、开展研究的环境以及研究是否涉及弱势人群的参与等特殊问题；
  - 从研究目的出发选择受试人群，避免以不正当的原因选择特殊人群（如该人群的易获得或易控制）；
  - 试验的受益和风险在目标疾病人群中是否公平公正分配；
- 尊重受试者的隐私，避免胁迫和不正当的影响
- 合理的激励与补偿，避免过度劝诱，也避免不当剥削

4. 知情同意书的审查

审查原则：

- 在个体同意参加研究之前，研究者必须以其能理解的语言或其他交流形式提供信息
- 书面知情同意书及其他提供给受试者的书面资料均应包括对下列内容的解释：
  - 研究背景和目的；

- 研究步骤，受试者给予的配合；
- 纳入的人数；
- 风险和获益；
- 费用和补偿；
- 自愿原则；
- 隐私保护原则；
- 签字和日期。

注意：值得重视的一点是，不应过分强调试验过程中受试者是否得到补偿，补偿的多少，避免影响受试者参与试验的判断和决定。应该重视在试验中给予的保护措施，最大程度的保护受试者的健康权益。

5．受试者的健康权益和隐私保密

审查原则：

- 受试者不会因参加研究而被剥夺获得合理治疗的权利
- 采取的措施足以保护受试者的隐私与数据的机密性

6．弱势群体的考虑

审查原则：

- 纳入弱势人群作为受试者的理由是正当与合理的
- 采取特殊的措施，确保该人群的权益和健康

7．特定疾病人群、特定地区人群（族群）的考虑

审查原则：

- 考虑该人群（族群）的特点，采取特殊的措施，确保该人群的权益和健康

● 促进当地的医疗保健与研究能力的发展

8. 数据及（或）生物样本的保存

审查重点：如果试验涉及生物样本的采集和保存，应说明采集的数量、保存的地点，是否仅用于本次研究，是否用于将来的研究等。

第四节　案例分析

什么情况下临床试验项目需要重审？这是个很复杂的问题，应该具体项目、具体情况具体分析，临床试验方案在提交伦理委员会之前通常是经过申办方和主要研究者仔细讨论，反复修改后最终确定下来，已经充分考虑了科学性和可操作性。审查国际多中心临床试验方案时，其方案可能已在多个国家开展实施，重大修改的可能性不大。所以伦理委员会在审查临床试验项目时要充分考虑临床试验的分期，分期不同风险差异很大。

案例：为什么伦理会要重新审查这项药物临床试验？

几年前我院伦理委员会审查了一项抗精神病药物预防精神分裂症复发的临床试验。试验药物是已经在国内批准上市的抗精神病药物，本次试验目的为申请新的适应证。试验分为2个阶段：开放治疗阶段（8周）和双盲治疗阶段（不定），所有符合试验纳入排除标准的受试者首先进入为期8周的可变剂量的开放研究，8周治疗结束后根据疗效判定是否可以进入双盲治疗阶段。双盲治疗阶段：符合该阶段入组排除标准的受试者进入安慰剂对照的双盲治疗期，疗程不固定，以受试者符合方案规定的复发标准为主要终点指标，试验设中期分析，一旦发现2组之间的复发率有统计学差异研究即宣告结束，无须再进行后续研究。

这是在国内首个开展的以安慰剂为对照的治疗精神分裂症的研究，虽然目前尚无具有预防复发适应证的抗精神病药物，但大量研究证实长期服用抗精神病药物可以明显降低精神分裂症的复发率。所以参加该研究的部分受试者必将承担复发的风险。

按照伦理委员会的审查流程和标准操作规程，该项目属于会审项目。会前1周由伦理委员会安排2位主审，分别负责对研究方案和知情同意书的审查，要求对提交的材料仔细审阅，填写主审表。伦理会上首先由主审把各位委员提出的意见汇总，主要问题：①该试验药物为已上市的药物，为什么一定要做安慰剂对照？②受试者的风险评估有哪些，主要的风险是什么？③有哪些措施可以减少受试者的风险，保护受试者的健康和权益？汇总问题之后由主要研究者进行说明，首先主要研究者概要地介绍了试验方案，对主审提出的3个问题分别进行解释和说明。首先对安慰剂问题进行了说明，目前在中国尚没有已批准的具有预防复发的适应证的抗精神病药物，无法找到合适的对照药；另外选择安慰剂可以显著降低暴露于试验药物的样本量，免于更多的受试者承担风险；该研究中安慰剂治疗不等于不治疗，安慰剂效应在精神分裂症治疗中虽没有在抑郁症治疗中大，但也有一定的效果，不能完全解释为没有治疗；关于受试者风险的问题，本试验受试者最大的风险是病情复发，而这恰恰是方案中规定的终点，也就是说只有一定数量的受试者复发才能达到试验目的，所以如何保护受试者的权益，降低风险就显得至关重要。从方案设计讲对受试者的选择非常严格；排除了那些风险高的患者；研究方案中复发的标准制定比临床复发的标准更加严格，可以较早的让这些受试者离开研究，减少风险；在进入安慰剂对照研究阶段，较密集的访视加强了对受试者的监测，以便及早发现复发而退出研究减少风险。所以预计受试者暴露安慰剂的时间不会太长。

综上所述，研究方案设计本身充分考虑了科学性和伦理性，也在最大程度上保护受试者的权益。

但是，研究方案没有对复发受试者的后续保障措施给予安排和说明，伦理委员会讨论认为：受试者很可能因为参加这个试验而大大增加复发的风险，尽管方案采用了很多措施减少风险，但复发是不可避免的，不管受试者服用的是安慰剂还是试验药。复发者如何处理？如何保护复发受试者的医疗权益？所以复发后的后续治疗在这个研究中尤为重要。伦理委员会经过慎重讨论最终投票结果是修改后重审，给出的建议是补充受试者复发后的保障措施。

申办方和主要研究者在得到伦理委员会的反馈意见后积极面对，在经过多次讨论和协商后对上述方案进行了必要的修改，增加了后续治疗的方案。具体修改建议是：①受试者双盲治疗阶段一旦出现复发，立即允许进入延展期，给予活性试验药物（免费）足量、足疗程治疗，剂量可充分进行调整；②因复发进入延展期虽经充分治疗仍疗效不佳者可提供额外补充治疗（根据受试者的实际治疗发生的费用）；③如果受试者情况恶化需要住院治疗申办方将提供通常治疗周期的费用。修改完成后重新递交了伦理申请，在接下来的伦理审查中获得通过。

（张鸿燕）

参考文献

1. HUMAN D. Declaration of Helsinki［J］. Lancet，2001，357
（9251）：236-236.

2. Department of Health，Education，and Welfare. The belmont
report［EB/OL］.（1979-4-18）. https：//www.hhs.gov/ohrp/
sites/default/files/the-belmont-report-508c_FINAL.pdf.

3. The International Council for Harmonisation of Technical
Requirements for Pharmaceuticals for Human Use. ICH E6 Good
Clinical Practice（GCP）［EB/OL］.（2016-12-09）. http：//
ichgcp.net.

4. 国家食品药品监督管理局. 药物临床试验质量管理规范（局令
第 3 号）［EB/OL］.（2003-08-06）. http：//samr.cfda.gov.cn/WS01/
CL0053/24473.html

第十二章 儿童青少年精神心理和行为障碍的伦理审查

第一节 儿童青少年精神心理和行为障碍研究进展概述

儿童青少年精神心理和行为障碍指起病于或发生于儿童青少年时期的精神心理和行为障碍。由于儿童青少年大脑处于发育过程之中，儿童青少年精神心理和行为障碍有其不同于成人精神心理和行为障碍的特点。发育障碍性疾病是儿童青少年时期重要且常见的一大类疾病，由于该类疾病与脑发育密切相关，美国精神障碍诊断与统计手册第5版（DSM-5）已建立了新的诊断分类"神经发育障碍"，并将智力发育障碍、交流障碍、孤独症谱系障碍、注意缺陷多动障碍、抽动障碍等归于此疾病分类。与此同时，抑郁障碍、双相障碍、精神分裂症等随年龄增长，患病率日益接近于成人，焦虑障碍、强迫障碍、对立违抗障碍等疾病在儿童青少年期也广泛存在。在过去半个世纪，国内外众多研究者聚焦于儿童青少年精神心理和行为障碍开展了越来越多的工作，广泛研究儿童青少年精神心理和行为障碍的流行病学特点、临床特征、治疗干预、预后转归，并日益深入探讨儿童青少年精神心理和行为障碍的病因及病理机制，基于生物学的诊断和基于遗传学的药效预测等也得到越来越多的重视，多种研究方法和手段也被广泛应用于儿童青少年精神心理和行为障碍的基础和临床研究之中，如：遗传学方法、神经影像学技术、心理测量等。这些研究不仅促进了医学界对儿童青少年精神心理和行为障碍的临床规律的了解，对其病因和病理机制也有逐渐深入的认识，为早期生物学诊断、精准治疗和服务奠定基础，同时，流行病学及精神卫生服务调查数据也为卫生管理部门的政策制定提供了客观数据。这些均促进了儿童青少年精神医学的发展和儿童青少年精神心理和行为障碍的防治，对促进儿童青少年精神心理健康具有重要意义。

一、儿童青少年精神心理及行为障碍的流行病学研究

儿童青少年精神心理及行为障碍患病率较高，对儿童青少年心身健康、社会功能和生活质量产生较大负性影响，造成沉重的疾病负担。既往多个国家的调查数据显示，儿童青少年精神心理及行为障碍的患病率高达 7% ～ 22.5%，如：1993 年一项日本研究显示，在 12 ～ 15 岁少年中，精神障碍患病率为 15%[1]；1998 年瑞士苏黎世州研究显示，在 1 ～ 15 岁儿童少年中，精神障碍患病率为 22.5%[2]；1999 年美国人力与卫生服务署报道在 9 ～ 17 岁儿童青少年中，精神障碍患病率为 21.0%。我国尚无全国性数据。2015 年 Yuan Qu 等 [3] 报道，基于儿童行为量表中文版筛查和简明儿童少年国际神经精神访谈儿童版诊断，四川省 6 ～ 16 岁儿童青少年

精神障碍患病率为 15.24%，男孩患病率更高（男孩 17.33%，女孩 13.11%）。在世界范围内 Polanczyk GV 等[4]2015 年对 27 个国家的 47 项基于 DSM 或 ICD 的患病率研究进行荟萃分析，结果显示，儿童青少年精神障碍患病率为 13.4%，其中：焦虑障碍、抑郁障碍、注意缺陷多动障碍、破坏性行为障碍的患病率分别为 6.5%、2.6%、3.4% 和 5.7%。

自 2013 年后，基于 DSM-5 诊断标准的流行病学调查已有报道。2017 年奥地利一项全国范围调查显示，基于 DSM-5 诊断标准，10 ～ 18 岁儿童青少年至少有一种精神障碍的时点患病率为 23.9%，终生患病率为 35.8%；各种精神障碍的终生患病率依次为：焦虑障碍（15.6%），神经发育障碍（9.3%，其中注意缺陷多动障碍 5.2%），抑郁障碍（6.2%）；内化性障碍女孩更多见，神经发育障碍和破坏性、冲动控制、品行障碍男孩更多见；47% 曾经或目前患精神障碍的患儿罹患第二种精神障碍[5]。

在各种儿童青少年精神心理及行为障碍中，神经发育障碍是儿童少年时期常见和非常重要的一类疾病。既往荟萃分析显示，在世界范围内，注意缺陷多动障碍的患病率为 5.29% ～ 7.2%[4,6]。我国尚无注意缺陷多动障碍全国调查报告，Tingting Wang[7] 对我国注意缺陷多动障碍患病率进行荟萃分析，结果显示注意缺陷多动障碍的患病率为 6.26%。关于孤独症谱性障碍的患病率，美国疾病控制中心每两年对 11 个监测点的 8 岁儿童的孤独症谱性障碍 [包括孤独症、未加标明的广泛性发育障碍（PDD-NOS）、Asperger 综合征] 患病率进行报道，2002 年孤独症谱系障碍患病率为 1/150，2014 年则上升至 1/59（2018 年报道），因此，孤独症谱系障碍是一类特别需要关注的疾病。

二、神经发育障碍病因学研究

神经发育障碍是儿童青少年精神心理和行为障碍中非常重要的一大类疾病，该类疾病的病因及发病机制尽管不清，但近年来越来越多的研究显示遗传因素及遗传因素与环境因素交互作用所导致的脑发育异常及继之产生的脑功能和神经心理异常与该类障碍的发病及症状表现密切相关。

1. 孤独症相关病因学研究

孤独症是神经发育障碍中备受关注的疾病，因该类疾病患病率日益增高，并缺乏特效治疗方法，因此深入探讨该类障碍的病因及病理机制对探索该类障碍的预防、早期诊断及有效治疗方法具有非常重要的意义。既往研究显示孤独症是一种遗传度高达80%～90%的多基因复杂疾病，文献显示300～1000个基因可能与孤独症相关。表观遗传机制也导致基因表达异常，增加个体罹患该障碍的风险。除遗传因素外，环境风险因素也日益被重视。既往研究报道父母生育年龄大、母孕期罹患病毒感染、糖尿病，或服用某些药物及暴露于空气污染等均会增加子代患孤独症的风险。同时还有研究显示孤独症患者存在免疫系统及氧化应激的异常，提示环境风险因素可能通过免疫、氧化应激等复杂机制或通过与遗传因素的交互作用增加个体罹患孤独症的风险。

神经影像学技术也是近年来探讨孤独症病理机制的重要方法。既往影像学研究显示孤独症患者脑发育轨迹不同于正常人群，孤独症儿童在幼儿期脑过度生长，学龄前期和学龄早期生长速度明显减慢，较大年龄时脑体积减小，但研究结果并不一致。Lange N 等[8]

的纵向研究发现孤独症谱系障碍患者大脑皮层发育经历三个阶段：儿童早期加速生长，儿童后期和青少年期加速变薄，成年早期减速变薄，可能成年期会继续发生动态变化。

除脑结构发育异常外，功能磁共振研究显示孤独症患者存在大脑功能的异常。Philip RC 等 [9] 对既往任务态磁共振研究结果进行系统综述和荟萃分析，结果显示孤独症谱系障碍患者在完成视觉任务、听觉任务、执行功能任务、基本社会任务和复杂社会任务时，激活脑区有别于正常对照。以往研究还显示孤独症患者存在多个脑神经网络的功能连接异常，包括社会脑网络、默认网络、凸显网络、执行控制网络等。

目前，孤独症相关的基因影像学研究也日益增多。研究结果显示孤独症患者的脑结构和功能异常与基因相关。如：有研究显示与孤独症相关的催产素受体基因与孤独症个体的杏仁核体积和下丘脑功能连接异常相关。

2. 注意缺陷多动障碍相关病因学研究

注意缺陷多动障碍是神经发育障碍中病因及病理机制研究非常深入的疾病。目前研究显示遗传因素与注意缺陷多动障碍关系密切。既往的家系双生子研究显示遗传度 0.76。早期的全基因组关联研究虽然未能获得显著性的结果，但阈下关联的位点提示一些神经元发育基因可能是潜在的易感基因，基因功能涉及神经元之间、神经元与胶质细胞之间的黏附接触、神经突的生长、轴突导向、突触形成和转录调控等。

除遗传因素外，一些环境因素也增加个体罹患注意缺陷多动障碍的风险，如：铅暴露、母孕期饮酒或吸烟、低出生体重等，环境因素和遗传因素共同作用导致注意缺陷多动障碍的发生。

除以上因素外，神经影像学，特别是磁共振成像技术的迅速发展，极大地推动了注意缺陷多动障碍神经病理学研究，加深了对该疾病病理机制的理解。对于注意缺陷多动障碍患者脑结构的研究发现，该障碍患者的大脑总体积较正常对照小 3% ～ 5%，最常见异常脑区为前额叶－纹状体－小脑环路，但是其他脑区，如顶叶、枕叶等也常发现存在体积异常[10]。基于任务态的功能磁共振研究也发现注意缺陷多动障碍患者存在前额叶-纹状体的功能异常，但是不同的认知任务，表现出的功能缺陷脑区不同。静息态 fMRI 研究则发现，注意缺陷多动障碍患者存在局部脑区功能以及脑区之间功能连接的异常，包括前额叶脑区（如前扣带回）与其他脑区之间功能连接异常[11]。近年来脑网络研究发现注意缺陷多动障碍患者存在脑网络功能异常和结构网络异常，包括执行控制网络、默认网络、注意网络等[12]。以上研究均表明，注意缺陷多动障碍患者存在脑结构和功能的异常，脑结构异常可能是功能异常的基础。注意缺陷多动障碍并非单一脑区结构或功能异常所导致的疾病表现，其症状的产生可能和脑区之间相互作用异常或者脑网络缺陷相关。

目前对于注意缺陷多动障碍患者脑发育异常的纵向随访研究尚少。来自美国的注意缺陷多动障碍纵向脑结构发育研究发现该障碍患者全脑体积小于对照人群，且部分脑区（如尾状核）的发育轨迹与正常人群存在差异[13]；以皮层厚度为测量指标，发现该障碍患者的全部脑皮层发育较正常儿童延迟约 3 年，而前额叶等与认知控制相关的高级皮层的发育较正常儿童延迟约 5 年[14]。这些研究支持了注意缺陷多动障碍脑发育延迟的假说。但目前未见注意缺陷多动障碍脑功能发育的纵向研究报道。

三、儿童青少年精神心理及行为障碍的诊断与生物标志物研究

儿童青少年精神心理及行为障碍的诊断是一个复杂的临床过程，在这个过程中，来自儿童青少年和父母的资料都非常重要，但是，临床工作中，不同信息源所提供的信息存在不一致的情况并不少见，之所以如此，原因较多。已有研究显示，对于儿童青少年的内化性症状表现，儿童青少年会提供更多信息；而对于外化性症状表现，父母的观察更为重要和准确。

在儿童青少年精神心理及行为障碍的诊断过程中，筛查量表是发现个体存在某些精神心理和行为障碍的重要方法。目前，已有众多有关儿童心理发展及情绪行为异常的筛查量表可用于儿童青少年精神心理和行为障碍的筛查，其中 Achenbach 儿童行为量表使用最为广泛。Achenbach 儿童行为量表已被翻译为多国文字，相关研究显示，该量表不仅可以筛查儿童青少年的情绪行为问题，同时，其社交相关因子可以用于孤独症的筛查，并具有较好的效度。Raiker 等 [15] 对该量表的研究还显示，综合照顾者和教师的评估结果能够提高注意缺陷多动障碍的识别率。研究使用了 Achenbach 经典评估系统，结果显示照顾者和教师评估的注意问题用于识别注意缺陷多动障碍效果最好，联合照顾者和教师评估结果明显提高注意缺陷多动障碍的诊断预测，而自评量表意义不大。

近四年，随着 DSV-5 诊断系统的问世，儿童青少年精神心理及行为障碍的分类及诊断标准发生了一系列变化。这些变化凸显了孤独症谱系障碍、注意缺陷多动障碍等神经发育障碍的脑机制和长期慢性病程特点，同时，体现了分离焦虑障碍等疾病在成人中也同样存在的事实，而注意缺陷多动障碍诊断标准中症状条目举例

的补充，更是提高了家长对注意缺陷多动障碍症状的识别率。此外，近几年研究还显示 DSM-5 中的孤独症谱系障碍并不能完全包含 DSM-Ⅳ中的孤独症、Asperger 综合征及 PDD-NOS。Kulage 等[16]通过系统综述和荟萃分析，分析 DSM-5 中孤独症谱系障碍诊断和DSM-Ⅳ中孤独症、Asperger 综合征和 PDD-NOS 诊断的一致性，结果显示 DSM-Ⅳ诊断的孤独症、Asperger 综合征、PDD-NOS 中，分别有 78%、30%、30% 符合 DSM-5 孤独症谱系障碍诊断标准。Kim YS[17] 分别以 DSM-5 和 DSM-IV 诊断标准对同一人群中孤独症谱系障碍筛查问卷筛查阳性的儿童进行诊断，结果显示多数符合 DSM-Ⅳ广泛性发育障碍诊断标准的儿童符合 DSM-5 孤独症谱系障碍诊断标准，少数儿童则符合 DSM-5 社交交流障碍诊断标准。基于上述研究结果，有学者对 DSM-5 孤独症谱系障碍及社交交流障碍的诊断分类提出疑问，并担心诊断分类的变化会影响到患儿应该予以的干预。故 DSM-5 诊断分类也需要进一步研究探讨和修订完善。

随着医学界对精神心理及行为障碍病因及病理机制的日益深入研究，有关儿童青少年精神心理及行为障碍的生物标志物研究日益增多。其中有关孤独症或孤独症谱系障碍的生物标志物的研究较多，如：既往研究显示出生 6 个月后大脑皮层表面积的增大和蛛网膜下腔脑脊液体积的增大可以有效预测孤独症谱系障碍；对几何图形的过多关注和对社交情景及人、尤其对眼睛注视少，可有效区分孤独症谱系障碍和非孤独症谱系障碍儿童。但是，基于生物学指标对孤独症或孤独症谱系障碍做出预测或诊断还需进一步研究探讨。此领域的研究将会促进孤独症或孤独症谱系障碍的早期识别、早期诊断和治疗。

四、儿童青少年精神心理及行为障碍的共患病研究

儿童青少年精神心理及行为障碍临床表现常常非常复杂，患儿不仅存在某种疾病的特征性或核心症状，还常常存在其他症状表现。对于这些症状表现，一元论诊断思路曾占主导地位，即这些症状为主要疾病的部分症状表现，但是 DSM-IV 多轴诊断系统使得共患病概念使用日益广泛，即当这些症状符合某种疾病的诊断标准时，应予以相应诊断。因而，共患病已成为儿童青少年精神心理及行为障碍诊断和治疗中常常涉及的话题，此方面研究也日益增多。目前研究显示各种儿童青少年精神心理及行为障碍均存在多种共患病，因此，深入研究、积极诊断和充分治疗共患病非常重要[18]。

五、儿童青少年精神心理及行为障碍的治疗及疗效影响因素的研究

儿童青少年精神心理与行为障碍的治疗方法因疾病种类的不同而有所不同，但总体讲包括药物治疗、心理行为治疗、康复训练及其他经研究验证有效的非药物治疗方法。

对于智力发育障碍、言语发育障碍、孤独症等心理发育障碍性疾病，教育干预和康复训练是非常重要的治疗方法。通过教育干预和康复训练，促进患儿缺陷行为及能力的发展。在该方面，孤独症相关的教育干预和康复训练模式最多，相关研究也比较多。在各种康复训练模式中，基于应用行为分析方法的训练模式研究最广泛，并有荟萃分析显示，该方法可有效增进孤独症儿童智力、语言、交往、日常生活技能等能力的发展[19]。此外，丹佛早期干预模式、结构化教学、基于心理理论的干预训练、社交技能训练等也均被证

明有效。目前，针对孤独症谱系障碍儿童和青少年的社交技能团体训练已广泛应用。

在药物治疗方面，精神药物在儿童青少年精神心理及行为障碍的治疗中广泛使用。既往已有良好循证依据支持哌甲酯、托莫西汀、可乐定可有效改善注意缺陷多动障碍；氟西汀、艾司西酞普兰等可有效治疗儿童少年重性抑郁障碍，三环类抗抑郁药未显示出疗效；舍曲林、氟伏沙明可有效治疗儿童青少年强迫障碍；各类二代抗精神病药被广泛用于儿童青少年精神分裂症或精神病性症状的治疗。

在精神药物的治疗过程中，不同个体对药物治疗的反应有所不同，因此，探讨药物治疗的疗效影响或预测因素非常重要。近年来，药物遗传学研究日益增多。药物遗传学通常从药物作用靶点、转运体、代谢酶等角度寻找可能影响药物反应的易感基因，研究基因变异或基因产物对药物反应的影响，从而发展个体化的用药方案，提高临床疗效，降低不良反应，提高长期治疗的耐受性和依从性。

尽管上述领域的研究结果还不能直接应用于临床，但药物遗传学和相关影像学等研究对探寻更加有效的治疗方法、合理选择用药、药物疗效预测等具有非常重要的意义。

（刘　靖　杨　莉　曹庆久）

第二节　儿童青少年精神心理和行为障碍患者参加科学研究的特点与保护措施

一、为什么科学研究中需要纳入儿童青少年精神心理和行为障碍患者?

纳入儿童青少年（18 岁以下）精神心理和行为障碍患者进入研究，是了解正常功能的需要，是理解精神心理和行为障碍病理基础的需要，是发展有效的治疗及干预手段，最终达到减少精神心理和行为障碍对于儿童青少年个体、家庭及社会影响目的的需要[20]。二十岁以前，个体的身体结构和功能以及脑结构和功能均一直处于发展变化阶段，这个发育的阶段可能对个体的临床精神病理学的表现、药物代谢以及对药物的治疗反应等产生影响。因此，在成人中收集的数据不一定总能应用于儿童及青少年的个体，不直接对儿童及青少年精神心理及行为障碍患者进行研究，就不能完整理解精神病理学在儿童及青少年期的发展，不能明确发育因素对于精神病理表现的影响，也不能确定最优的、最安全的干预及治疗措施。许多在成人期应用安全的药物，在儿童及青少年人群中使用，会出现特殊的毒副反应；同样，对于成人有疗效的药物，对于儿童不一定有同样的疗效。例如，抗抑郁药对于儿童的疗效与青少年及成人的疗效不同[21]。因此，在成人精神障碍人群中所得的研究结果并不能完整地应用于儿童及青少年精神心理和行为障碍患者中，在科学研究中需要纳入这部分患者。

此外，儿童青少年精神心理和行为障碍患者的病程进展远不明确，因为儿童青少年尚处于发育阶段，并且个体间发育变化差异大，所以随着年龄的增长，症状可能会逐渐减轻或变得更容易控制，而药物治疗方案也需要调整，甚至不需要药物治疗。因此，对于儿童青少年精神心理及行为障碍的患者需要长期随访研究，以评估风险（如停药后症状或者疾病复发）与利益（停药后保持好的状态，并且避免了药物不良反应）的大小，对于此类研究需要充分的知情同意，并且详细告知及描述停止治疗后的风险。

那么，我们需要怎样针对儿童青少年精神心理及行为障碍患者的研究？首先，研究的结果可能对于最终提高健康的理解有帮助；其次，研究设计具有科学性，并且能解决所提出的科学问题；另外，被试可能的利益和风险要平衡；最后，受试（及监护人）要完全被告知研究的性质，特别是研究的流程、可能的风险和利益，以及可能选用的替代的治疗方法。

二、科学研究中儿童青少年精神心理和行为障碍患者的决策能力

儿童青少年受试，在参加研究前对参加研究的意义、风险等理解有限，对是否参加科学研究决策能力不足，特别是患有精神心理和行为障碍患者的决策能力是在科学研究中需要考察的一个核心问题。在研究的过程中对研究可能带来的不良反应察觉和反映不足，因此，要求研究设计和研究过程中有更加细致的个体风险防范和保护措施。完整的知情同意决策过程包括受试是否获得了所有影响其参加研究的信息、能否理解这些信息、是否有能力预测可能的结果以及参加研究带来的影响、是否为自愿参与、是否有做出合理的选择决策以及清晰表达其意愿的能力。知情同意的过程需要判断儿童青少年的决策能力。儿童青少年的相对不独立性、不成熟、易受伤害性以及与家庭之间的关系相互作用，容易产生复杂的利益冲突。

　　影响儿童青少年受试决策能力的主要因素为发育，特别是认知功能、道德推理（moral reasoning）等能力的发育状况。

　　根据皮亚杰的认知发育理论，将儿童的认知发育分为四个阶段：0～2岁为感知运动阶段，此阶段主要是靠感觉和动作来认识周围世界；2～7岁为前逻辑（pre-logical）阶段，儿童还不能形成正确的概念，他们的判断受直觉思维支配；7～11岁为具体逻辑（concrete-operational）阶段，此阶段儿童逻辑思维能力较前有了根本的进步，已具有可逆性和守恒性，可以做逻辑运算，可以做相应的逻辑推理，包括前推及后推。到了9岁及10岁，儿童青少年被试成人的因果观已经很好地建立了，儿童也从自我中心转移到能用别人的视角及观点看问题，并且更多地意识到现实世界的内容，但这种思维运演还离不开具体事物的支持（建议针对此年龄段设计图文并茂的知情同意书）；11岁及以上为形式逻辑（formal-operational）阶段，此阶段儿童青少年能对抽象的和表征性的材料进行逻辑运演，12岁及以上的儿童及青少年，抽象思维能力进一步加强，儿童及青少年可以从自己的经历及别人的行为中获得法律意识（建议针对此年龄段设计语言浅显的知情同意书）。从皮亚杰的认知功能发育理论可以看出，7岁为逻辑功能发育的分水岭。皮亚杰还强调认知的发展除受社会和环境因素影响，后来的学者则发现认知的发展是文化决定的行为，因此具有很大的可塑性及可变性[22]。

　　皮亚杰将儿童的道德发展也划分为四个阶段，与认知发育的四阶段相对应：第一阶段为"自我中心阶段"或前道德阶段（2～5岁），该阶段儿童缺乏按规则来规范行为的自觉性，在亲子关系、同伴关系、价值判断等方面均表现出自我中心倾向；第二阶段为"权威阶段"或他律道德阶段（6～7、8岁），该阶段儿童表现出对外在权威绝对尊重和顺从，把权威确定的规则看做是绝对的、不可更改的，在评价自己和他人的行为时完全以权威的态度为依据；第三阶段为"可逆性阶段"或初步自律道德阶段（8～10岁），该阶段儿童的思维具有了守恒性和可逆性，他们已经不把规则看成是一成不变的东西，逐渐从他律转入自律；第四阶段为"公正阶段"或自律道德阶段（10～12岁），该阶段的儿童继可逆性之后，公正观念或正义感得到发展，儿童的道德观念倾向于主持公正、平等[22]。

随着儿童青少年认知功能及道德感的发展，其自主意识及决策能力也逐渐增强，有专家建议，14岁以上的青少年可以在家长的帮助下，像成人一样进行知情同意过程，但是7岁以下的孩子则要在家长的监护下进行知情同意[23]。学龄前儿童参加知情同意过程存在一些问题，一方面是儿童的自我意识未能完全发育成熟，但是部分思维，如非逻辑思维的发育正常，学龄前儿童不能判断知情同意中的利益与风险的关系，对于学龄前儿童的知情同意过程需要尊重儿童的发育特征和需要，父母对于孩子行使监护权。

对于儿童青少年决策能力的判断，还要充分考虑发育的特点及发育特殊时期的特点，例如，对于青春反抗期的儿童，其拒绝参加研究的决策可能并非考虑到研究的后果，而仅仅是对于父母要求其参加研究的反抗。此种情况，被试拒绝参与并非理智的选择而是生长发育的结果。另外，儿童青少年的时间知觉能力未发育成熟，这些被试更倾向于选择即刻的小收获而非长远的大利益，因此对于长期的结果不能充分认识，此种情况给予被试适当的获益，可能更利于被试参与研究，但是显然，对于参与研究可能带来的风险被试是认识不足的。

精神心理障碍疾病本身也会影响儿童及青少年被试的决策能

力，但是不同的心理及行为障碍对于决策能力的影响程度不同。有研究发现，与正常的儿童及青少年相比，部分常见的儿童青少年精神心理和行为障碍（如注意缺陷多动障碍、对立违抗障碍、品行障碍及焦虑障碍）患者的认知能力并无缺陷，因此决策能力并不受损，而另外一些障碍（如孤独症、智力发育障碍）的患者则决策能力受损[24]。因此，在研究中，对精神心理及行为障碍患者决策能力的判断还要考虑具体疾病的影响。

三、对儿童青少年精神心理和行为障碍患者参加科学研究的保护措施

对于儿童青少年精神心理和行为障碍患者，即使是低于法定年龄的，也应该是治疗知情同意过程的一部分，复杂的知情同意过程应该力图真正将患者和整个家庭包括在其中，而不是仅仅只是例行公事的要求。但是，因为儿童青少年，特别是患有精神心理及行为障碍的被试，决策能力常受限，因此需要父母（或者法定监护人）对其决策能力进行代理。父母（法定监护人）能站在儿童青少年的角度、最好地代表了儿童青少年的利益、与儿童没有利益冲突做决策，可以进行代理。

父母（或法定监护人）代理的研究，需要满足以下的条件[25]：

1．不大于最小风险，所谓"最小风险"一般是指研究中的风险不会比日常生活中或者常规的体检或精神心理测试中碰到的风险更大。因此，"最小风险"并不代表没有危险，但是对于此概念并无固定的界限，要根据具体的研究而确定。风险／利益的比率和疾病的严重程度、儿童青少年的具体病情及研究措施的效果及安全性有关。

2．对仅涉及最小风险的或试验超过最小风险但儿童青少年受

试者有直接受益的试验，且该受益与可替代的医疗措施相当，经伦理委员会审查同意，可以由父母中一方或监护人签署知情同意书；对高于最小风险且受试者没有直接受益的试验，如试验有助于了解或改善儿童青少年受试者的疾病或情况，且风险略有增加，试验的干预风险与儿童青少年受试者所接受或即将接受的医疗措施风险相当，经伦理委员会审查同意，应由父母双方或监护人签署知情同意书。应综合评估儿童青少年的决策能力，一些没到获取知情同意赞同（建议）年龄的儿童青少年可能可以理解知情同意的含意，可以表示赞成的意愿，则应根据儿童青少年发育、智力程度在允许范围内征求儿童的参加或合作意愿；相反，一些大龄的精神心理及行为障碍青少年受试（如智力发育障碍、孤独症等）的理解能力及决策能力受损，其知情同意书应由父母或法定监护人签署。

3．伦理委员会的审查应关注儿童青少年受试人群的年龄：《民法通则》[26] 规定 8 周岁以上的未成年人是限制民事行为能力人，可以进行与他的年龄、智力相适应的民事活动，因此，建议 8 岁以下、具有较强认知能力的儿童予以口头告知获取其同意；8 周岁以上的未成年人参加研究，建议征得其本人同意，并签署知情同意书。

4．精神心理及行为障碍的儿童青少年受试可能丧失自知力（即对其疾病无认识能力）而不愿意参与对其可能存在受益的科学研究，此种情况下，在确认实验对于受试有获益的前提下，父母或者法定监护人可以违背儿童青少年的意愿，坚持要求研究者实施试验干预措施。研究者在明确父母或者法定监护人了解试验干预的风险与受益、坚持实施试验干预措施的意向后，在同意不顾儿童青少年的意愿进行试验干预措施前，应获得伦理委员会的批准 [27] [28]。

5．需要征得儿童赞同的研究，知情同意书可以设计成 2 份，1

份是给其父母或法定监护人的，1份是给儿童的。提供给儿童受试者的知情同意书，应以符合他们理解水平的文字和语言表述，必要时配以图文解释。

6. 如果儿童青少年受试者在研究期间成长为能够给予独立的知情同意，应该征求他们继续参加研究的知情同意并尊重他们的决定。

7. 研究者获取知情同意时应注意父母或法定监护人的态度、自主能力与意愿，应辨析父母或法定监护人是否因预期通过参加试验可获得利益而影响对儿童权益的正确判断，辨析父母或法定监护人是否存在担心因拒绝参加试验而受到医务人员报复或歧视，而对是否同意儿童参加临床试验的意愿产生不当的影响；应辨析父母或法定监护人是否具有自主决定的能力。

（曹庆久　刘　靖）

第三节　儿童青少年精神心理与行为障碍患者参加研究的法律问题及知情同意能力的评估

儿童青少年作为弱势群体参加医学研究往往面临特殊的法律和伦理问题，其中精神心理与行为障碍患儿参加医学研究更容易引起争议，尤其在知情同意与代理决定方面，我们对儿童青少年的知情同意能力知之甚少，更加需要引起重视。严格来讲，知情同意能力首先应该归属法律范畴，无知情同意能力应该由法庭进行判断，而在具体医疗、科研实践中，往往又需要医务人员参与决定，所以知情同意能力的判断在儿童青少年中的判断是非常重要的，尤其是患有精神心理行为障碍的儿童青少年患者。

　　首先，从法律层面看，2017 年 3 月 15 日我国第十二届全国人民代表大会第五次会议通过的《中华人民共和国民法总则》中规定：八周岁以上的未成年人为限制民事行为能力人，实施民事法律行为由其法定代理人代理或者经其法定代理人同意、追认，但是可以独立实施纯获利益的民事法律行为或者与其年龄、智力相适应的民事法律行为（第十九条）。不满八周岁的未成年人为无民事行为能力人，由其法定代理人代理实施民事法律行为（第二十条）。不能辨认自己行为的成年人为无民事行为能力人，由其法定代理人代理实施民事法律行为。八周岁以上的未成年人不能辨认自己行为的，适用前款规定。

　　虽然民事行为能力与知情同意能力概念不同，儿科受试者知情同意的年龄界限目前也还没有统一标准（例如，有专家建议 7 岁以下的孩子在家长的监督下知情同意，7～10 岁儿童口头获取知情同意，14 岁以上的青少年可以在家长的帮助下进行知情同意过程[23]），但是首先最基本的原则是要符合我国民法总则的要求进行知情同意，签署知情同意书。然而，单就法律上规定的年龄标准进行有 / 无知情同意能力的判断可能会受到多种因素的影响，例如：疾病、情境、具体研究内容表述、研究者知情同意的过程等，所以临床医务工作者为了最大限度的保护儿童青少年的权益，进行了相关的研究，但多为国外报道，例如：Irma M. Hein 等对 Paul S. Appelbaum 教授等[29]研发的 MacCAT-CR 进行了调整，形成英文儿童青少年版 MacCAT-CR[30]，以期更适用于儿童青少年知情同意能力的评估，并在 6～18 岁的儿童青少年住院 / 门诊患者中进行测试，这些患者来自免疫科、消化科、肿瘤科、眼科和呼吸科。该研究发现：英文儿童青少年版 MacCAT-CR 可以有效地区分有 / 无知情同意能力的儿童青少年受试者，年龄是其良好的预测因子（ROC 曲线下面积 0.9），10.4 岁为其划界值（敏感度 81%，特异度 84%）。

MacCAT-CR 的 原 作 者 Paul S. Appelbaum 教 授 等 建 议 应 用 MacCAT-CR 作为了解潜在受试者参加研究的知情同意能力水平的工具，而且不同国家对儿童青少年行为能力的法律界定标准不同，所以应该将各国法律、食品药品监督管理局政策和伦理规定等相结合，根据实际情况进行儿童青少年知情同意能力的研究与应用。

精神心理与行为障碍患儿往往因其症状、发育等问题影响他们的知情同意能力，医学研究者需要了解这些患者的知情同意能力以开展研究工作，但是又缺乏相应的工具评估这类患者的知情同意能力的水平，国内也缺乏相关领域的研究。

（王雪芹　刘　靖）

第四节　儿童青少年精神心理与行为障碍科研项目伦理审查的内容及步骤

儿童青少年精神与心理行为障碍患者的身体仍处于不断的发育之中，机体代谢特点与成人不同，对于药物的反应和成人存在差异；心理功能也在不断发育成熟，决策判断能力受限，其重要的决策需要家长（法定监护人）协助其做出，同时也注重儿童青少年被试自身的意愿。因此，对于纳入儿童青少年精神心理行为障碍被试的科研项目的伦理审查是个复杂的过程。

一、研究方案设计

　　涉及儿童青少年精神心理及行为障碍患者的科研项目，在研究方案中，要说明纳入儿童青少年精神心理及行为障碍患者的不可替代性，要说明纳入这些被试是了解正常心理功能、理解精神心理和行为障碍病理基础、发展有效的治疗及干预手段所必需的，最终期望达到减少精神心理和行为障碍对于儿童青少年个体、家庭及社会影响的目的。

　　研究方案设计应该满足统计学要求的最小受试数目，特别是涉及临床药物研究，这样可以避免更多的儿童青少年被试暴露于研究之中。应合理设置对照组，避免偏倚，对照组的设置要均衡考虑试验的条件和科学性；若在儿童青少年患者中开展药代动力学研究时，应该充分借鉴成人研究数据，保证儿科人群开展的研究设计的科学性和合理性[31]。由于不同年龄阶段的儿童青少年人群的药代动力学特征可能存在差异，因此应该选择不同年龄阶段的儿童青少年人群开展药代动力学研究以支持所推荐的用药剂量。

　　关于安慰剂的使用：如果没有其他的治疗手段或者现有的治疗手段在疗效和（或）安全性上存在问题，使用安慰剂更容易被接受；但如果已经存在有效性及安全性已经被证明的方法，则接受安慰剂治疗可能的风险需要仔细地权衡，是否新的研究可以发展出更有效安全的治疗方法？在知情同意书中应该明确告知被试，还有哪些不需要参加研究即可获得的安全有效的干预/治疗措施。如果研究的信息得到更新，证明对于被试有利，那么参加研究的被试在多长时间内，以何种代价可以获得这些受益，并且何时告诉被试他（她）接受的是安慰剂、标准治疗方法还是研究手段的干预？他

（她）对治疗有何反应？

儿童青少年被试药物不良反应率高，对药物的不良反应的种类可能与成人不同，并且儿童青少年被试不能充分表达自身的感受，影响了对药物疗效及不良反应的观察。因此，在儿童青少年进行临床研究的药物，一定要有充分的证据在成人中的使用是安全的，并且开展儿童青少年人群中的研究时，要有充分的安全措施以应对可能发生的不良反应。对于儿童药理学、药物动力学、药物代谢学的研究，可在低龄的动物模型中进行开展，在一定的程度上可作为儿童慎用、禁用、剂量酌减的依据。

二、风险与利益

对于儿童青少年精神心理及行为障碍患者，要做到风险最小化原则、痛苦最小化原则。通常伦理委员会批准儿童及青少年精神心理及行为障碍患者的临床研究条件包括：①不超过最小风险；②虽超过最小风险，但是对受试具有可见的直接获益，或可能揭示该疾病人群中的重要知识，或可以通过该试验揭示预防或者消除严重影响儿童青少年精神心理及行为障碍人群健康的医学问题的方法；③对于被试无直接的受益，但是研究的风险比最小风险有轻度增加的研究，例如：暴露于情绪创伤刺激或环境的研究、需要静脉注射同位素的神经影像学研究，其伦理问题常面临着争议。此类研究需要满足以下条件方能进行：①研究的风险只能较最小风险有轻微的增加；②研究的内容和被试在实际生活或者医疗保健、精神心理测查、社会或者教育环境中碰到的情形中碰到的情况等同；③研究结果对于理解儿童青少年精神心理及行为障碍的病理机制及治疗至关重要；④需要经过监护人（有时需要父母双方）的同意以及对于儿童进行适当的评测。

被试的利益包括直接利益和间接利益。直接利益主要为受试参与科学研究所得到的利益，如试验药物或者试验方法对于受试的治疗作用；而间接利益为受试不能直接从研究中获得，但是其研究结果可能对疾病的认识及医学的发展有推动的作用。

三、知情同意

依据 GCP 和相关法律规定，临床试验主要伦理学原则是让受试者对参加试验的风险和获益有清楚的了解，能够理解和接受风险，并自愿参加，签署知情同意书。儿童青少年精神心理及行为障碍患者参加科学研究前必须获得他们父母 / 法定监护人的知情同意。

知情同意的规定必须在试验方案中提前写明并需要得到伦理委员会的审核批准。我国民法通则第十二条规定不满 8 周岁的未成年人是无民事行为能力人，由他的法定代理人代理民事活动。因此低年龄段的儿童人群（小于 8 周岁）作为受试者时，必须征得其法定监护人的知情同意并签署知情同意书。而当儿童有知情同意的能力（8 周岁及以上）可以作出参加研究的决定时，还必须同时征得其本人同意。但是，对于儿童青少年精神心理及行为障碍的患者，能否参与或签署知情同意更取决于受试的能力而非仅仅是年龄。故某些精神障碍（如智力发育障碍、孤独症等）患者，尽管大于 8 周岁，但是受精神障碍的影响，能力受限，依然不能完全参与知情同意的过程。知情同意书应尽量使用儿童能够理解的语言和术语，让儿童全面了解临床试验的相关信息，并自愿参加。

在任何情况下，参加临床试验的儿童青少年受试者及其法定监护人都应被告知有拒绝参加研究或随时退出研究的权利。如果儿童青少年受试本人不同意参加试验或者中途决定退出试验，经判定此决定确实为受试本人的意愿（而非受精神症状的影响），那么即使父母/法定监护人已经同意参加或愿意继续参加，也应该以受试者本人的决定为准。

对于可能在伦理中缺失部分保护的儿童青少年受试，如需要法院/社会福利院监管的人群，在考虑纳入研究时，应该慎重，建议不入选。另外，在签署知情同意书时，一定要确认儿童青少年的法定监护人，因为抚养者或者知情人未必是法定监护人，如未认真核实，可能会带来不必要的法律纠纷。

四、补偿

应该在试验方案中详细写明补偿方式，需要伦理委员会审查批准，试验过程中发生意外医疗事件时，相关机构和研究者有义务对受试者提供紧急医疗救助，紧急医疗救助和随后的医学治疗的范围以及由谁承担费用应在知情同意书中明确写明。

五、隐私保护

儿童青少年参与科学研究的隐私和信息安全应该得到高标准的保护，而精神心理及行为障碍的受试更应该如此。在研究中应该避免使用或者最小限度使用可以关联到儿童受试个人信息，个人信息应该匿名化保管（例如可以编号或者姓名首字母代替），要避免隐私信息的失密给受试本人及家庭带来的不良影响。

（曹庆久　刘　靖）

第五节　案例分析

案例

　　小明，男，10岁，四年级学生，因为"上课注意力不集中，作业拖拉，学习成绩差"而被爷爷带来医院就诊。医生对小明的诊断为"注意缺陷多动障碍"，医生征求小明爷爷的意见，是否愿意参加一项"随机、双盲、安慰剂对照研究"，可以观察一种治疗"注意缺陷多动障碍"药物的疗效，如果参加此项研究，小明可以得到免费的药物治疗，并且会得到一部分交通补助，但是，需要抽两次血做检查，并且需要做两次心电图检查，所有的检查均是免费的。如果不愿意参加这项研究，可以处方上市的药品进行治疗，医生将服用目前已上市药物的每月治疗费用告诉了小明的爷爷。小明的爷爷经过权衡后，同意参加此项临床实验，并且在知情同意书上签了字。请指出该案例有何不符合伦理要求之处。

分析

　　1. 研究方案设计的科学及合理性

　　即本项试验是否必须使用安慰剂？如果没有其他的治疗手段或者现有的治疗手段在疗效和（或）安全性上存在问题，使用安慰剂更容易被接受；但如果已经存在有效性及安全性已经被证明的方法，则接受安慰剂治疗可能的风险需要仔细地权衡，是否新的研究可以发展出更有效安全的治疗方法？因此，是否必须使用安慰剂，是本项实验需要商榷的问题。

2．知情同意的过程

（1）受试是否完全理解试验的过程？临床试验主要伦理学原则是让受试者对参加试验的风险和获益有清楚的了解，能够理解和接受风险，并自愿参加，签署知情同意书。医生对于试验的解释（如随机、双盲、安慰剂对照），家属能否完全理解？家属是否能够理解受试有服用安慰剂的可能？应该使用研究受试及家属可以理解的语言，解释试验的全过程。

（2）受试者应该得到关于疾病干预及治疗的全面的信息，而不应该有诱导性。该障碍除了药物治疗是否还有其他的治疗方法？例如，除了药物治疗以外，是否还有非药物治疗？药物治疗有几种药物可供选择？每种方法的利弊如何？等。

（3）知情同书需要儿童受试者的父母或法定监护人签署，儿童青少年受试，特别需要核实谁是法定监护人，本试验中爷爷是否为被试的法定监护人？如果存在父母离异的情况，更需要仔细核实法定监护人的情况。根据我国《民法通则》的规定，大于8岁的受试有部分行为能力，应该有知情同意的能力，因此知情同意书需要受试本人的签字。

（曹庆久　刘　靖）

参考文献

1．MORITA H，SUZUKI M，SUZUKI S，KAMOSHITA S. Psychiatric disorders in Japanese secondary school children［J］．Journal of Child Psychology and Psychiatry，1993，34（3）：317-332.

2. STEINHAUSEN HC, METZKE CW, Meier M, et al. Prevalence of child and adolescent psychiatric disorders: the Zürich Epidemiological Study [J]. Acta Psychiatrica Scandinavica, 1998, 98 (4): 262-271.

3. QU Y, JIANG H, ZHANG N, et al. Prevalence of mental disorders in 6-16-year-old students in Sichuan province, China [J]. International Journal of Environmental Research and Public Health, 2015, 12 (5): 5090-5107.

4. POLANCZYK G V, SALUM G A, SUGAYA L S, et al. Annual research review: A meta-analysis of the worldwide prevalence of mental disorders in children and adolescents [J]. Journal of Child Psychology and Psychiatry, 2015, 56 (3): 345-365.

5. WAGNER G, ZEILER M, WALDHERR K, et al. Mental health problems in Austrian adolescents: a nationwide, two-stage epidemiological study applying DSM-5 criteria [J]. European child & adolescent psychiatry, 2017, 26 (12): 1483-1499.

6. THOMAS R, SANDERS S, DOUST, et al. Prevalence of attention-deficit/hyperactivity disorder: a systematic review and meta-analysis [J]. Pediatrics, 2015, 135 (4): e994-e1001.

7. WANG T, LIU K, LI Z, et al. Prevalence of attention deficit/hyperactivity disorder among children and adolescents in China: a systematic review and meta-analysis [J]. BMC psychiatry, 2017, 17 (1): 32.

8. LANGE N, TRAVERS B G, BIGLER E D, et al. Longitudinal volumetric brain changes in autism spectrum disorder ages 6-35

years [J]. Autism Research, 2015, 8 (1): 82-93.

9. PHILIP R C, DAUVERMANN M R, WHALLEY H C, et al. A systematic review and meta-analysis of the fMRI investigation of autism spectrum disorders [J]. Neuroscience & Biobehavioral Reviews, 2012, 36 (2): 901-942.

10. SEIDMAN L J, VALERA E M, MAKRIS N. Structural brain imaging of attention-deficit/hyperactivity disorder [J]. Biological psychiatry, 2005, 57 (11): 1263-1272.

11. CASTELLANOS F X, AOKI Y. Intrinsic functional connectivity in attention-deficit/hyperactivity disorder: a science in development [J]. Biological Psychiatry: Cognitive Neuroscience and Neuroimaging, 2016, 1 (3): 253-261.

12. CAO M, SHU N, CAO Q, et al. Imaging functional and structural brain connectomics in attention-deficit/hyperactivity disorder [J]. Molecular Neurobiology, 2014, 50 (3): 1111-1123

13. CASTELLANOS F X, Lee P P, SHARP W, et al. Developmental trajectories of brain volume abnormalities in children and adolescents with attention-deficit/hyperactivity disorder [J]. Jama, 2002, 288 (14): 1740-1748.

14. SHAW P, ECKSTRAND K, SHARP W, et al. Attention-deficit/hyperactivity disorder is characterized by a delay in cortical maturation [J]. Proceedings of the National Academy of Sciences of the United States of America, 2007, 104 (49): 19649-19654

15. RAIKER J S, FREEMAN A J, PEREZ-ALGORTA G, et al.

Accuracy of Achenbach Scales in the Screening of Attention-Deficit/Hyperactivity Disorder in a Community Mental Health Clinic [J]. Journal of the American Academy of Child & Adolescent Psychiatry, 2017, 56 (5): 401-409.

16. KULAGE K M, SMALDONE A M, COHN E G. How will DSM-5 affect autism diagnosis? A systematic literature review and meta-analysis [J]. Journal of autism and developmental disorders, 2014, 44 (8): 1918-1932.

17. KIM Y S, FOMBONNE E, KOH Y J, et al. A comparison of DSM-IV pervasive developmental disorder and DSM-5 autism spectrum disorder prevalence in an epidemiologic sample [J]. Journal of the American Academy of Child & Adolescent Psychiatry, 2014, 53 (5): 500-508.

18. 余明, 刘靖, 李雪, 贾美香. 高功能与低功能学龄期孤独症儿童共患病研究 [J]. 中国实用儿科杂志, 2014, 29 (11): 865-870.

19. NIENKE P S, ROBERT D, HUBERT K, et al. A meta-analytic study on the effectiveness of comprehensive ABA-based early intervention programs for children with ASD [J]. Research in Autism Spectrum Disorders, 2011, 5 (1): 60-69

20. VITIELLO B, PEREZ-ALGORTA G, ARNOLD L E, et al. Psychotic Symptoms in Attention-Deficit/Hyperactivity Disorder: An Analysis of the MTA Database [J]. Journal of the American Academy of Child & Adolescent Psychiatry, 2017, 56 (4): 336-343.

21. RYAN N D, VARMA D. Child and adolescent mood disorders:

Experience with serotonin-based therapies [J]. Biological Psychiatry, 1998, 44 (5): 336-340.

22. GREEN J, STEWART A. Ethical issues in child and adolescent psychiatry [J]. Journal of Medical Ethics, 1987, 13 (1): 5-11.

23. ARNOLD L E, STOFF D, COOKE E, et al. Ethics of biological psychiatric research with children and adolescents [J]. Journal of the American Academy of Child & Adolescent Psychiatry, 1995, 34 (7): 929-939.

24. ROBERTS L W. Ethical dimensions of psychiatric research: a constructive, criterion-based approach to protocol preparation. The Research Protocol Ethics Assessment Tool (RePEAT) [J]. Biological Psychiatry, 1999, 46 (8): 1106-1119.

25. 国家食品药品监督管理总局，儿科人群药物临床试验技术指导原则 [EB/OL]. (2016-3-7). http: //samr.cfda.gov.cn/WS01/CL0001/

26. 第十二届全国人民代表大会第五次会议. 《中华人民共和国民法总则》 [EB/OL]. (2017-3-15). http: //www.court.gov.cn/zixun-xiangqing-37832.html

27. SAVITA M, SUBODH B N. Informed consent & ethical issues in paediatric psychopharmacology [J]. Indian Journal of Medical Research, 2009, 129 (1): 19.

28. ARNOLD L E, Turn-of-the-century ethical issues in child psychiatric research [J]. Current psychiatry reports, 2001, 3 (2): 109-114.

29. APPELBAUM P S, GRISSO T. MacArthur Competence Assessment Tool for Clinical Research (MacCAT-CR) [M]. Sarasota, FL: Professional Resource Press, 2001.

30. IRMA M H，PIETER W T，ROBERT L，et al. Accuracy of the MacArthur competence assessment tool for clinical research（MacCAT-CR）for measuring children's competence to consent to clinical research ［J］. JAMA pediatrics，2014，168（12）：1147-1153.

31. 国家食品药品监督管理总局，儿科人群药代动力学研究技术指导原则 ［EB/OL］.（2014-7-11）. http：//samr.cfda.gov.cn/WS01/CL0001/

第十三章　老年精神心理和行为障碍研究的伦理
审查

　　"十三五"期间，我国已明确提出健康老龄化工作规划，并强调老年精神心理健康促进和抑郁、痴呆等疾病早期防治的工作重点，因此，非常有必要加强该领域的科学研究，为制定适宜的防控措施和相关政策提供科学依据。规范的伦理审查则是开展高质量科学研究的基本保障。

第一节　老年精神心理和行为障碍临床研究进展概述

　　社会老龄化的发展、神经科学研究技术的进步以及医学模式的转变，都极大地推动了老年精神和行为障碍的医学研究，尤其是老年神经认知障碍（包括阿尔茨海默病、额颞叶痴呆、路易体痴呆、轻度认知损害等）早期诊断标志物研究、阿尔茨海默病新药试验、非药物干预和服务模式研究、老年抑郁治疗及预后研究等。

一、老年神经认知障碍早期诊断标志物研究

2013 年美国精神与行为障碍诊断分类（第 5 版）（DSM-5）以"神经认知障碍"替代第四版（DSM-IV）中的"谵妄、痴呆、遗忘性及其他老年认知障碍"的诊断分类，其中显著神经认知障碍（major neurocognitive disorder）包括 DSM-IV 所称的痴呆，指存在明确的认知缺陷，至少累及一个或一个以上认知领域，而且认知缺陷已经妨碍日常生活功能，依据疾病起因可以分为阿尔茨海默病（Alzheimer's disease，AD）、额颞叶变性（frontotemporal lobular degeneration，FTLD）、路易小体病（Lewy body disease，DLB）等不同亚型分类；轻微神经认知障碍（minor neurocognitive disorder）主要用于识别在一个或多个领域存在轻度认知缺陷，但通常通过大量努力或代偿性策略可保持完好的日常生活功能的个体。尽管 DSM-5 界定了复杂注意、执行能力、学习与记忆、语言、视结构与知觉能力以及社会认知等六个认知领域用于该类疾病诊断，但对临床研究而言，其操作性仍较有限。

AD 是最常见的神经认知障碍，占 50% ~ 60%，临床表现以记忆损害为主，患者往往合并精神行为症状以及社会生活能力下降，其病因尚未明确，目前认为其神经系统退行性改变与脑内淀粉样蛋白异常沉积以及神经原纤维缠结等神经病理改变密切相关。基于此，AD 生物标志物的研究已成为近 20 年来的重要话题。

2007 年修订的美国国立神经病、语言交流障碍和卒中研究所——阿尔茨海默病及相关障碍学会（NINCDS-ADRDA）AD 研究用诊断标准第一次纳入内颞叶（包括海马）萎缩、脑脊液淀粉样蛋白肽段（Aβ42）水平下降、磷酸化 tau 蛋白（p-tau）水平增高、

FDG-PET 显示脑内葡萄糖代谢降低、PET 显示淀粉样蛋白分子成像阳性等生物学指标 [1]。经过近十年的发展，AD 概念已从痴呆阶段扩展到轻度认知损害和临床前阶段 [2-4]。研究发现，在 AD 出现痴呆之前的 15 ～ 25 年，脑内即已出现以淀粉样蛋白沉积和 tau 蛋白过度磷酸化为主的病理生理过程，脑脊液中 Aβ42 和 p-tau 的水平可能是反映这一病理生理过程的重要指标 [5]。近期一项 meta 分析认为，脑脊液 Aβ42 水平降低和 p-tau 水平增高是 AD 的主要生物标志物 [6]。

目前也有越来越多研究采用神经影像学技术进行脑结构、功能和分子影像学评估，如 MRI 进行结构与功能网络与连接组学研究；FDG-PET 进行大脑葡萄糖代谢水平检测；β- 淀粉样蛋白 PET 成像用于评估脑内 Aβ 沉积水平，美国食品药品监督管理局（FDA）已经批准了 florbetapir、flutemetamol 和 florbetaben 三个 PET 成像示踪剂。PET 成像 Aβ 阳性结果目前尚不能确立 AD 或其他任何认知障碍的诊断，但是阴性结果可提示稀疏或无淀粉样斑块，在影像学检查时尚不符合 AD 神经病理学的诊断。目前，p-tau 蛋白、神经炎性改变以及神经递质相关的 PET 分子成像技术尚在进一步研究之中，Ossenkopple 等最新一项研究发现，tau 蛋白 PET 成像特征与 AD 的临床特征高度吻合 [7]。

生物学标志物的提出不仅推进 AD（包括痴呆期、前驱期以及临床前期）诊断标准的变革，而且也有可能进一步影响制药公司寻找有效治疗的努力方向。

FTLD 常在 65 岁以前起病，其在神经认知障碍中所占比例仅次于 AD，依据临床表现主要分为行为异常与语言功能受损两大类。行为变异型 FTLD 在起病初期往往以非认知症状为主，而记忆障碍或其他认知缺陷则较不明显，容易被误诊为精神疾病，如精神分裂症、人格障碍、强迫症等。同样，DLB 早期出现幻觉、睡眠行为障碍，也易被误诊为精神分裂症等精神疾病。因此，寻找 FTLD 和 DLB 早期诊断标志物也是目前精神神经科关注重点。

二、阿尔茨海默病新药试验

2017 年 Clinicaltrials.gov 的资料显示，在 AD 新药研发产品线上，目前有 105 种新药处于临床试验阶段，其中，25 种处于 I 期试验（29 项），52 种处于 II 期试验（68 项），28 种处于 III 期试验（42 项）；70% 为疾病修饰治疗（DMTs），14% 为促认知对症治疗，13% 为改善精神行为症状 [8]。

目前 AD 的病理发生过程尚未完全明确，AD 疾病修饰新药主要有两大类，一类针对 Aβ 产生、沉积与清除过程，如 β 分泌酶抑制剂、淀粉样蛋白聚积抑制剂、抗淀粉样蛋白免疫治疗（单克隆抗体和多克隆抗体）等，另一类主要抑制 tau 过度磷酸化过程，如抗 tau 抗体、tau 蛋白聚积抑制剂等，通过抑制脑内神经病理改变，达到改变 AD 疾病进程，减少痴呆发生的效果。多项此类药物治疗轻中度 AD 痴呆患者的试验中虽可见脑内 Aβ 被有效清除，然而临床结局未获得阳性结果，部分原因可能与临床诊断的 AD 痴呆患者脑内病理过程存在异质性有关，Rosén 等人的研究发现，临床诊断 AD 的患者约 1/4 生物标志物阴性 [9]。因此，近期多项研究采用 Aβ-PET 成像或者脑脊液 Aβ42 和 p-tau 等生物标志物进行受试者筛选。此外，新药试验的受试者也不仅仅局限于 AD 痴呆患者，而是逐渐转向纳入临床前 AD（认知功能正常，AD 生物标志物阳性）和前驱期 AD（轻度认知损害的症状，同时 AD 生物标志物阳性）[10,11]。此类研究在确定研究起点与终点、界定研究周期、选择敏感的评估方法，以及筛选合格的受试者等方面都面临较大困难。

三、神经认知障碍非药物干预与服务研究

非药物干预也是近年来神经认知障碍领域的热点话题。2015年 芬兰预防认知损害和残疾的老年干预研究（FINGER）发现，对痴呆高危人群进行饮食、锻炼、认知训练以及血管因素管理等综合干预，可以在一定程度上延缓认知功能衰退，推测非药物干预将有可能在一定程度上预防痴呆发生[12]。

《柳叶刀》痴呆预防、干预和照护委员会指出，由于目前痴呆尚无根治方法，非常有必要推广有利于认知健康的方式，减少痴呆发生的风险。目前 10 种危险因素与痴呆发生有关，包括携带载脂蛋白 E（APOE）ε4 等位基因、受教育程度低、听力丧失、高血压、肥胖、吸烟、晚年抑郁、很少参加体力锻炼、社会隔离以及糖尿病，其中九种都可以得到调整，该报告指出，若能有效控制这九种危险因素，则痴呆发生风险可降低 35% 左右[13]。

因此，目前全球积极开展危险因素干预对痴呆的预防研究，以期寻找有效的、经济的、可推广的预防措施。

另外，对于痴呆患者的家庭而言，如何减轻照护负担也是该领域的重点问题。目前，国内外都在开展痴呆照护者的干预研究，以期探索非药物干预对减轻照护负担的效果，为建立痴呆患者照护体系提供科学依据。由于国内专业人员人力资源不足，社会支持体系尚待完善等多种因素的影响，照护者干预研究的实施过程仍存在一定难度。

四、老年抑郁障碍治疗及预后研究

现有流行病学研究提示，老年期抑郁可能是痴呆发生的危险因素，因此，国内外研究者也开始关注老年期抑郁的神经认知结局，并开展相应的神经生物学研究，以期探索老年期抑郁与痴呆发生之间的神经生物学机制，并提出可望辅助老年抑郁患者人群中识别或预测痴呆患者的指标。

近十年来，多项大型研究着眼于探索基于社区的老年抑郁干预模式[14]，如比较"看门人"模式（非传统社区转诊资源）与传统转诊（医生、家人等）模式识别患病案例的效果，结果发现"看门人"转诊的老年患者往往存在更突出的社会经济问题，使用卫生资源的机会明显减少；又如探索多学科团队对社区精神卫生问题的服务影响，主要由不同学科的团队成员，如初级保健医生、个案管理员、护士、照料者和养老院员工以及社会工作者等提供抑郁个案管理（depression care management，DCM）。

除了药物治疗，心理干预在老年抑郁的治疗中也非常重要，目前影响较大的研究有美国华盛顿州大学开展的促进老人积极生活项目（program to encourage active，rewarding lives for seniors，PEARLS）、提高情绪、促进接受联合治疗项目（Improving mood promoting access to collaborative treatment，IMPACT）以及物质滥用和精神健康服务管理局（SAMHSA）资助的初级保健中老年自杀的预防项目（prevention of suicide in primary care elderly：collaborative trial，PROSPECT），采用解决问题治疗方法（problem-solving therapy，PST）治疗初级保健中的老年抑郁患者，研究发现，经过系统干预，抑郁患者精神症状得到缓解，总体功能水平有所提高，为老年抑郁的心理干预提供了较高质量的循证依据。相比而言，国内对于老年抑郁的心理干预研究仍处在发展阶段，对于干预设计方法仍在摸索中，存在诸多不足，如罕见以社区老年人群为研究对象的干预研究；心理干预的实验设计较为单一，干预方法缺乏可参考性，采用的干预方法多为国外引进，干预策略的文化适用性问题较为突出；干预效果评估方法和指标科学性不足等[15]。

第二节　老年人参加精神心理和行为障碍科学研究的特点与保护措施

一、与生理状况有关的风险和保护措施[16]

药物代谢：老年人肝肾功能下降，其药物代谢特点与年轻人有所不同。在新药试验过程中，需警惕潜在的肝肾功能影响。

衰老与研究暴露时间：周期较长的研究需谨慎考虑面临老年受试者不断衰老带来的风险，如衰老造成的心血管功能适应性下降、运动反应性减慢，由此可能增加研究过程中出现心血管不良事件和摔倒的风险。

为了尽可能降低此类风险，研究者需对受试者进行全面综合评估，包括肝肾功能、心血管功能、运动功能等，并对其是否能完成整个研究进行客观评价，切忌将有高生理风险的老年人纳入研究。

二、与认知状况有关的风险和保护措施

老年人有可能因记忆减退等认知损害，无法有效遵从研究方

案，可能造成临床试验服药依从性下降，或者未能及时回到研究机构进行随访。因此，老年人临床研究都应进行认知筛查，发现有认知损害的受试者，应由可靠的照护者陪同，并监督受试者在研究过程中的依从性。为减少"超窗访视"，研究团队应建立提醒机制，在约定的访视日前之前提醒受试者随访日期，以保证遵从研究方案的随访周期。

三、与决策能力有关的风险和保护措施

老年人听力和视力下降、文化程度较低等因素可能影响其对研究内容、研究周期、随访时点等关键研究信息理解不够到位，从而影响知情同意过程[17]。进行受试者招募时，应详细了解老年人的视力和听力水平，并了解其文化程度、习惯以普通话还是方言进行交流、日常理解交流能力如何等信息。必要的时候，需要提醒老年人在筛选访视时准备老花镜或助听器，常以方言交流的老年人，还应请一位了解其方言的人陪同，进行方言与普通话的翻译。对可能纳入文化程度较低受试者的研究，应提供知情同意书辅助材料，如图画，帮助老年人更好地理解将要参加的研究，并提供书面知情同意。

尽管部分老年人存在认知损害，但并不能认为其丧失决策能力。临床前期、前驱期 AD 以及轻度痴呆患者主要表现为近记忆力减退，其理解能力仍保存较完整，具有决策能力。中度痴呆患者，记忆力进一步减退，对于复杂的问题理解欠准确，语言表达主要表现为找词困难，对自己所处环境仍具有一定的理解能力，因此，可以参与部分决策。重度痴呆患者，往往丧失语言理解和表达能力，判断能力也基本丧失，因此，绝大多数患者需要法定监护人协助作

出决策[18-20]。

四、与研究操作技术有关的风险和保护措施

老年人参加临床研究需要进行综合评估，通常耗时较长，可能会造成受试者疲倦。因此，研究设计需谨慎考虑这类风险，选择适当的评估工具和方法。在遇到必须进行较长时间评估的情况下，可考虑将评估分阶段进行，允许老年受试者通过短暂休息对体力加以调整。

近年来 AD 新药试验越来越多通过腰穿（采集脑脊液）和 PET 检查采集生物标志物信息来筛选合格的受试者。尽管腰穿的有创性可能给老年受试者带来一定风险，但并非代表不可开展此类研究。腰穿术是临床常见的一种检查方法，只要操作者在术前明确注意事项和禁忌证，规范操作，其风险性比较低。Duits 等对 3456 名进行腰穿的老年受试者进行随访，发现腰穿所造成的不适主要包括背部不适（13.3% 轻度，3.7% 中度或持续数日）、典型的腰穿后头痛（8.6%，多为轻度，在 2 ~ 3 天内完全缓解），极少出现的不适有恶心和（或）呕吐（2.5%）、头晕（1.3%）[21]。因此，只要研究者谨慎权衡检查风险与研究获益，严格遵守腰穿操作规范，制订应急预案和受试者保护措施，仍可在伦理审批通过的基础上开展腰穿检查，使国内 AD 生物标志物研究与国际接轨。

第三节　老年精神心理和行为障碍科研项目伦理审查的内容及步骤

因为年龄的原因，老年人常有多种疾病共同存在，因而合并用

药也比较多。同时，老年人处于衰老阶段，罹患精神疾病的老年人，其生活质量相对较差，但是，目前针对老年人的精神科治疗方法都缺乏证据基础，因此，很多临床研究项目需要在患有精神疾病的老年人中进行，他们有权利参加这些临床研究，也应该给予他们机会参加这些临床研究 [22]。伦理委员会审查关于老年人的临床研究项目时应该注意以下几点：

一、研究设计

研究方案设计应该是满足统计学要求的最小受试者数目，从而避免更多老年人暴露于研究。临床试验设计中，使用安慰剂必须有充分的理由。对某一类疾病，在尚无适应证的上市药，安慰剂短期使用不会导致病情恶化，且试验时间不宜过长的情况下，允许设置安慰剂对照组。例如，目前尚无改变 AD 疾病进程的药物，该类药物通常选用前驱期 AD 患者为研究对象，目前市场上尚无药物批准用于前驱期 AD 的治疗，因此，设置安慰剂对照存在一定合理性。如果研究设计必须设置安慰剂组，应尽量减少安慰剂组的比例。

二、风险和利益

在老年人群中进行的临床研究须遵循风险最小化的原则。如果涉及试验用药，在研究方案审查过程中需要关注研究者是否已经全面了解试验药物的药理学、毒理学和临床研究信息，是否有相关的措施来减少已知的风险。老年人的肝肾功能、中枢神经系统和内分泌系统等的功能往往有不同程度的损害，药代动力学和药效动力学与普通成人差别较大，对药物的代谢、排泄和耐受性较差，不良反应发生较多，应该有完善的急救设备和应急措施，并将严重不良事件的应急预案和预防措施在方案中详细描述[16]。

三、知情同意

纳入老年受试者的临床研究须首先向受试者本人取得知情同意，即使受试者因为疾病的原因导致做决定的能力受损，也应该确保老年受试者的知情同意[19]。如果老年受试者因为疾病的原因完全无法做出是否参加临床研究的决定，则应向其法定监护人取得知情同意，如果受试者做决定的能力在研究过程中得到提高或者恢复，则须再向受试者本人取得知情同意[20]。在审查的过程中，伦理委员会应查看方案中如何描述知情同意的取得过程，例如：是否有足够的时间让老年受试者做决定，是否有专人对知情同意书的内容给予通俗易懂的解释，受试者无法做决定时如何处理。

第四节　案例分析

案例一：国际多中心 AD 新药临床试验

背景：近年来针对发病机制的新药研发是 AD 治疗领域的热点问题，如 β- 分泌酶抑制剂、γ- 分泌酶抑制剂、抗 Aβ 抗体等[8,23]。

简介：某跨国公司（申报单位）开发针对 AD 发病环节的新药 A，拟在全球开展 A 药治疗轻中度 AD 患者的临床疗效与安全性的Ⅲ期临床试验。我国某临床试验基地为该全球试验的参与单位之一（试验中心）。申报单位协助试验中心向该中心伦理委员会递交了中英文对照的研究方案、知情同意书、研究者手册等资料。由于该试验已在全球启动，并已开始入组被试，因此，研究方案一般不能修改。该试验研究方案中明确规定了该试验 AD 患者入组和排除标准，并明确了疾病严重程度要求；以阿尔茨海默病评定量表 - 认知部分（ADAS-Cog）总分为主要结局指标，神经精神科问卷（NPI）、日常生活活动能力量表（ADL）等评估为次要结局指标。该试验要求每位受试者必须有一位主要照护者共同参与研究。该试验还将在基线以及多个评估时点采集受试者血样，用以了解其血常规、血生化、甲状腺功能等反映躯体状况的指标。

分析

1. 国际多中心临床试验研究方案及知情同意书语言文字

伦理委员在阅读伦理审查材料时，发现研究方案中部分专业术语不符合国内临床实践，部分语句不易理解；知情同意书中有部分用词生僻、语句拗口，部分内容不符合中文表达习惯，不利于患者与其监护人充分理解其中内容，对受试者评估参与研究的获益与风险存在潜在影响。因此，伦理委员会经过讨论，要求该中心临床试验负责人与申报单位对文字进行修订。

研究方案是临床试验的重要文件，所有研究者均应严格执行，只有保证研究方案的专业性和科学性，才能保证临床试验的一致性和高质量，因此，语言准确至关重要。同样，知情同意书是为受试者提供权益保障的基本文件，受试者必须对临床试验的内容全面了解，对参与临床试验的获益与潜在风险以及隐私保护等问题充分知情，因此，知情同意书的语言应通俗易懂，减少或尽可能避免使用生僻的医学术语，以免引起受试者的误解和歧义。

然而，当前大多数国际多中心临床试验研究方案及知情同意书均由申报单位委托翻译公司将英文原文翻译成中文，经常出现术语不专业、词汇生僻等现象，严重影响专业文件的科学性和准确性，甚至可能影响临床试验的规范操作，从而造成对受试者权益的不利影响。因此，提高专业文件翻译质量，是保证国际临床试验符合伦理准则的一个关键步骤。

2．AD 患者知情同意和做决定的能力

该试验要求 AD 患者及其法定监护人共同签署知情同意书。理论上，AD 患者存在学习与记忆、语言理解和表达能力、思维能力等认知功能下降，影响其正确理解信息和判断自身状况，甚至可能丧失做决定的能力。但实际工作中，即使中度 AD 患者，也仍保存一部分简单语言理解能力，能理解简短信息，而且也具有一定表达自己意愿的能力，因此，研究者仍应充分尊重 AD 患者的知情同意权。在受试者的知情同意能力受限时，应由其法定监护人代为行使知情同意权。因此，该试验要求 AD 患者及其法定监护人共同签署知情同意书，符合我国伦理审查规范。

3．法律适用问题

在研究方案和知情同意书中，均提及"遵循某国（境外）相关法律要求"。经调查，因该跨国制药公司注册地为某国（境外），故有此界定。但是，该伦理委员会审查认为，由于该试验将在我国境内开展试验，应该遵循我国的相关法律要求。

4．生物样本安全性问题

根据研究方案要求，所有受试者将采集全血血样，并将送至中心实验室进行检测。从研究设计分析，这一内容与药物试验过程中安全性监测关系密切。但由于全血样本中含有人类遗传信息，而检测血样的中心实验室是否可保证生物样本安全性，在研究方案和知情同意书中未涉及。因此，伦理委员会审查认为，应补充保证生物样本安全性的操作措施。

基于伦理委员会会议上述审查意见，初次审查意见为"必要修改后重审"。经过临床试验负责人以及申报单位的反复讨论，不仅对研究方案和知情同意书的语言文字进行了润色和专业修改，而且对涉及知情同意过程、法律要求以及生物样本运输与管理安全等问题进行了修改和补充说明，再次伦理委员会会议审查后通过。

案例二：老年抑郁心理干预研究

背景：老年抑郁严重影响慢性躯体疾病结局，如何改善慢性躯体疾病患者的抑郁情绪是临床中的难点[24,25]。

简介：某课题组设计了一项随机对照试验，拟探索心理干预是否能改善某慢性躯体疾病老年患者的抑郁情绪。

分析

1. 研究受试者入组标准

该研究拟在综合医院开展研究，选取 65 ～ 85 岁某慢性躯体疾病合并抑郁（符合 ICD-10 抑郁发作诊断）的患者为研究受试者，存在自杀风险者需排除。

审查过程中，发现研究方案中对研究受试者入组和排除标准不具体，未明确抑郁严重程度，对慢性躯体疾病的病情未做具体要求。如果受试者躯体疾病较为严重，参与研究可能增加其躯体健康风险。对于明确诊断为抑郁发作的患者，目前治疗指南推荐药物治疗为首选治疗。该研究方案未明确抑郁严重程度，很可能造成中度或重度患者被延误有效治疗，无法保证受试者的权益。因此，伦理委员会要求修改入组和排除标准。

2. 干预技术

该试验将比较心理干预和内科常规治疗（即无心理干预），其中干预组要求受试者到研究机构参加面对面的心理干预，每周一次。伦理审查专家认为，该研究中的受试者不仅存在情绪问题，其躯体状况也需要治疗，要求受试者频繁到研究机构接受干预，具有增加受试者躯体疾病负担的风险，而且，也可能影响受试者对干预的依从性。建议修改心理干预的实施方案。

基于伦理委员会会议上述审查意见，初次审查意见为"必要修改后重审"。经过课题组反复讨论，召开研究方案专家咨询会议，对受试者入选标准进行了严格界定，不仅对躯体疾病的严重程度进行了明确规定，而且对存在自杀风险、中度或重度抑郁患者通过规范的量表评估加以排除，降低临床风险。此外，课题组对干预组的心理行为干预措施进行了修订，采用电话心理干预方式，以降低受试者频繁活动的风险，同时，通过心理干预专业人员主动打电话的方式，保证干预依从性；并对对照组也进行相同频率的电话随访（仅电话随访内容不同），保证研究依从性，也可增加对受试者的安全评估。同时，课题组也对知情同意书进行了相应的修改和补充说明。由于研究方案已做重大调整，课题组将修改后的研究方案重新提交审查，经伦理委员会会议审查后通过。

老年精神与行为障碍研究是老年精神医学发展的重要支撑。科学技术的进步以及研究范畴的扩展，给该领域研究伦理带来一定挑战。本章剖析了老年人作为研究受试者所表现出的生物学和社会学特殊性，客观分析了老年神经认知障碍生物学标志物研究技术的潜在价值和风险，结合实践案例，阐述科研伦理审查的主要内容和关键步骤，对提升老年精神与行为障碍研究的研究伦理学质量具有一定的实践指导性。

（王华丽）

参考文献

1. DUBOIS B，FELDMAN H H，JACOVA C，et al. Research criteria for the diagnosis of Alzheimer's disease：Revising the NINCDS-ADRDA criteria [J]. Lancet Neurol，2007，6（8）：734-46.

2. ALBERT M S，DEKOSKY S T，DICKSON D，et al. The diagnosis of mild cognitive impairment due to Alzheimer's disease：Recommendations from the National Institute on Aging-Alzheimer's Association workgroups on diagnostic guidelines for Alzheimer's disease [J]. Alzheimer's & Dementia，2011，7（3）：270-9.

3. SPERLING R A，AISEN P S，BECKETT L A，et al. Toward defining the preclinical stages of Alzheimer's disease：Recommendations from the National Institute on Aging-Alzheimer's Association workgroups on diagnostic guidelines for Alzheimer's disease [J]. Alzheimer's & Dementia，2011，7（3）：280-92.

4. MCKHANN G M，KNOPMAN D S，CHERTKOW H，

et al. The diagnosis of dementia due to Alzheimer's disease: Recommendations from the National Institute on Aging-Alzheimer's Association workgroups on diagnostic guidelines for Alzheimer's disease [J]. Alzheimer's & Dementia, 2011, 7 (3): 263-269.

5. BATEMAN R J, XIONG C, BENZINGER T L S, et al. Clinical and biomarker changes in dominantly inherited Alzheimer's Disease [J]. New England Journal of Medicine, 2012, 367 (9): 795-804.

6. OLSSON B, LAUTNER R, ANDREASSON U, et al. CSF and blood biomarkers for the diagnosis of Alzheimer's disease: A systematic review and meta-analysis [J]. The Lancet Neurology, 2016, 15 (7): 673-684.

7. OSSENKOPPELE R, SCHONHAUT D R, SCHÖLL M, et al. Tau PET patterns mirror clinical and neuroanatomical variability in Alzheimer's disease [J]. Brain, 2016, 139 (5): 1551-1567.

8. CUMMINGS J, LEE G, MORTSDORF T, et al. Alzheimer's disease drug development pipeline [J]. Alzheimer's & Dementia: Translational Research & Clinical Interventions, 2017, 3 (3): 367-84.

9. ROSÉN C, FARAHMAND B, SKILLBÄCK T, et al. Benchmarking biomarker-based criteria for Alzheimer's disease: Data from the Swedish Dementia Registry, SveDem [J]. Alzheimer's & Dementia, 2015, 11 (12): 1470-1479.

10. DUBOIS B, FELDMAN H H, JACOVA C, et al. Advancing

research diagnostic criteria for Alzheimer's disease: The IWG-2 criteria [J]. The Lancet Neurology, 2014, 13 (6): 614-629.

11. DUBOIS B, HAMPEL H, FELDMAN H H, et al. Preclinical Alzheimer's disease: Definition, natural history, and diagnostic criteria [J]. Alzheimer's & Dementia, 2016, 12 (3): 292-323.

12. NGANDU T, LEHTISALO J, SOLOMON A, et al. A 2-year multidomain intervention of diet, exercise, cognitive training, and vascular risk monitoring versus control to prevent cognitive decline in at-risk elderly people (FINGER): A randomised controlled trial [J]. The Lancet, 2015, 385 (9984): 2255-2263.

13. LIVINGSTON G, SOMMERLAD A, ORGETA V, et al. Dementia prevention, intervention, and care [J]. The Lancet, 2017, 390 (10113): 2673-2734.

14. CUIJPERS P, VAN STRATEN A, VAN SCHAIK A, et al. Psychological treatment of depression in primary care: A meta-analysis [J]. British Journal of General Practice, 2009, 59(559): 120-127.

15. 戴必兵, 李娟, 吴振云. 我国老年抑郁心理干预研究的方法学分析 [J]. 中国老年学杂志, 2010, 30 (6): 851-853.

16. 徐一峰. 精神卫生伦理审查操作指南 [M]. 北京: 人民卫生出版社, 2017.

17. RABINS P V, BLACK B S. Ethical issues in geriatric psychiatry [J]. International Review of Psychiatry, 2010, 22

(3): 267-73.

18. VAN DER VORM A, VERNOOIJ-DASSEN M J F J, KEHOE P G, et al. Ethical aspects of research into Alzheimer disease. A European Delphi study focused on genetic and non-genetic research [J]. Journal of Medical Ethics, 2009, 35 (2): 140-144.

19. VAN DER VORM A, OLDE-RIKKERT M C M. Informed consent in dementia research. In: Stoppe G. (eds) Competence assessment in dementia [M]. Vienna: Springer, 2008: 85-91.

20. PALMER B W, SAVLA G N. The association of specific neuropsychological deficits with capacity to consent to research or treatment [J]. Journal of the International Neuropsychological Society, 2007, 13 (2007): 1047-1059.

21. DUITS F H, MARTINEZ-LAGE P, PAQUET C, et al. Performance and complications of lumbar puncture in memory clinics: Results of the multicenter lumbar puncture feasibility study [J]. Alzheimer's & Dementia, 2016, 12 (2): 154-63.

22. NGUI E M, KHASAKHALA L, NDETEI D. Mental disorders, health inequalities and ethics: A global perspective [J]. International Review of Psychiatry, 2010, 22 (3): 235-44.

23. CUMMINGS J, AISEN P S, DUBOIS B, et al. Drug development in Alzheimer's disease: The path to 2025 [J]. Alzheimer's Research & Therapy, 2016, 8 (1): 1-12.

24. XIONG G L, PRYBOL K, BOYLE S H, et al. Inflammation

markers and major depressive disorder in patients with chronic heart failure: results from the sertraline against depression and heart disease in chronic heart failure study ［J］. Psychosomatic Medicine, 2015, 77 （7）: 808-815.

25. ADAMS J, KUCHIBHATLA M, CHRISTOPHER E J, et al. Association of depression and survival in patients with chronic heart failure over 12 years ［J］. Psychosomatics, 2012, 53 （4）: 339-46.